Lesiones ligamentosas de la rodilla

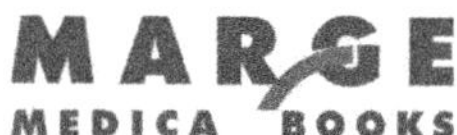

Lesiones ligamentosas de la rodilla

Coordinadores:
José A. Hernández Hermoso
Joan C. Monllau García

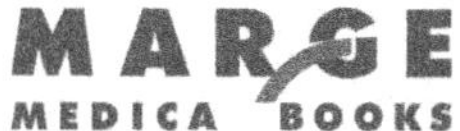

Lesiones ligamentosas de la rodilla
Coordinadores: José A. Hernández Hermoso, Joan C. Monllau García
1.ª edición 2012

© de esta edición, incluido el diseño de la cubierta, ICG Marge, SL

Edita: Marge Médica Books - València, 558, ático 2.ª - 08026 Barcelona (España)
www.marge.es - Tel. +34-932 449 130 - Fax +34-932 310 865

Director editorial: Hèctor Soler
Gestión editorial: Ana Soto, Anna Palacios
Edición: Rosa Serra, David Soler
Colaboración técnica: Carmen Company
Compaginación: Mercedes Lara
Impresión: Novoprint (Sant Andreu de la Barca, Barcelona)

ISBN: 978-84-15340-26-3
Depósito Legal: B-10.081-2012

Índice

Autores

Francisco Aliaga Orduña
Servicio de Cirugía Ortopédica
   y Traumatología
Hospital Universitari
   Germans Trias i Pujol
Universitat Autònoma de Barcelona
Badalona (Barcelona)

Jordi Asencio Santotomás
Servicio de Cirugía Ortopédica
   y Traumatología
Hospital Universitari
   Germans Trias i Pujol
Universitat Autònoma de Barcelona
Badalona (Barcelona)

Nuria Bonsfills García
Servicio de Cirugía Ortopédica
   y Traumatología
Hospital Universitario Infanta Sofía
Madrid

Antonio Cruz Cámara
Mutua Montañesa
Santander

Juan Erquicia
Institut Català de Traumatologia
   i Medicina de l'Esport
   (ICATME)
Institut Universitari Dexeus
Universitat Autònoma de Barcelona
Barcelona

João Espregueira-Mendes
3B's Research Group – Biomaterials,
   Biodegradables and Biomimetics
University of Minho
Headquarters of the European
   Institute of Excellence
   on Tissue Engineering
   and Regenerative Medicine
Taipas (Guimarães), Portugal

Karl-Heinz Frosch
Department of Trauma
   and Reconstructive Surgery
Asklepios Clinic St. Georg
Hamburg, Germany

Pablo E. Gelber Ghertner
Unidad de Rodilla
Servicio de Cirugía Ortopédica
    y Traumatología
Hospital de la Santa Creu i Sant Pau
Universitat Autònoma de Barcelona
Barcelona

Enrique Gómez-Barrena
Servicio de Cirugía Ortopédica
    y Traumatología
Hospital Universitario La Paz
Universidad Autónoma de Madrid
Madrid

María González Salvador
Cirugía Ortopédica
Clínica CEMTRO
Madrid

José A. Hernández Hermoso
Servicio de Cirugía Ortopédica
    y Traumatología
Hospital Universitari
    Germans Trias i Pujol
Universitat Autònoma de Barcelona
Badalona (Barcelona)

Dirk Holsten
Clinic of Sports Orthopedics/Trauma
    Surgery/Arthroscopic Surgery
Katholisches Klinikum Brüderhaus
Koblenz, Germany

Rafael Iñigo Pavlovich
BIO5 Institute
University of Arizona, Thomas W.
    Keating Bioresearch Building
Arizona, EEUU

Joan Leal-Blanquet
Servicio de Cirugía Ortopédica
    y Traumatología
Parc de Salut Mar
Hospital Mar/Esperanza
Barcelona

Manuel Leyes Vence
Cirugía Ortopédica
Clínica CEMTRO
Madrid

Javier Lozano Pardinas
CIMOT Ortopedia y Traumatología
Hospital Metropolitano
México DF, México

Francisco Maculé Beneyto
Sección de Rodilla
Servicio de Cirugía Ortopédica
    y Traumatología
Hospital Clínic de Barcelona
Barcelona

Joan Carles Monllau García
Unidad de Rodilla
Servicio de Cirugía Ortopédica
    y Traumatología
Hospital de la Santa Creu i Sant Pau
Universitat Autònoma de Barcelona
Barcelona

Alberto Monteiro
Saúde Atlântica Sports Centre –
    F.C. Oporto Stadium
University of Minho
    and University of Porto
Portugal

Joaquim M. Oliveira
3B's Research Group – Biomaterials,
    Biodegradables and Biomimetics
University of Minho
Headquarters of the European
    Institute of Excellence
    on Tissue Engineering
    and Regenerative Medicine
Taipas (Guimarães), Portugal

Xavier Pelfort
Unidad de Rodilla
Servicio de Cirugía Ortopédica
    y Traumatología
Hospital de la Santa Creu
    i Sant Pau
Universitat Autònoma de Barcelona
Barcelona

Hélder Pereira
3B's Research Group – Biomaterials,
    Biodegradables and Biomimetics
University of Minho
Headquarters of the European
    Institute of Excellence
    on Tissue Engineering
    and Regenerative Medicine
Taipas (Guimarães), Portugal

Rogério Pereira
Saúde Atlântica Sports Centre –
    F.C. Oporto Stadium
University of Minho
    and University of Porto
Portugal

Dragos Popescu
Sección de Rodilla
Servicio de Cirugía Ortopédica
    y Traumatología
Hospital Clínic de Barcelona
Barcelona

Rui L. Reis
3B's Research Group – Biomaterials,
    Biodegradables and Biomimetics
University of Minho
Headquarters of the European
    Institute of Excellence
    on Tissue Engineering
    and Regenerative Medicine
Taipas (Guimarães), Portugal

Ricardo Sampaio
Imaging Department
Hospital da Boavista
Oporto, Portugal

Ángel Sánchez Ramos
Centro de Rehabilitación y Medicina
    del Deporte Eurosport
Barcelona

Nuno Sevivas
ICVS/3B's – PT Government
    Associate Laboratory
Braga/Guimarães, Portugal

Alcindo Silva
Orthopaedics Department
Hospital Militar D. Pedro V
Oporto, Portugal

Franky Steenbrugge
Department of Orthopaedic Surgery
and Traumatology
Ghent University Hospital
Ghent, Belgium

Marc Tey Pons
Institut Català de Traumatologia
i Medicina de l'Esport
(ICATME)
Institut Universitari Dexeus
Universitat Autònoma de Barcelona
Barcelona

Luis Til Pérez
Medicina del Deporte
Cirugía Ortopédica y Traumatología
Consorci Sanitari de Terrassa
Centre d'Alt Rendiment
Sant Cugat del Vallès

Raül Torres-Claramunt
Servicio de Cirugía Ortopédica
y Traumatología
Parc de Salut Mar
Hospital Mar/Esperanza
Barcelona

Peter Verdonk
Department of Orthopaedic Surgery
and Traumatology
Ghent University Hospital
Ghent, Belgium

René Verdonk
Department of Orthopaedic Surgery
and Traumatology
Ghent University Hospital
Ghent, Belgium

Prólogo

Las lesiones de los ligamentos de la rodilla, y dentro de ellas las del ligamento cruzado anterior, son algunas de las más habituales en traumatología deportiva. En la última década se han producido avances en la reconstrucción de los diferentes ligamentos de la rodilla, en el conocimiento de la biología y de la biomecánica de la incorporación de los injertos, en nuevos materiales y dispositivos para su fijación, y en nuevas pautas de rehabilitación. A pesar de ello, todavía no hay consenso sobre cómo prevenir estas lesiones, cuál es la mejor técnica para tratar o reconstruir los ligamentos, qué injerto es mejor, el dispositivo de fijación más fiable, cómo estimular la biología, qué pauta de rehabilitación es más efectiva y adecuada, o de qué modo analizar de forma objetiva los resultados. Además, es difícil comparar los resultados obtenidos en los estudios debido al gran número de variables que pueden influir en ellos, y que son tremendamente difíciles de homogeneizar.

En este libro se revisa el estado actual del conocimiento, haciendo hincapié en los temas controvertidos sobre los cuales no hay consenso, ante los que cada autor establece su opción.

El conocimiento de los factores que suelen asociarse y que probablemente predisponen a sufrir lesiones ligamentosas es el primer paso en el tratamiento de éstas, mediante su prevención. Los nuevos métodos biológicos que pueden inmunomodular y mejorar el proceso de cicatrización de los injertos se revisan en profundidad. En los individuos no compensadores, la no recuperación de la biomecánica y de la propiocepción tras una excelente reconstrucción quirúrgica puede hacer que el resultado funcional no sea adecuado. Este hecho pone de manifiesto la importancia de la estimulación y del aprendizaje neuromuscular. Se revisan los avances alcanzados en el tratamiento de las lesiones del ligamento cruzado anterior, de la laxitud combinada posterolateral y medial, y de las lesiones ligamentosas múltiples que ocurren tras una luxación de rodilla. Y se analizan los resultados obtenidos a largo plazo tras la aplicación de las técnicas de reconstrucción de las lesiones ligamentosas y el trasplante de menisco.

No hay nada más frustrante para un cirujano ortopédico que una perfectamente ejecutada cirugía ligamentosa que se complica, por lo que no podíamos dejar de tratar cómo abordar las principales complicaciones de estas intervenciones: la infección, la artrofibrosis y la laxitud residual o el fracaso de la reconstrucción. Estas complicaciones son tratadas a fondo, estableciendo algoritmos de actuación y pautas de tratamiento.

Para poder comparar resultados es necesario que todos los cirujanos hablemos un mismo idioma y dispongamos de métodos objetivos que permitan el diagnóstico, la evaluación y el seguimiento de las lesiones. Por esta razón, en uno de los capítulos se analizan las nuevas herramientas que pueden ayudar en este aspecto. Por último, se describen los fundamentos de una adecuada rehabilitación en el deportista de élite, que entre los pacientes que pueden presentar este tipo de lesiones es el paradigma de exigencia máxima en el resultado.

No queremos finalizar sin agradecer a todos los autores su inestimable esfuerzo y colaboración, y a la compañía Biomet su mecenazgo e iniciativa, que ha permitido la realización de esta obra que estamos seguros de que contribuirá a la difusión de conocimientos y experiencia a otros compañeros, y ayudará a mantener la formación continuada, imprescindible en nuestra profesión.

Esperamos que el libro sea útil en el presente y contribuya a avanzar y comprender los nuevos tratamientos que vendrán en el futuro.

Dr. José Antonio Hernández Hermoso
Jefe de Servicio de COT
Hospital Universitari Germans Trias i Pujol
Badalona (Barcelona)

Dr. Joan Carles Monllau
Jefe de Servicio de COT
Hospital Universitari de la Santa Creu i Sant Pau
Barcelona

Lesiones ligamentosas de la rodilla

Capítulo 1

Lesión del ligamento cruzado anterior de la rodilla. ¿Por qué se rompe? ¿Puede prevenirse?

L. TIL

Medicina del Deporte
Cirugía Ortopédica y Traumatología
Consorci Sanitari de Terrassa

Centre d'Alt Rendiment
Sant Cugat del Vallès

Fútbol Club Barcelona
Barcelona

Dirección para correspondencia
Dr. Luis Til Pérez
lluis.til@fcbarcelona.cat

Sinopsis

La rotura del ligamento cruzado anterior de la rodilla es una lesión frecuente en los deportes que combinan saltos y recepciones con carrera, en los cuales los cambios de ritmo y dirección son importantes. Los costes del tratamiento de esta lesión son altos desde el punto de vista económico y personal. Se describe la evidencia recogida en la literatura de los distintos factores de riesgo intrínsecos y extrínsecos propuestos. El análisis de los mecanismos lesionales hoy es posible gracias a los modelos virtuales y las técnicas videográficas. La comprensión del «momento lesional» permite establecer pautas de prevención basadas en la corrección de la predisposición a padecer esta lesión, así como corregir las posiciones que la favorecen. Todos los esfuerzos propuestos deben ser mayores en las mujeres deportistas, pues están más expuestas que los hombres a sufrir lesiones graves en los ligamentos de la rodilla.

Introducción

La lesión del ligamento cruzado anterior (LCA) de la rodilla es muy frecuente, en especial entre jóvenes deportistas y más entre las chicas que entre los chicos. A pesar de los programas de prevención que se llevan a cabo, sigue considerándose el mayor problema en traumatología del deporte,[1] tanto por su frecuencia como por la gravedad que conlleva, la posibilidad de recidiva y los cambios degenerativos osteoarticulares que condiciona a medio y largo plazo, pues las lesiones graves de rodilla son la causa de que el riesgo de sufrir artrosis sea más alto entre los practicantes de determinados deportes.[2] Las consecuencias de esta lesión incluyen asimismo costes indirectos importantes, incapacidades temporales y permanentes, y pérdidas de tiempo laboral, deportivo y escolar. La evolución de esta afección, incluso si se interviene quirúrgicamente, continúa siendo objeto de debate.[3]

1 Epidemiología

Conocer la magnitud del problema, por su frecuencia, gravedad, coste del proceso terapéutico y riesgo de recaídas y secuelas, justifica, como han planteado Van Mechelen *et al.*,[4] el análisis de las lesiones deportivas.

Los registros nacionales de lesión del LCA, aunque infraestiman la incidencia, pues no registran las lesiones que no son tratadas quirúrgicamente, reportan entre 34 y 85 pacientes intervenidos de lesión del LCA por año y 100.000 habitantes. El grupo más vulnerable son las chicas de 15 a 19 años de edad.[5] El coste medio del proceso diagnóstico y terapéutico de estas lesiones para el sistema nacional de salud neozelandés es de 11.157 dólares americanos, y requieren 27,1 visitas médicas y sesiones de tratamiento por procedimiento. Las lesiones de rodilla que no requieren cirugía cuestan un promedio de 885 dólares americanos, con 6,1 visitas médicas y sesiones de tratamiento por procedimiento.[6]

Los diferentes deportes tienen distintas tasas de riesgo de lesión del LCA. Según el registro de lesiones de la National Collegiate Athletics Association (NCAA) americana, de un total de 5.000 lesiones registradas en 16 años, el fútbol americano es la causa del mayor número de ellas, y en los deportes femeninos (fútbol, gimnasia y baloncesto) esta lesión es la más frecuente. La incidencia por 1.000 horas de exposición es mayor entre las gimnastas, seguidas de los jugadores de fútbol americano, las jugadoras de baloncesto y las de fútbol.[7]

En la mayoría de los deportes, la lesión se produce principalmente sin contacto,[8] excepto en el fútbol americano, la lucha y el hockey sobre hielo.

Las futbolistas tienen el doble de riesgo de lesionarse, y las jugadoras de baloncesto tres veces más. Las diferentes incidencias de la lesión según el sexo tienden a igualarse con el paso de los años, sobre todo cuando se llega al deporte profesional. Estas distintas incidencias también se observan entre los practicantes de esquí alpino, pero son más significativas entre los esquiadores recreativos si se comparan con los expertos.[9] La frecuencia de estas lesiones en los esquiadores hace que la importancia de la aplicación de planes de prevención entre los aficionados a este deporte sea especialmente alta. Por otro lado, los esquiadores expertos tienen una condición física y unos recursos técnicos y coordinativos que los hacen menos vulnerables a sufrir esta lesión. Altarriba *et al.*[10] han estudiado al equipo nacional español de taekwondo y han hallado que las mujeres tienen el mismo riesgo de padecer esta lesión que los hombres. Es destacable que en este grupo ambos sexos comparten protocolos de preparación y entrenamiento, por lo que quizás el sexo no sea *per se* un factor intrínseco de la lesión.[10]

En el fútbol profesional, un equipo está expuesto a sufrir entre 0,4 y 0,5 lesiones del LCA por temporada, lo que supone 0,06 lesiones por 1.000 horas de exposición entre entrenamiento y competición.[11] Cada una de estas lesiones supone más de 175 días de ausencia del futbolista. Las bajas deportivas largas no es extraño que tengan repercusiones sobre el futuro rendimiento deportivo del futbolista, y sobre la situación de éste en el equipo y dentro del club. Además, en el resto de los jugadores puede instalarse cierto miedo ante la posibilidad de sufrir lesiones tan graves. Es cierto que algunos equipos han sufrido varias lesiones del LCA en un tiempo relativamente corto, que han obligado a analizar sus posibles causas.[12] Sin embargo, no se ha podido llegar a resultados concluyentes respecto a una causa determinada debido al pequeño número de casos. En la temporada 2005-06 hubo agrupamientos de lesiones graves de rodilla en la UEFA Champions League, en la 2006-07 en la liga de fútbol profesional española, y se habían referenciado también en la temporada 2000 en la liga sueca. Si bien estos picos son transitorios, quizás obedecen a cambios en los sistemas de preparación que implican adaptaciones entre los futbolistas que los sitúan en algo más de riesgo de forma transitoria. Se necesitan más análisis para estudiar si esas tendencias persisten y si tienen una verdadera causa, dado que no hay evidencia de un aumento de las lesiones del LCA en el fútbol profesional. Sí hay evidencia de que el riesgo de padecer la lesión es mayor en las mujeres respecto a los hombres, y que esta lesión es frecuente y tiene un tratamiento muy largo y costoso.

2 Factores de riesgo

2.1 Factores de riesgo intrínsecos

Algunos sujetos presentan una predisposición a padecer una lesión de ligamentos de rodilla. Si estos factores de riesgo fueran corregibles o compensables, conocerlos y estudiarlos sería el primer paso para desarrollar programas de prevención.[3]

Entre los factores de riesgo anatómicos destacan los relacionados con la alineación de los miembros inferiores, pues esta alineación contribuye a la estabilidad articular. Aunque los factores de riesgo anatómicos no son fáciles de corregir, es importante conocerlos para poder identificar a los sujetos que tienen más riesgo.

La magnitud del ángulo del cuádriceps femoral (ángulo Q) se relaciona con la predisposición a un mayor valgo de la rodilla en el momento de contacto con el suelo, especialmente en las mujeres, con lo que supone de aumento de tensión sobre el LCA.

Aunque hay distintas opiniones respecto a cómo el valgo estático de la rodilla condiciona un riesgo de lesión del LCA, la mayoría de las lesiones se producen con un componente de valgo dinámico que forma parte del mecanismo de la lesión.

La pendiente posterior tibial dinámica aumentada por apoyo sobre el retropié e incidencia de la tibia respecto al suelo con inclinación posterior aumenta la probabilidad de lesionarse. La pendiente tibial posterior aumentada de forma constitucional del compartimento externo es, en sí misma, un factor de riesgo. Todo ello contribuye a que el vector anteroposterior de reacción entre el peso corporal y el suelo esté aumentado en las rodillas cuando se lesionan, lo que favorece el desplazamiento tibial hacia delante y tensiona el LCA. En los perros con insuficiencia del ligamento cruzado anterior se ha propuesto la osteotomía tibial para reducir la pendiente posterior y así aumentar la estabilidad.[13] Teóricamente, la disminución de la pendiente tibial posterior hace que la carga axial se traduzca en un menor empuje de la tibia hacia delante.

El conflicto de espacio del LCA con el borde medial de la escotadura intercondílea se ha propuesto también como posible causa de lesión, aunque las referencias bibliográficas son contradictorias y el tamaño de la escotadura es difícil de medir con técnicas radiológicas. Sin embargo, la mayoría de las lesiones por «no contacto» se producen con la rodilla en cierto grado de flexión y a nivel de la inserción femoral del ligamento; si la estenosis de la escotadura fuera el factor causante cabría esperar que las roturas se produjeran en situaciones de hiperextensión y en el cuerpo del ligamento.[9] Por lo tanto, aunque hay cierta evidencia que sugiere una asociación entre una escotadura intercondílea estrecha y un incremento del riesgo de lesión, la razón probablemente estribe en que una escotadura pequeña aloja un ligamento también pequeño y, por ende, más frágil, como suele ocurrir en las mujeres, que tienen escotaduras menores.

La pronación excesiva del pie se ha correlacionado en numerosas series con un incremento del riesgo de lesión por el aumento de la torsión tibial interna, pero otros estudios han llegado a la conclusión de que la pronación subtalar y de escafoides se relaciona con laxitud articular también a nivel de los ligamentos de la rodilla[14] (sin antecedentes de lesión del LCA). En general, se sugiere que cuanto más prona un atleta, mayor laxitud de la articulación de la rodilla y más asociación con lesión del LCA.

La relación entre el índice de masa corporal (IMC) y el riesgo de lesión no es concluyente, e incluso algunos la descartan. Entre las mujeres deportistas con un IMC superior a la media se registra una disminución de la velocidad de flexión de la rodilla en el aterrizaje, lo cual puede favorecer una lesión del LCA.[15]

El efecto de las hormonas sobre el riesgo de lesión del LCA no tiene un claro consenso. Los estudios en modelos animales no pueden transferirse a los humanos, por las diferentes características de los ciclos menstruales. Aunque ningún estudio ha identificado todavía un mayor riesgo de lesiones en la fase lútea del ciclo,[16] parece que hay una preponderancia de lesiones a principios y finales de la fase folicular. Es cierto que las distintas concentraciones hormonales condicionan las propiedades viscoelásticas del colágeno, por lo que debería investigarse la variabilidad de las hormonas, característica entre las mujeres, inherente a cada ciclo, y documentar con exactitud la concentración real.

La alteración del balance entre flexores y extensores[17] se considera un factor de riesgo por el papel protector de la musculatura isquiosural sobre el LCA, con la que comparte la prevención del desplazamiento anterior de la tibia. Esta arquitectura funcional se comparte en extensión,[18] aunque parece que se pierde en flexión, que es la posición en que se producen las lesiones de «no contacto».[19]

Si hay una alteración del patrón de activación muscular durante el contacto con el suelo tras un salto, en caso de que el cuádriceps no esté bien contrarrestado por los músculos isquiotibiales, que deben actuar en contracción excéntrica, puede producirse un desplazamiento anterior de la tibia. Esto puede ser especialmente evidente en situación de fatiga acumulada que afecta de manera negativa más al músculo que trabaja en contracción excéntrica (isquiosurales) que al que lo hace en contracción concéntrica (cuádriceps).

Entre los factores que pretenden explicar por qué las mujeres tienen un riesgo aumentado de lesión se han descrito la alineación en valgo, la laxitud articular, el *recurvatum* de la rodilla, el tamaño del LCA y los efectos hormonales sobre los ligamentos. Por otra parte, también están más predispuestas a tener patrones motores globales del cuerpo y del miembro inferior menos beneficiosos para evitar una lesión del LCA.

2.2   Factores de riesgo extrínsecos

Los factores de riesgo extrínsecos que clásicamente se han tenido en cuenta son, por un lado, la falta de evidencia de que las rodilleras prevengan las lesiones del LCA y, por otra parte, que aumentar el coeficiente de fricción entre el calzado y la superficie de apoyo puede mejorar el rendimiento deportivo, pero también aumentar el riesgo de lesión del LCA.[20] Estos factores extrínsecos o medioambientales convierten al sujeto predispuesto en sujeto susceptible, según el modelo de análisis de mecanismos de lesión que propusieron Bahr y Krosshaug.[21] Entre ellos se han considerado las condiciones meteorológicas, el tipo de superficie, el tipo de calzado y su interacción con la superficie, y los elementos de protección. En el fútbol australiano se ha descrito una relación entre el clima seco y una mayor incidencia de lesiones del LCA, hecho atribuido al predominio de hierba tipo Bermuda, con raíces más trenzadas entre sí, que implican una relación calzado-superficie más «trabada».[22] Se ha publicado una disminución de la tasa de lesiones del LCA con la última generación de césped artificial,[23] pero el estudio no incluye datos sobre el tipo de calzado usado ni la tracción de la superficie. En el balonmano y en equipos femeninos, se ha comunicado también que determinadas superficies artificiales aumentan el riesgo de padecer la lesión si se comparan con los suelos de madera natural.[24] Sin embargo, en equipos masculinos no se ha logrado demostrar esta relación.

No hay acuerdo sobre si el calzado tiene una relación directa con la lesión de ligamentos de la rodilla. Se ha propuesto que los tacos más altos, los que tienen forma de cuchilla y llevar un mayor número de tacos, así como también las suelas con mayor superficie, pueden guardar relación, pero no ha podido demostrarse. Todos estos sistemas pretenden mejorar la adherencia entre el sujeto y la superficie; si transmiten mejor las fuerzas de reacción entre el peso del sujeto y el suelo sin disiparlas, las transmitirán prácticamente intactas al sistema osteoarticular del miembro de apoyo, sometiéndolo a un mayor riesgo de lesión. Quizás sea así para algunos sujetos que aúnan estos factores extrínsecos con otros intrínsecos, o bien que determinadas modificaciones en las condiciones del calzado requieran de los sujetos unos cambios biomecánicos adaptativos que son los que los sitúan en verdadero riesgo. Muchos de los factores de riesgo extrínsecos adquieren significación en los estudios epidemiológicos entre las deportistas femeninas, porque se dan en personas con más predisposición intrínseca.

El uso preventivo de rodilleras sólo lo apoya un estudio realizado en militares[25] que no se ha reproducido, ni en clínica ni en el laboratorio, y actualmente se considera que las rodilleras pueden ser útiles en rodillas laxas y en las que ya han sufrido alguna lesión, pero no ayudan en las indemnes e incluso podrían ser perjudiciales, porque su uso en saltos controlados condiciona una recepción con el suelo en un ángulo de flexión mayor. Debemos tener en cuenta que la mayoría de los deportes de equipo no permiten este tipo de soportes en competición.

3　Mecanismos de la lesión

El 75 % de las lesiones del LCA son por un mecanismo de «no contacto». Comprenderlo será útil para planear estrategias de evitación.

Ya se ha comentado el conflicto de espacio con la escotadura intercondílea como mecanismo poco probable de la lesión.

El componente anterior de la fuerza de tracción del cuádriceps como fuerza de traslación anterior[26] supone un pequeño vector (horizontal de atrás adelante), mucho menor que la fuerza de compresión que produce el tendón rotuliano sobre la articulación de la rodilla (vector vertical de abajo arriba). El vector anterior es una fuerza menor que sólo ha sido capaz de producir rotura en seis de once modelos en cadáver aplicando la inverosímil fuerza de hasta 4500 N. Sin embargo, el edema óseo que se refleja en los estudios de resonancia magnética de las rodillas que han sufrido una lesión del LCA se debe más a fuerzas de impactación que a fuerzas de cizallamiento.[27]

Hewett *et al.*[28] refieren que el valgo dinámico de la rodilla en el momento del contacto con el suelo favorece la lesión; el valgo estático es en sí mismo un factor de riesgo. Además, los programas de prevención que pretenden reducir este momento de valgo han demostrado disminuir el riesgo de lesión. Reducir el momento de valgo en tan sólo 2° reduce la tensión sobre el LCA durante la carga axial a un equivalente de la masa corporal.[29] Durante el valgo se tensa el ligamento lateral interno y se relaja el externo, y esta constricción del compartimento medial y laxitud en el lateral permite la traslación de la meseta tibial externa hacia anterior, que equivale a una rotación interna que sobrecarga el LCA con el mismo mecanismo que la maniobra de *pivot-shift*.

El área de contacto entre las superficies articulares es mayor en el lado medial de la rodilla que en el lado lateral. La configuración anatómica del compartimento medial (cóndilo convexo sobre platillo tibial cóncavo) es inherentemente más estable que el compartimento lateral, en el cual el cóndilo tiene más tendencia a deslizarse sobre un platillo tibial externo casi convexo, en especial cuando se afronta la zona del cóndilo femoral con mayor radio de giro[30] (lo que ocurre en ciertos grados de flexión).

Recientemente se ha propuesto que las fuerzas de compresión sobre la parte interna de la articulación y las fuerzas de impulsión axial provocan tensión sobre el LCA debido al componente de valgo asociado a la compresión que provoca la tensión del cuádriceps.[31] Todo ello se acentúa por la pendiente posterior del platillo tibial, que durante la recepción de un salto aumenta las fuerzas de cizallamiento anteroposterior de la tibia sobre el fémur, en particular cuando la recepción se produce sobre el retropié con la cadera en flexión y aducción, la rodilla en flexión y el pie en pronación. Así, el gastrocnemio no absorbe el impacto, la tibia está inclinada, aumenta la pendiente del platillo tibial y, si ello se produce de manera súbita, el resto de las estructuras son incapaces de amortiguar el movimiento de subluxación femorotibial (véase la figura 1).

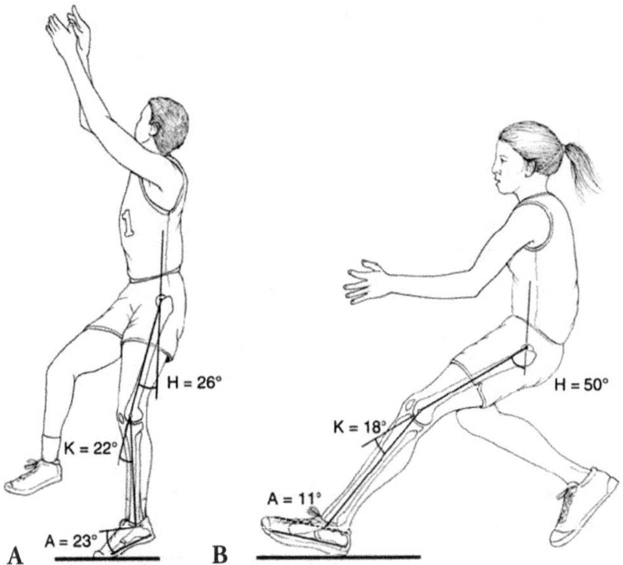

Figura 1. Contacto inicial con el suelo en un atleta lesionado (A) y en uno no lesionado (B), que muestra cómo la recepción de un salto A es segura y la otra B es peligrosa. (Reproducida de: Boden BP, Torg JS, Knowles SB, Hewett TE. Video analysis of anterior cruciate ligament injury: abnormalities in hip and ankle kinematics. Am J Sports Med. 2009; 37: 252-9, © 2009, SAGE Publications. Reproducida con la autorización de SAGE Publications.)

En la fase de contacto con el suelo y deceleración del salto, los músculos de la cadera ayudan en la absorción de las fuerzas del peso del tronco, mientras que la rodilla, el tobillo y el pie absorben las fuerzas de reacción del suelo. En la posición de lesión del LCA, los segmentos de la pierna no son eficaces en la amortiguación, el pie contacta aplanado, casi pronado, y la pierna y el pie actúan como un solo segmento, sin que el tríceps sural pueda absorber el impacto.

3.1 *Videoanálisis de lesiones del ligamento cruzado anterior*

Durante el contacto con el suelo, el pie lo hace en menor flexión plantar que en los no lesionados (10,7° y 22,9°, respectivamente; *p* = 0,0059) y alcanza la posición de pie plano un 50% más rápido que los controles sin lesión. Esta rapidez es la que reduce la capacidad de los músculos de absorber las fuerzas, de lo que resulta un aumento de fuerzas de impulsión (de igual manera que durante las colisiones frontales, en los accidentes de automóvil, la mayor deformación del vehículo supone una menor energía de colisión para el ocupante).[32]

La flexión plantar del tobillo en posición de seguridad protege al LCA, dando más tiempo a las fuerzas para disiparse. El máximo pico de fuerza vertical durante un salto es de dos a 18 veces el peso corporal. Para un sujeto de 65 kg y con un pico 4,5 veces el peso corporal, el cuerpo debe absorber 2866 N de fuerza, lo que supera fácilmente el umbral de rotura del LCA (2160 N), en especial si los músculos de la pierna no mitigan gran parte de esta fuerza. Caer sobre el retropié será un aspecto crucial en la posibilidad de rotura del LCA.

También se ha comprobado que si se contacta con el suelo en mayor ángulo de flexión de la cadera (50,1° los lesionados frente a 25,8° los no lesionados; *p* = 0,0003), lo cual coloca al tronco en situación posterior a la rodilla y hace necesario un par de extensión de la rodilla para estabilizarlo, al activar el recto femoral aumenta la tensión sobre el ligamento, añadiendo compresión y traslación femorotibial anterior.

Hewett *et al.*[33] registraron que durante la lesión del LCA el ángulo lateral del tronco hacia el lado lesionado, en relación a la vertical, es mayor en las mujeres que en los hombres. Este hecho desplaza el centro de gravedad hacia el lado lateral de la rodilla, aumentando la fuerza axial en el compartimiento lateral y el momento valguizante durante el apoyo, con todo lo que ello supone.

En resumen, casi el 80% de las lesiones del LCA se producen por un mecanismo de «no contacto». Normalmente ocurren en la recepción tras un salto o durante un cambio de dirección o de ritmo en aceleración. Es probable que la combinación entre el valgo dinámico, con la rodilla en ligera flexión, y la traslación anterior sean los componentes más importantes de este tipo de lesiones. Ello incrementa la activación del cuádriceps y del tríceps sural, casi siempre en apoyo monopodal y con el pie lejos de la proyección del centro de gravedad corporal, incrementando los vectores de fuerza que desestabilizan el tronco.

Las alteraciones del balance neuromuscular también influyen en la susceptibilidad a sufrir la lesión, lo cual es evidente en las mujeres, que con más frecuencia tienen patrones de dominancia del cuádriceps. El reclutamiento de los isquiosurales y la proporción isocinética entre los flexores y los extensores de la rodilla suelen ser más favorables en los hombres que en las mujeres.

Un menor valgo de rodilla durante el apoyo y una mejor recepción del salto, con buen control neuromuscular del tronco, serán mecanismos eficaces para disminuir las lesiones del LCA.[34] Por ello se recomienda evitar las recepciones de los saltos en flexo de rodilla y con el centro de masa corporal lateralizado o posteriorizado respecto al punto de apoyo. En este paradigma se basan algunos ejercicios que incluyen los planes de prevención de lesiones más popularizados.[35]

4   Lesiones del ligamento cruzado anterior en el sexo femenino

Las mujeres tienen un riesgo de sufrir una lesión del LCA dos a ocho veces mayor, lo cual parece deberse en especial al aumento del valgo de la rodilla. Otros factores, en las mujeres, son el antecedente de una cirugía previa de reconstrucción sobre el LCA, la lesión del LCA contralateral, la laxitud articular, el *recurvatum* de la rodilla, la hiperextensión, el aumento de la pendiente tibial posterior y cambios en las concentraciones de estrógenos. En el videoanálisis de lesiones en el sexo femenino con frecuencia se constata que la lesión ocurre durante una simple maniobra de desaceleración, mientras que en los hombres se necesitan mecanismos de mayor energía. O sea, que precisan menos impacto, pero mayor par de valgo para lesionarse más fácilmente. Los déficits de propiocepción y los mayores desplazamientos del tronco también predisponen a sufrir una lesión del LCA, en particular en las chicas. Igualmente, el retraso de activación de los isquiosurales es un factor muy importante en las deportistas femeninas.[36] La mayor rigidez de la rodilla de los hombres puede ser un factor protector ante la lesión ligamentosa,[37] ya que se transmiten mejor las cargas de impulso, aunque por otro lado podría pensarse que las rodillas masculinas, en general, tienen menor capacidad amortiguadora intrínseca. El pico preovulatorio de estrógenos reduce la resistencia a la tensión de los ligamentos[38] y posiblemente lleve a una disminución en las habilidades motoras en la fase premenstrual. Sin embargo, la literatura ofrece datos contradictorios[36] y se requieren más pruebas para demostrar este factor de riesgo.

Bibliografía

1. Renstrom P, Ljungvist A, Arendt E, *et al.* Non contact ACL injuries in female athletes: an International Olympic Commitee current concepts statement. Br J Sports Med. 2008; 42: 394-412.
2. Thelin N, Holmberg S, Thelin A. Knee injuries account for the sports-related increased risk of knee osteoarthritis. Scand J Med Sci Sports. 2006; 16: 329-33.
3. Griffin LY, Albohm MJ, Arendt EA, *et al.* Understanding and preventing noncontact anterior cruciate ligament injuries. A review of the Hunt Valley II Meeting, January 2005. Am J Sports Med. 2006; 34: 1512-32.
4. Van Mechelen W, Hlobil H, Kemper HC. Incidence, severity, aetiology and prevention of sports injuries. A review of concepts. Sports Medicine. 1992; 14: 82-99.
5. Granan LP, Bahr R, Steindal K, *et al.* Development of a national cruciate ligament surgery registry: the Norwegian National Knee Ligament Registry. Am J Sports Med. 2008; 36: 308-15.
6. Gianotti SM, Marshall SW, Hume PA, *et al.* Incidence of anterior cruciate ligament injury and other knee ligament injuries: a national population-based study (NZ). J Sci Med Sport (Au). 2009; 12: 622-7.
7. Hootman JM, Dick R, Agel J. Epidemiology of collegiate injuries for 15 sports: summary and recommendations for injury prevention initiatives. J Athl Train. 2007; 42: 311-9.
8. Boden BP, Sheehan FT, Torg JS, *et al.* Non-contact anterior cruciate ligament injuries: mechanisms and risk factors. J Am Acad Orthop Surg. 2010; 18: 520-7.
9. Prodromos CC, Han Y, Rogwowski J, *et al.* A meta-analysis of the incidence of anterior cruciate ligament tears as a function of gender, sport, and a knee injury reduction regimen. Arthroscopy. 2007; 23: 1320-5.
10. Altarriba A, Nieto JL, Turmo A, *et al.* Use of a coding method for the study and epidemiological monitoring of sport pathology. Evaluation of two Olympic periods with the Taekwondo national team. Apunts Med Esport. 2011; 46: 3-9.
11. Ekstrand J, Hägglund M, Walden M. Injury incidence and injury patterns in professional football: UEFA injury study. Br J Sports Med. 2011; 45: 553-8.
12. Orchard J, Rodas G, Til L, *et al.* A hypothesis: could portable natural grass be a risk factor for knee injuries? J Sports Sci Med. 2008; 7: 184-90.
13. Reif U, Hulse DA, Hauptman JG. Effect of tibial plateau leveling on stability of the canine cranial cruciate-deficient stifle joint: an in vitro study. Vet Surg. 2002; 31: 147-54.
14. Woodford-Rogers B, Cyphert L, Denegar CR. Risk factors for anterior cruciate ligament injury in high school and college athletes. J Athl Train. 1994; 29: 343-6.
15. Brown CN, Yu B, Kirkendall DT, *et al.* Effects of increased body mass index on lower extremity motion patterns in a stop-jump task: National Athletic Trainers Association annual meeting. Indianapolis, In, June 13-16, 2005. J Athl Train. 2005; 404 (Suppl): 5.
16. Griffin LY, Albohm MJ, Arendt EA, *et al.* Understanding and preventing noncontact anterior cruciate ligament injuries. A review of the Hunt Valley II Meeting, January 2005. Am J Sports Med. 2006; 34: 1512-32.
17. Grace T, Sweetser E, Nelson M, *et al.* Isokinetic muscle imbalance and knee-joint injuries. J Bone Joint Surg Am. 1984; 66: 734-40.
18. Pandy MG, Shelburne KB. Dependence of cruciate-ligament loading on muscle

forces and external load. J Biomech. 1997; 30: 1015-24.

19. Simonsen EB, Magnusson SP, Bencke J, *et al.* Can the hamstring muscles protect the anterior cruciate ligament during a side-cutting maneuver? Scand J Med Sci Sports. 2000; 10: 78-84.

20. Griffin LY, Agel J, Albohm MJ, *et al.* Noncontact anterior cruciate ligament injuries: risk factors and prevention strategies. J Am Acad Orthop Surg. 2000; 8: 141-50.

21. Bahr R, Krosshaug T. Understanding the injury mechanisms: a key component to prevent injuries in sport. Br J Sports Med. 2005; 39: 324-9.

22. Orchard JW, Chivers I, Aldous D, *et al.* Rye grass is associated with fewer non-contact anterior cruciate ligament injuries than bermuda grass. Br J Sports Med. 2005; 39(10): 704-9.

23. Meyers MC, Barnhill BS. Incidence, causes, and severity of high school football injuries on FieldTurf versus natural grass: a 5-year prospective study. Am J Sports Med. 2004; 32: 1626-38.

24. Olsen OE, Myklebust G, Engebretsen L, *et al.* Relationship between floor type and risk of ACL injury in team handball. Scand J Med Sci Sports. 2003; 13: 299-304.

25. Sitler M, Ryan J, Hopkinson W, *et al.* The efficacy of a prophylactic knee brace to reduce knee injuries in football: a prospective randomized study at West Point. Am J Sports Med. 1990; 18: 310-5.

26. DeMorat G, Weinhold P, Blackburn T, *et al.* Aggressive quadriceps loading can induce noncontact anterior cruciate ligament to injury. Am J Sports Med. 2004; 32: 477-83.

27. Viskontas DG, Giuffre BM, Duggal N, *et al.* Bone bruises associated with ACL rupture: correlation with injury mechanism. Am J Sports Med. 2008; 36: 927-33.

28. Hewett TE, Myer GD, Ford KR, *et al.* Biomechanical measures of neuromuscular control and valgus loading of the knee predict anterior cruciate ligament injury risk in female athletes: a prospective study. Am J Sports Med. 2005; 33: 492-501.

29. Chaudhari AM, Andriacchi TP. The mechanical consequences of dynamic frontal plane limb alignment for noncontact ACL injury. J Biomech. 2006; 39: 330-8.

30. Hashemi J, Chandrashekar N, Gill B, *et al.* The geometry of the tibial plateau and its influence on the biomechanics of the tibiofemoral joint. J Bone Joint Surg Am. 2008; 90: 2724-34.

31. Meyer EG, Baumer TG, Slade JM, *et al.* Tibiofemoral contact pressures and osteochondral microtrauma during anterior cruciate ligament rupture due to excessive compressive loading and internal torque of the human knee. Am J Sports Med. 2008; 36: 1966-77.

32. Boden BP, Torg JS, Knowles SB, *et al.* Video analysis of anterior cruciate ligament injury: abnormalities in hip and ankle kinematics. Am J Sports Med. 2009; 37: 252-9.

33. Hewett TE, Torg JS, Boden BP. Video analysis of trunk and knee motion during non-contact anterior cruciate ligament injury in female athletes: lateral trunk and knee abduction motion are combined components of the injury mechanism. Br J Sports Med. 2009; 43: 417-22.

34. Zazulak B, Hewett TE, Reeves NP, *et al.* The effects of core proprioception on knee injury: a prospective biomechanical epidemiological study. Am J Sports Med. 2007; 35: 368-73.

35. Mandelbaum BR, Silvers HJ, Watanabe DS, *et al.* Effectiveness of a neuromuscular and proprioceptive training program in preventing anterior cruciate ligament injuries in female athletes: 2-year follow-up. Am J Sports Med. 2005; 33: 1003-10.

36. Hewett TE, Myer GD, Ford KR. Anterior cruciate ligament injuries in female athletes: part 1, mechanisms and risk factors. Am J Sports Med. 2006; 34: 299-311.

37. Schmitz RJ, Ficklin TK, Shimokochi Y, *et al.* Varus/valgus and internal/external torsional knee joint stiffness differs between sexes. Am J Sports Med. 2008; 36: 1380-8.

38. Yanguas J, Til L, Cortés-de-Olano C. Anterior cruciate ligament injury in female soccer. Epidemiology of three seasons. Apunts Med Esport. 2011; 46 : 137-43.

Capítulo 2

Inmunomodulación en la reconstrucción del ligamento cruzado anterior. Una nueva frontera en la biología de la cicatrización

R. Iñigo Pavlovich,[1] J. Lozano Pardinas[2]

[1] BIO5 Institute
University of Arizona
Tucson, Arizona
USA

[2] CYMOT Ortopedia y Traumatología
Hospital Metropolitano
México DF
México

Dirección para correspondencia
Dr. Rafael Iñigo Pavlovich
inigopav@email.arizona.edu

Sinopsis

La cirugía no deja de ser una agresión que debería abordarse con la mejor disposición para que la suma total del daño «amigo» sea positiva y de provecho para la curación del paciente. Así, por ejemplo, la reconstrucción del ligamento cruzado anterior requiere un proceso de reparación con tiempos biológicos condicionados por el aporte vascular, la celularidad y el momento específico en que se encuentra la cicatrización. Este capítulo invita al cirujano a investigar la biología molecular de este proceso de reparación y cómo preparar al paciente desde el punto de vista inmunológico, teniendo en cuenta los diversos factores metabólicos y la posibilidad de aportes nutracéuticos, con el fin de modular el balance entre el estrés oxidativo y los mecanismos de la antioxidación que desempeñan un papel clave en el proceso celular de recuperación posquirúrgica. La inmunomodulación es un abordaje terapéutico nuevo y dinámico, para el cual es necesario comprender primero la biología molecular del entorno metabólico celular, desde la fase prelesional hasta la de proliferación, y traducirla a los eventos particulares de la cicatrización del injerto. Este proceso comprende tres fases: la fase cero, que se inicia dos semanas antes de la cirugía; la fase uno, que contempla los primeros siete días posquirúrgicos, cuando los primeros elementos celulares acuden a desbridar y atacar a los xenobióticos; y la fase tres, de proliferación, durante los 21 días siguientes. Cada una tiene un valor diferente y un momento para modular la respuesta inflamatoria en vez de inhibirla, con el objetivo final de acelerar y mejorar el proceso de cicatrización.

Introducción

Grandes retos afronta el cirujano en la reconstrucción del ligamento cruzado anterior (LCA), procedimiento que, sólo en los Estados Unidos de América, llega actualmente a una cifra de unos 250.000 casos anuales, principalmente relacionados con lesiones deportivas.[1]

Se atribuye a Mayo Robson, de Leeds (Gran Bretaña), haber hecho la primera reparación del LCA, mediante sutura de los extremos fracturados, en un minero que había caído y cuya lesión le provocaba crepitación e inestabilidad.[2] Posteriormente, durante el siglo pasado, grandes figuras de la ortopedia contribuyeron con diversas teorías a la mejor comprensión de la biología y del método de sustitución del ligamento lesionado. Las aportaciones en el terreno mecánico fueron cruciales en las décadas de 1970 y 1980, cuando los materiales sintéticos para sustitución ligamentosa, tras una irrupción prometedora, fracasaron con el tiempo. Desde hace unos años, el tema de las inserciones más adecuadas para las plastias fue considerado clave, tras comprobar que las ancladas fuera de los puntos considerados isométricos producían el mayor número de fracasos. Asimismo, también se estudió el fenómeno de la ligamentización, con lo cual se sumaron los conocimientos en el aspecto biológico y cómo el tendón implantado se convierte progresivamente en un ligamento funcional a través de determinadas etapas que terminan con la maduración y la remodelación de sus fibras.

La inflamación, como fenómeno reparador, ha sido estudiada desde numerosos ángulos y en muchos aspectos es bien comprendida, pero en otros sigue siendo «un problema» que se intenta atajar administrando medicación antiinflamatoria.

Este capítulo se centra en el fenómeno de la inflamación desde el punto de vista de la reparación y de las nuevas ventanas que abre a futuras investigaciones en la biología de la cicatrización, con el fin de obtener mejores resultados finales.

1 Antecedentes

La casualidad ayudó en gran medida cuando Félix Hoffman descubrió en 1893 el ácido acetilsalicílico, el primer antiinflamatorio producido por el hombre. Con el descubrimiento de las prostaglandinas se escribió otra gran página en la comprensión de la reparación y la defensa contra los xenobióticos de los tejidos. La inflamación, de una manera paradigmática, se ha tomado como un fenómeno que hay que combatir a toda costa. Sin embargo, es un proceso vital para la homeostasis tisular, con una importancia capital en procesos como la cicatrización.

Por principio general, la inflamación se ha tratado de minimizar, tanto en las lesiones deportivas, odontológicas, quirúrgicas o traumáticas, como en el caso de las fracturas. El efecto de los antiinflamatorios sobre la cicatrización, sea en el hueso o los tejidos blandos, es finalmente negativo, pues al inhibir la secreción o la expresión de las protaglandinas apropiadas las células dejan de recibir las señales químicas adecuadas para reparar, lo cual resulta en tejidos de poca calidad.[3]

2 La cascada de la inflamación como fenómeno de reparación

El complejo proceso de la reparación comprende tres fases diferenciadas por la participación de diversos tipos celulares y la función de cada una de ellas en tiempos distintos bajo situaciones concretas. La colágena cicatriza primero en la fase inflamatoria, la fase proliferativa y la fase de remodelación-maduración. La fase inflamatoria se caracteriza por el llamado efecto quimiotáctico, basado en células destinadas a limpiar el lugar de la lesión y combatir los agentes xenobióticos, como bacterias, hongos y virus. Simultáneamente se produce la fase hemostática, en la cual participa la coagulación por medio de la liberación de tromboxano A2 y de prostaglandina E2α, un potente vasoconstrictor. Esta respuesta inicial ayuda a limitar la hemorragia. Después de un corto periodo de tiempo, la vasodilatación capilar secundaria a la liberación de histamina local favorece que las células de la inflamación migren al lecho de la herida. El plazo para la migración de las células en un proceso normal de cicatrización de la herida puede predecirse.

De acuerdo con Komarcevic,[4] que describe brillantemente las fases celulares de la cicatrización, las células plaquetarias son la primera línea de respuesta. Liberan numerosas citocinas, como el factor de crecimiento epidérmico, la fibronectina, el fibrinógeno, la histamina, el factor de crecimiento derivado de las plaquetas, la serotonina y el factor de von Willebrand. Estos factores ayudan a estabilizar la herida mediante la formación del coágulo, actúan para controlar la hemorragia y limitan el alcance de la lesión. La desgranulación de las plaquetas también activa la cascada del complemento, específicamente el C5a, que es un potente quimiotáctico para los neutrófilos.[5,6]

La fase inflamatoria continúa y las células de respuesta inmunitaria migran hacia la herida. La segunda respuesta para migrar hacia la herida es la celular. Los neutrófilos son los encargados de limpiar los residuos de barrido, mediados por el complemento, opsonización y destrucción de las bacterias a través de los mecanismos de estallido oxidativo, es decir, la formación de superóxido y peróxido de hidrógeno. Los neutrófilos se encargan, pues, de destruir las bacterias y de la descontaminación de la herida de materias extrañas.

Las células que a continuación comparecen en la herida son los leucocitos y los macrófagos (monocitos). Los macrófagos, conocidos como los «orquestadores», son esenciales para la cicatrización de las heridas. Numerosas enzimas y citocinas son segregadas por los macrófagos: colagenasas, que contribuyen al desbridamiento de la herida; interleucinas y factor de necrosis tumoral, que estimulan a los fibroblastos para la producción de colágeno y promover la angiogénesis; y factor de crecimiento transformante (TGF), que estimula los queratinocitos. Este paso marca la frontera en el proceso de reconstrucción de tejidos para la fase proliferativa.

La segunda etapa de la cicatrización es la fase proliferativa. La epitelización, la angiogénesis, la formación de tejido de granulación y el depósito de colágeno son las principales etapas en esta fase anabólica.[7,8] La epitelización ocurre temprano en la reparación de la herida. Si la membrana basal está intacta, las células epiteliales migran hacia arriba en el patrón normal. Esto es equivalente a una quemadura de primer grado. Las células progenitoras epiteliales permanecen intactas bajo la herida, y las capas de la epidermis normal se recuperan en dos o tres días. La angiogénesis, estimulada por el factor de necrosis tumoral alfa, está marcada por la migración de células endoteliales y la formación de capilares. La herida requiere un gran aporte de sangre, por lo que se generan capilares para surtir a la nueva construcción de tejidos. Si no se cumpliera esta premisa podría haber heridas crónicamente no curadas. Algunos mecanismos para modificar la angiogénesis son objeto de estudio y han demostrado tener un potencial significativo para mejorar la cicatrización, por ejemplo en los meniscos.[5,9]

La parte final de la fase proliferativa es la formación de tejido de granulación. Los fibroblastos se diferencian y producen sustancia fundamental y colágeno, que se depositan en el lecho de la herida.[6] En esta fase están involucradas diferentes citocinas. Las etapas y el mecanismo exacto de control todavía no están claros. Algunas de las citocinas que participan son el factor de crecimiento derivado de las plaquetas, el de crecimiento insulínico y el ligando del factor de crecimiento epidérmico. Todos ellos son necesarios para la formación de colágeno.

La fase final de la cicatrización es la de maduración.[4] La herida sufre una contracción, resultando en una menor cantidad de tejido cicatrizal evidente. Todo el proceso es un continuo dinámico, con una superposición de cada fase y una remodelación continua. El depósito de colágeno continúa durante un largo periodo, pero el incremento neto de colágeno de deposición cede a los 21 días.

3   El estrés oxidativo en la cicatrización. Balance redox

El fenómeno de la cicatrización no puede disociarse del estrés oxidativo. Se considera estrés oxidativo al balance entre la producción de radicales libres y la capacidad genómica de modular estos compuestos metabólicos, que resultan de la oxidación natural de la glucosa y de la aparición de estallidos respiratorios en las diferentes fases del proceso de defensa tisular.

En los seres aeróbicos, el oxígeno forma parte del sistema aeróbico de respiración.[10] El oxígeno molecular tiene un papel capital en las reacciones vitales que suceden en la mitocondria. Esta organela celular actúa como una fábrica de moléculas de alta energía, que a su vez serán utilizadas en los tejidos para formar proteínas y para reacciones propias de cada tejido, como la producción de enzimas y de catalizadores del sistema de energía.

La célula, al oxidar la glucosa, desprende electrones que deberían ser aceptados por otros compuestos, entre ellos el oxígeno, que luego da lugar a la formación de anhídrido carbónico y agua metabólica. Los radicales libres generados son, por sí mismos, elementos impares de órbitas que buscan aparearse con algún otro átomo o molécula, y se denominan «especies reactivas de oxígeno» (ROS, *reactive oxygen species)*. Las ROS son moléculas químicamente activas que contienen oxígeno, se forman como un producto natural del metabolismo normal del oxígeno y desempeñan un papel importante en la señalización celular y la homeostasis. También potencian la inflamación al activar a los factores de transcripción (factor nuclear kappa B [NF-κB] y activador de la proteína-1) y de la acetilación y desacetilación de la histona nuclear en varias enfermedades inflamatorias. Las ROS reaccionan violentamente con ciertos compuestos, como el genoma celular, las membranas y otros componentes, y se convierten a su vez en reactores que producen una amplia cadena de reacciones moleculares. La cantidad de radicales libres está determinada por la modulación de sus mecanismos de eliminación, que están basados en enzimas y antioxidantes no enzimáticos.[11]

Gutteridge y Halliwell[12] han definido los antioxidantes como sustancias que, a concentraciones relativamente bajas, pueden competir con sustancias oxidantes y de esta manera inhibir su oxidación. Entre estas sustancias están las enzimas catalasa y superóxido dismutasa (SOD), además de otras no enzimáticas como las vitaminas C y A, y el glutatión.

La producción de radicales libres no es otra cosa que una señalización, mediada por estimulación de enzimas, que produce una llamada a diferentes células, como los macrófagos y los neutrófilos, con las consecuentes expresiones de citocinas inflamatorias que llevan al complejo mecanismo de la inflamación.

Para que la célula pueda defenderse de la excesiva producción de radicales libres agresivos cuenta con los elementos de respuesta antioxidante (ARE, *antioxidant response elements*). Estos elementos de respuesta son retroalimentados por los mismos radicales libres, en un efecto hormético de autoexcitación, para llevar a cabo la autodefensa. Así, la SOD, la catalasa y el glutatión actúan como líneas de modulación, que no de eliminación, de estos agentes que podríamos decir que son ambiguos, a la vez necesarios y destructivos.

La SOD cataliza la dismutación del superóxido (O_2^-) en oxígeno (O_2) y peróxido de hidrógeno (H_2O_2). Este efecto la convierte en una importante defensa antioxidante en la mayoría de las células expuestas al oxígeno. En el ser humano hay tres formas de SOD: la SOD1, que se encuentra en el citoplasma; la SOD2, en las mitocondrias; y la SOD3, en el líquido extracelular. La primera es un dímero (consiste en dos subunidades), mientras que las otras son tetrámeros (cuatro subunidades). La formas SOD1 y SOD3 contienen cobre y zinc, mientras que la SOD2 tiene manganeso en su centro reactivo.[13] Su papel fisiológico es el de convertir al anión superóxido en peróxido. Los aniones reaccionan con el óxido nítrico (NO) para formar otro compuesto sumamente reactivo, que es el peroxinitrito ($ONOO^-$). La SOD tiene el coeficiente de eficiencia catalítica (k_{cat}/K_M) más grande que se conoce en una enzima ($\sim 7 \times 109\ M^{-1}s^{-1}$).[14]

El superóxido puede inactivar a la aconitasa en el ciclo de producción de energía del ácido cítrico dentro de la mitocondria. Este anión es en especial tóxico al liberar hierro reactivo. La SOD está diseñada para regular este subproducto del transporte de electrones. Estudios con ratones *knockout*, que carecen de algunas de estas enzimas, han mostrado que son más sensibles al aumento del estrés oxidativo inducido por tóxicos o sobresaturación de oxígeno, y que la SOD tiene un papel importante en las defensas al modular al anión superóxido.

En el ser humano, la reducción de SOD también está relacionada con diversos procesos patológicos, como por ejemplo la enfermedad vascular coronaria.

Las catalasas se localizan en los peroxisomas y tienen una potente actividad catalítica en las reacciones de conversión de los radicales peróxido (H_2O_2) a oxígeno y agua, en el orden de 40 millones de reacciones por segundo.[15]

Otros antioxidantes, como las vitaminas y los carotenos, no son tan efectivos para regular o modificar el exceso de producción de radicales libres, ya que reaccionan molecularmente uno a uno, mientras que en las enzimas hay sitios de reacción que llegan al orden de varios millones en un segundo.

4   Radicales libres que participan en la cicatrización

Estas señalizaciones en el periodo de cicatrización pueden alterar el balance, y producir una cicatrización normal, una hiperfibrosis o una mala cicatrización, como en el caso de las tendinosis, cuya base es una degeneración de la colágena. Al traumatismo le sigue una producción masiva de radicales libres que, si no se modulan, pueden alterar el universo cicatrizal o bien su intención genómica. Por el contrario, la participación de algunos radicales libres, como el NO, en este caso es necesaria y no precisamente destructora. En un modelo experimental con ratas se produjo una lesión muscular por aplastamiento, y después a un grupo se le administró un inhibidor de la óxido nítrico sintetasa (ω-nitro-L-arginina metil éster [L-NAME]) y el grupo control no recibió tratamiento. A las 24 horas del traumatismo, el músculo aplastado se caracterizaba por una intensa reacción inflamatoria. Estos cambios se acompañaban de un aumento del daño oxidativo, y también de un incremento de la transcripción del RNAm, de las citocinas y de la capacidad de adhesión del NF-κB y del TGF-β en el músculo dañado. El tratamiento con L-NAME disminuyó significativamente estos cambios histológicos y las anomalías moleculares a las 24 horas de su administración. Sin embargo, a los siete días de la lesión se observó un incremento de la formación de colágeno en el grupo tratado con L-NAME. Todos estos hallazgos indican que el NO participa en el balance entre fibrosis y cicatrización con regeneración.[16]

En otro estudio,[17] también en un modelo múrido, se efectuó una herida cutánea y al grupo experimental se le administró L-NAME. Este grupo presentó una contracción cicatrizal retardada, una organización de colágena pobre y una disminución del engrosamiento de la neoepidermis. La inhibición de la NO sintetasa (NOs) aumentó la afluencia de mastocitos siete días después de producirse la herida, que se normalizó a los 21 días. Se concluyó que la inhibición de la NOs retrasaba la cicatrización en las fases tempranas y tardías.

El estrés oxidativo puede ser el causante de la fibrosis muscular postisquemia, y por ende de otras manifestaciones menores de afecciones musculares y de retrasos en la recuperación, que de otra manera no serían explicables. El estrés oxidativo está involucrado en los mecanismos de lesión durante la reperfusión tras la isquemia, cuando se generan grandes cantidades de ROS que dañan, entre otros, al tejido muscular. Tras una intervención quirúrgica en que se utilice isquemia se esperan una serie de cambios inflamatorios relacionados con la señalización de múltiples especies reactivas, no sólo de oxígeno sino también de nitrógeno, que inducirán daños genómicos e influirán en la velocidad y la calidad de la cicatrización.

Murphy *et al.*[18] han propuesto un método de precondicionamiento de la isquemia en busca de una respuesta de los genes de supervivencia para producir enzimas que modulen la presencia de radicales libres. Analizaron biopsias musculares realizadas en artroplastias totales de rodilla de pacientes a quienes se efectuó o no un ciclo de condicionamiento previo (isquemias de cinco minutos separadas por cinco minutos de reperfusión). El perfil de expresión genética de las biopsias musculares se midió con *microarrays* (Affymetric Human U113 2.0) y se validó mediante reacción en cadena de la polimerasa en tiempo real. Se determinaron la proteína C reactiva (PCR) y la velocidad de sedimentación globular, y se realizó un recuento de leucocitos, citocinas y hemoglobina, tanto en el preoperatorio como tras la intervención. Los resultados muestran un significativo incremento en la expresión de importantes genes de defensa del estrés oxidativo en el grupo condicionado, que producen mecanismos tendentes a reducir la presencia de daño por radicales libres y enzimas proapoptóticas, como las caspasas y otras.

Es importante el denominado efecto hormético. La hormesis (del griego apurar o acelerar algún acontecimiento) da nombre al fenómeno de la estimulación de un tejido por una agresión para que exprese sus mecanismos de defensa. Se entiende por hormesis cuando las células son expuestas a un ambiente nocivo sin rebasar su capacidad vital, dando como resultado una respuesta característica de supervivencia, basada en la producción de enzimas como la catalasa, el glutatión y la SOD, que regulan el daño genómico y tisular causado por las ROS.

Partiendo de que las ROS tienen una asociación directa con la inflamación y el daño tisular, y que la cirugía, *per se,* aumenta el estrés oxidativo, Brown y Risby[19] estudiaron una serie de pacientes a quienes se practicó cirugía ambulatoria que requería cierto grado de isquemia y reperfusión posterior, como la reconstrucción artroscópica del LCA y la ligadura de trompas laparoscópica. Para la anestesia se utilizó propofol, un anestésico intravenoso con propiedades antioxidantes. Para medir el estrés oxidativo corporal se evaluó el etano (un producto estable de la peroxidación de los lípidos) en el aire exhalado. Los resultados demostraron que el etano exhalado aumentaba significativamente tras la reperfusión en ambos grupos (p = 0,03 para la ligadura y 0,005 para el LCA), y que el incremento del estrés oxidativo se relacionaba con el tiempo de isquemia.

Una de las complicaciones de la cirugía del LCA es la trombosis venosa profunda, que por fortuna sólo afecta a un mínimo porcentaje de pacientes.[13] Sin embargo, esta complicación es seria y puede amenazar la vida incluso en personas muy jóvenes. La generación de radicales libres, en especial ROS, se produce en la pared vascular, promoviendo aún más el fenómeno de la cascada de la coagulación. Re *et al.*[20] investigaron si había alguna relación entre los cambios plasmáticos de los marcadores de la lipoperoxidación y la trombosis venosa profunda, y hallaron un incremento de dichos marcadores en los casos de trombosis. Un análisis específico de los pacientes con trombosis venosa profunda mostró que los marcadores eran más altos en caso de comorbilidad o de tromboembolia pulmonar silente.

5 *Quo vadis* inmunomodulación

El concepto de inmunomodulación está orientado a preparar al paciente para los eventos metabólicos provocados por la agresión que supone la cirugía, y optimizar el sistema inmunitario y los mecanismos procolagénicos para lograr una mejor calidad de cicatrización y una potenciación de los resultados esperados. En el caso de la cirugía del LCA, adquiriría especial relevancia la evitación de temibles complicaciones como son la infección y los fenómenos trombóticos.

Hay evidencia de que los nutracéuticos (concepto que surge de la fusión de dos palabras, nutrición y farmacéuticos), como ciertos antioxidantes, minerales, ácidos grasos poliinsaturados, polifenoles y flavonas, pueden contribuir a despertar nuestros propios recursos antioxidantes, que provienen de los llamados «genes de supervivencia», para modular la agresión metabólica que acontece en el cuerpo.

El daño al DNA, debido a la agresión ambiental y a los procesos normales metabólicos, ocurre en una cantidad estimada de entre mil y un millón de lesiones moleculares por célula y día. Cerca de un 0,00165 % del genoma humano, aproximadamente tres billones de pares, puede no llegar a repararse tras sufrir repetidos daños, y si esto ocurre en genes supresores de tumores existe la posibilidad de que nuevas células tumorales pasen desapercibidas.[21]

De acuerdo con Marik y Zaloga,[22] las dietas inmunomoduladoras han demostrado mejorar la función inmunitaria y modular la inflamación, aunque los beneficios clínicos de su uso son controvertidos. En su metaanálisis, estos autores identificaron y revisaron 21 estudios prospectivos y controlados, con un total de 1918 pacientes. Los resultados mostraron una significativa reducción de las infecciones adquiridas, de las complicaciones de las heridas y de la duración de la estancia hospitalaria. Los beneficios de la inmunonutrición requirieron la asociación de aceite de pescado y arginina. Los autores concluyen que debería considerarse una dieta inmunomoduladora enteral con grandes cantidades de arginina y aceite de pescado en todo paciente de alto riesgo para cirugía mayor.

Por otra parte, la medicación antioxidante, como la coenzima Q10, la N-acetilcisteína y el beta-glucano, que aumentan los niveles de SOD y glutatión peroxidasa, puede ayudar a prevenir la lesión por reperfusión en los miembros que han sufrido isquemia.[23]

La relación entre una correcta nutrición y la curación de las heridas tras una lesión o una intervención quirúrgica es conocida desde los tiempos antiguos. Sin embargo, no sólo el correcto aporte calórico, sino también la ingesta de aminoácidos, arginina, glutamina, vitaminas y micronutrientes, marcan la diferencia entre una cicatrización exitosa y otra estadísticamente más problemática.[24]

Así pues, queda claro que el proceso de cicatrización de las heridas consiste en una perfecta y coordinada cascada de acontecimientos que culmina en la producción de un tejido de reconstrucción, y que este proceso puede ser estimulado mediante una alimentación preoperatoria que contenga ciertos nutrientes, como glutamina, arginina, butirato y algunos antioxidantes.[25]

Según Kratzing,[26] la suplementación dietética con ácidos grasos (omega-3), arginina, glutamina y nucleótidos podría estimular el sistema inmunitario, mejorar la cicatrización de las heridas y reducir los marcadores de la inflamación. Hay suficientes pruebas del papel inmunomodulador de algunos componentes de la dieta, como los aminoácidos no esenciales y los aceites poliinsaturados de cadena omega-3, como soporte inmunológico para que el organismo sea capaz de mejorar sus funciones de cicatrización modulando la inflamación. Precisamente lo opuesto ocurre en el aumento del estrés oxidativo en la diabetes, en el cual la alta oxidación evita la migración celular de reparación.[26,27]

La cirugía del LCA lleva consigo cierto grado de atrofia muscular del cuádriceps, que tarde o temprano habrá que remediar. El estrés oxidativo tiene un papel importante en esta atrofia, al señalizar la producción de interleucinas y crear un estado proinflamatorio excesivo. Barker *et al.*[28] evaluaron la influencia de la ingestión previa de una suplementación con antioxidantes sobre las citocinas proinflamatorias circulantes tras la cirugía del LCA. Los pacientes fueron divididos aleatoriamente en dos grupos. Al grupo de tratamiento se le administraron 200 UI de vitamina E y 500 mg de vitamina C durante dos semanas hasta 12 horas antes de la cirugía y doce semanas después. El grupo de control tomó placebos idénticos en apariencia a los principios activos. Ambos grupos mostraron una elevación de la inflamación muscular postoperatoria, tal como atestiguan los ascensos de la interleucina (IL) 6, la PCR y la creatina cinasa. Sin embargo, en el grupo tratado con antioxidantes, las concentraciones plasmáticas de alfa-tocoferol y ácido araquidónico (AA) aumentaron, y las de gamma-T disminuyeron significativamente. A los 90 minutos, el grupo que recibió antioxidantes mostraba un significativo descenso del AA, una correlación inversa entre el AA y la IL-8, y una menor respuesta de la IL-10, que el grupo placebo. Los resultados indican que las citocinas inflamatorias aumentaban, mientras que los antioxidantes circulantes atenuaban la elevación de la IL-10 en los pacientes intervenidos del LCA.

Las enzimas proteolíticas, como la bromelina, ocupan un lugar importante en la prevención y el tratamiento del edema, del dolor y de las reacciones inflamatorias posteriores a la cirugía. Sus propiedades proteolíticas hacen de este compuesto un arma en el arsenal del cirujano que toma otras vías de regulación de la inflamación distintas a la inhibición selectiva de la ciclooxigenasa (COX).[29]

A continuación se comentan algunos compuestos de interés y su mecanismo de acción:

- La arginina es un aminoácido no esencial que, sin embargo, es vital durante los periodos de estrés y durante el crecimiento. Es un interesante sustrato que da lugar a varios compuestos, como citrulina, agmatina, pliaminas y ornitina. Está regulada por dos enzimas, la NOs y la arginasa (ciclo de la urea). Sus efectos son dependientes e independientes de la síntesis de NO, es moduladora de la inmunidad, participa en la modulación del tono vascular por medio del factor endotelial de relajación, participa en la adhesión de moléculas, en la adhesión leucocitaria y también en la función de la agregación plaquetaria.[30] La administración de arginina tras una hemorragia afecta positivamente a los macrófagos después de la depleción secundaria a un traumatismo. La arginina produce o es fuente de poliaminas esenciales en la producción de colágena.[31]

- Los ácidos grasos poliinsaturados de cadena omega-3 tienen un efecto de disminución de la inflamación por medio de su ruta metabólica al ser sustrato de la prostaglandina 3, aunque no de la prostaglandina 2, que son proinflamatorias, en las cuales intervienen los omega-6. La alteración del balance entre estos dos ácidos grasos potencia el aumento de la inflamación. Dado que no puede prescindirse de uno de ellos, la estrategia consiste en incrementar el otro, mediante un aumento del aporte dietético de omega-3, con lo cual se inclina la balanza hacia una menor tendencia a señalizar la inflamación debida a la disminución de protaglandinas proinflamatorias y la consecuente disminución del estrés oxidativo. Esta estrategia ha demostrado ser beneficiosa en clínica humana para disminuir la enfermedad cardiovascular.[32,33]

- En la familia de los ácidos grasos poliinsaturados, tanto los omega-3 como los omega-6 son considerados esenciales, puesto que el cuerpo humano es incapaz de sintetizarlos. Algunos derivados, como el ácido linoleico, compiten con el ácido araquidónico por la formación de prostaglandinas, y en ocasiones con los subproductos del ácido araquidónico.[33] Además, los omega-3 suprimen la expresión de histocompatibilidad de clase II, el antígeno de presentación y la producción de moléculas de adhesión. Globalmente, los omega-3 son moduladores efectivos de la inflamación que acompaña a diversas anomalías cardiometabólicas.[33]

- Como ya se ha comentado, la administración oral de enzimas como la bromelina tiene la aparente capacidad de reducir el dolor, el edema, la inflamación y la agregación plaquetaria, así como la de potenciar a los antibióticos, lo cual puede ser muy beneficioso en el proceso de cicatrización postoperatorio. Parece que la bromelina contribuye a modular la expresión de citocinas y provoca un balance inmunitario que frena la autorreactividad de la mediación celular Th1 hacia una respuesta Th2. En el caso de los complejos autoinmunitarios circulantes relacionados con la artritis reumatoide, estas enzimas proteolíticas tienden a reducirlos.[34]

- La quercetina es un flavonoide natural con capacidad de reclutamiento de radicales libres producto de la lipoperoxidación, y de radicales hidroxilo que son particularmente agresivos. Además, puede quelar el metal hierro que puede propiciar la formación de ROS. Se ha demostrado que la quercetina protege contra la peroxidación de lípidos, en especial de las lipoproteínas de baja densidad, y en conjunto favorece la reparación tisular.[35]

- De acuerdo con Heyland *et al.*,[36] el zinc es necesario para que el sistema inmunitario sea funcional, con adecuada capacidad antioxidante, y para la homeostasis de la glucosa. Además, también se necesita como cofactor para muchas enzimas, factores de transcripción y factores de replicación. En pacientes no gravemente enfermos, la suplementación con zinc se ha relacionado con una mejora de los marcadores de la función inmunitaria.

- Altas dosis de vitamina C han demostrado también su utilidad, en combinación con arginina y zinc, en la cicatrización de las úlceras de decúbito. Es conocida su participación en la elaboración de colágena, por lo que esta vitamina antioxidante puede ser un coadyuvante para una mejor cicatrización.[37]

- Los flavonoides son compuestos polifenólicos ubicuos en las plantas, que muestran una gran variedad de efectos biológicos tanto *in vitro* como *in vivo*. Se les han detectado actividades antimicrobiana, antiviral, antiulcerogénica, citotóxica, antineoplásica, mutagénica, antioxidante, antihepatotóxica, antihipertensiva, hipolipidemiante, antiplaquetaria y antiinflamatoria. Además, poseen ciertos efectos bioquímicos, como el de inhibir algunas enzimas, como la aldosa, la reductasa, la xantino oxidasa, la fosfodiesterasa, la $Ca^{(+2)}$-ATPasa, la lipoxigenasa, la COX, etc.

- Tienen, por último, efectos reguladores de ciertas hormonas, como los estrógenos, los andrógenos y la hormona tiroidea, además de un efecto antiproliferativo y antiinflamatorio.[38]

6   La inflamación vista desde otra perspectiva

La inflamación es, de hecho, una intrincada y complicada cadena de acontecimientos aún no completamente elucidados. A través de los años, se ha tratado este fenómeno con inhibidores de las diferentes enzimas en la cascada del ácido araquidónico (antiinflamatorios convencionales), con los conocidos efectos adversos para el tracto gastrointestinal. Más recientemente han aparecido también otras reacciones adversas en forma de aumento de riesgo de enfermedad cardiovascular, especialmente con el uso de algunos inhibidores selectivos de la COX-2.

Las enzimas son importantes para el proceso de cicatrización, y por tanto el tratamiento correcto no parece ser la pura inhibición sino más bien su propia

Fase 0, preventiva	Fase 1, traumatismo	Fase 3, de reparación
Arginina, 300 mg Bromelina, 100 mg Glutamina, 50 mg Vitamina C, 200 mg Hesperidina, 100 mg Omega-3, 300 mg EPA DHA	Quercetina, 200 mg Hesperidina, 100 mg L-cisteína, 200 mg Bromelina, 100 mg Ornitina, 300 mg	Arginina, 250 mg Ornitina, 250 mg Glutamina, 50 mg Quercetina, 200 mg Zinc, 50 mg Vitamina C, 200 mg
Tres tabletas tres veces al día durante 14 días antes de la cirugía	Tres tabletas tres veces al día durante siete días desde de la cirugía	Tres tabletas tres veces al día

En proceso de patente.

Tabla 1. Fórmula de acuerdo a los diferentes tiempos biológicos de la cicatrización.

modulación, de modo que actúen como una auténtica ayuda para que las células regresen a la normalidad tras una alteración postraumática. Se sabe que la cascada de la reparación es un fenómeno dinámico que pasa por varias fases biológicas, por lo cual no debería tratarse a una célula de igual manera antes del traumatismo que durante o después de cierto número de días, ya que, metabólicamente hablando, su condición es diferente y sus necesidades también lo son.

La fase de proliferación dista mucho de parecerse a la de maduración o la de reparación. Durante los siete días siguientes a la lesión aparecen los neutrófilos con su apetito voraz por los xenobióticos y por los detritus causados por la necrosis de los tejidos, y se produce un daño colateral o «fuego amigo» por el estallido respiratorio de los macrófagos en un intento por destruir patógenos.

Así pues, se propone que el concepto fijo de tratar las heridas sea cambiado por un modelo más dinámico de tratamiento y, en su caso, de prevención. Un paciente podrá prepararse biológicamente para la cirugía siguiendo una pauta que contemple los requerimientos biológicos específicos de cada fase. La fase cero comprende el periodo preoperatorio y sus componentes están orientados a modular la inflamación, y con ello tratar de reducir al mínimo las posibles complicaciones, como daño por reperfusión al músculo, trombosis venosas profundas e infección. La fase uno comprende los primeros siete días poscirugía o traumatismo, y es ahí donde los neutrófilos producen, con su estallido respiratorio, los ya mencionados daños colaterales al tejido sano. La formula deberá estar orientada más a la antioxidación con compuestos como la N-acetil-cisteína entre otros. La fase de proliferación cicatrizal precisará más ayuda procolágena, como la arginina y la vitamina C, con un suplemento de zinc.

Se trata, pues, de apoyar biológicamente de tal manera que se reconozcan los tiempos biológicos celulares pre-, trans- y postraumatismo, en este caso quirúrgico, con una formulación y unos tiempos adecuados (véase la tabla 1).

Bibliografía

1. Sun K, Tian SQ, Zhang JH, Xia CS, Zhang CL, Yu TB. Anterior cruciate ligament reconstruction with bone-patellar tendon-bone autograft versus allograft. Arthroscopy. 2009; 25: 750-9.

2. Robson AW. Rutured cruciate ligaments and their repair by operation. Ann Surg. 1903; 37: 716-8.

3. Krischak GD, Augat P, Claes L, Kinzl L, Beck A. The effects of non-steroidal anti-inflammatory drug application on incisional wound healing in rats. J Wound Care. 2007; 16: 76-8.

4. Komarcevic A. The modern approach to wound treatment. Med Pregl. 2000; 53: 363-8.

5. Pavlovich RI. Radiofrequency: future applications for current knowledge. Int Orthop. 2005; 29: 65-6.

6. Pavlovich RI, Lubowitz J. Current concepts in synovial tissue. Orthopedics. 2008; 31: 160-3.

7. Pavlovich RI. Synovialis the forgotten tissue. Knee Surgery. 2002; 15: 45.

8. Pavlovich RI. Sinovial impingement syndrome and dysphoria articularis syndrome of the knee. Knee Surgery. 2002; 15: 49-52.

9. Monllau JC, Leal J, Voss C, Pelfort X, Tey M, Pavlovich RI. Good outcome after meniscal repair using an all-inside suturing system in combination with high-frequency biostimulation. Orthopedics. 2010; 33: 407-12.

10. Bertoni G. CBS domain proteins regulate redox homeostasis. Plant Cell. 2011; 23: 3562.

11. Rahman I, Biswas SK, Kirkham PA. Regulation of inflammation and redox signaling by dietary polyphenols. Biochemical Pharmacology. 2006; 72: 1439-52.

12. Gutteridge JMC, Halliwell B. Free radicals in biology and medicine. 2nd ed. Clarendon, UK: Oxford University Press; 1999.

13. Adala R, Anand A, Kodikal G. Deep vein thrombosis and thromboprophylaxis in arthroscopic anterior cruciate ligament reconstruction. Indian J Orthop. 2011; 45: 450-3.

14. Landmesser U, Merten R, Spiekermann S, Büttner K, Drexler H, Hornig B. Clinical investigation and report vascular extracellular superoxide dismutase activity in patients with coronary artery disease relation to endothelium-dependent vasodilation. Circulation. 2000; 101: 2264-70.

15. Chelikani P, Fita I, Loewen PC. Diversity of structures and properties among catalases. Cell Mol Life Sci. 2004; 61: 192-208.

16. Filippin LI, Cuevas MJ, Lima E, Marroni NP, González-Gallego J, Xavier RM. The role of nitric oxide during healing of trauma to the skeletal muscle. Inflamm Res. 2011; 60: 347-56.

17. Amadeu TP, Costa AM. Nitric oxide synthesis inhibition alters rat cutaneous wound healing. J Cutan Pathol. 2006; 33: 465-73.

18. Murphy T, Walsh PM, Doran PP, Mulhall KJ. Transcriptional responses in the adaptation to ischaemia-reperfusion injury: a study of the effect of ischemic preconditioning in total knee arthroplasty patients. J Transl Med. 2010; 8: 46.

19. Brown RH, Risby TH. Changes in oxidative stress during outpatient surgery. J Breath Res. 2009; 3: 016002.

20. Re G, Lanzarini C, Vaona I, Pazzaglia M, Palareti G, Bassein L, *et al.* Systemically circulating oxidative species in human deep ve-

nous thrombosis. Eur J Emerg Med. 1998; 5: 9-12.

21. Lodish H, Berk A, Matsudaira P, Kaiser CA, Krieger M, Scott MP, *et al.* Molecular biology of the cell. 5th ed. New York: W.H. Freeman; 2004.

22. Marik PE, Zaloga GP. Immunonutrition in high-risk surgical patients: a systematic review and analysis of the literature. J Parenter Enteral Nutr. 2010; 34: 378-86.

23. Bolcal C, Yildirim V, Doganci S, Sargin M, Aydin A, Eken A, *et al.* Protective effects of antioxidant medications on limb ischemia reperfusion injury. J Surg Res. 2007; 139: 274-9.

24. Arnold M, Barbul A. Nutrition and wound healing. Plast Reconstr Surg. 2006; 117 (7 Suppl): 42S-58S.

25. Campos AC, Groth AK, Branco AB. Assessment and nutritional aspects of wound healing. Curr Opin Clin Nutr Metab Care. 2008; 11: 281-8.

26. Kratzing C. Pre-operative nutrition and carbohydrate loading. Proc Nutr Soc. 2011; 70: 311-5.

27. Lamers ML, Almeida ME, Vicente-Manzanares M, Horwitz AF, Santos MF. High glucose-mediated oxidative stress impairs cell migration. PLoS One. 2011; 6: e22865.

28. Barker T, Leonard SW, Trawick RH, Martins TB, Kjeldsberg CR, Hill HR, *et al.* Modulation of inflammation by vitamin E and C supplementation prior to anterior cruciate ligament surgery. Free Radic Biol Med. 2009; 46: 599-606.

29. Kamenicek V, Holan P, Franek P. [Systemic enzyme therapy in the treatment and prevention of post-traumatic and postoperative swelling]. Acta Chir Orthop Traumatol Cech. 2001; 68: 45-9.

30. Efron DT, Barbul A. Modulation of inflammation and immunity by arginine supple-

ments. Curr Opin Clin Nutr Metab Care. 1998; 1: 531-8.

31. Angele MK SN, Ayala A, Cioffi WG, Bland KI, Chaudry IH. L-arginine: a unique amino acid for restoring the depressed macrophage functions after trauma-hemorrhage. J Trauma. 1999; 46: 34-41.

32. Mori TA, Puddey IB, Burke V, Croft KD, Dunstan DW, Rivera JH, *et al.* Effect of omega 3 fatty acids on oxidative stress in humans: GC-MS measurement of urinary F2-isoprostane excretion. Redox Rep. 2000; 5: 45-6.

33. Abeywardena MY, Patten GS. Role of omega 3 long chain polyunsaturated fatty acids in reducing cardio-metabolic risk factors. Endocr Metab Immune Disord Drug Targets. 2011; 11: 232-46.

34. Orsini RA. Plastic Surgery Educational Foundation Technology Assessment Committee. Bromelain. Plast Reconstr Surg. 2006; 118: 1640-4.

35. Chiu WT, Shen SC, Chow JM, Lin CW, Shia LT, Chen YC. Contribution of reactive oxygen species to migration/invasion of human glioblastoma cells U87 via ERK-dependent COX-2/PGE(2) activation. Neurobiol Dis. 2010; 37: 118-29.

36. Heyland DK, Jones N, Cvijanovich NZ, Wong H. Zinc supplementation in critically ill patients: a key pharmaconutrient? J Parenter Enteral Nutr. 2008; 32: 509-19.

37. Ellinger S, Stehle P. Efficacy of vitamin supplementation in situations with wound healing disorders: results from clinical intervention studies. Curr Opin Clin Nutr Metab Care. 2009; 11: 588-95.

38. Rathee P, Chaudhary H, Rathee S, Rathee D, Kumar V, Kohli K. Mechanism of action of flavonoids as anti-inflammatory agents: a review. Inflammation & Allergy - Drug Targets. 2009; 8: 229-35.

Capítulo 3

Biomecánica y propiocepción después de la reconstrucción de una lesión ligamentosa

E. Gómez-Barrena,[1] N. Bonsfills[2]

[1] Servicio de Cirugía Ortopédica
y Traumatología
Hospital Universitario La Paz
Universidad Autónoma de Madrid
Madrid

[2] Servicio de Cirugía Ortopédica
y Traumatología
Hospital Universitario Infanta Sofía
Universidad Autónoma de Madrid
Madrid

Dirección para correspondencia
Prof. Enrique Gómez-Barrena
enrique.gomezbarrena@uam.es

Sinopsis

La lesión del ligamento cruzado anterior (LCA) sigue siendo un reto para el ciruja-no ortopédico, dada la dificultad para establecer un pronóstico funcional ajustado. La fisiopatología de esta lesión se ha abordado desde múltiples puntos de vista (mecánico, eléctrico, morfológico o estructural, funcional, e incluso de marcha), tanto de forma experimental en el animal como en el ser humano vivo. Así, se ha demostrado un problema biomecánico, pero también propioceptivo a todos los niveles del sistema, lo cual debe tener una implicación sobre las actuaciones tera-péuticas. Según la capacidad funcional de la rodilla se diferencian dos grandes grupos de pacientes con lesión de LCA: los que son capaces de compensar la lesión (compensadores), con una función similar a la de la rodilla normal, y los que no recuperan su grado funcional normal (no compensadores). Estos últimos presen-tan diversas alteraciones en el sistema neuromuscular propioceptivo: aferente, con información al sistema nervioso central más diluida y anárquica; en la integración de dicha información, con estrategias de control que favorecen la rigidez; y en la respuesta eferente que pueden generar, con un déficit persistente de los extensores pero también de los isquiotibiales, es decir, una contracción agonista-antagonista (o co-contracción) alterada. Mecánicamente se consigue estabilizar la rodilla inestable mediante la reconstrucción quirúrgica del ligamento, que puede suplementarse con una ortesis. Sin embargo, la rodilla reconstruida puede no llegar al grado funcional previo, incluso tras la potenciación muscular y la estimulación eléctrica. El estudio neuromuscular orienta hacia una actuación más ajustada a las perturbaciones y los movimientos reales. Para ello son de utilidad la detección del recorrido de la rodilla laxa, lesionada o reconstruida, el aprendizaje de pautas neuromusculares similares a las de los individuos sanos y la estimulación muscular eficiente del cuádriceps y los isquiotibiales, de intensidad, secuencia y ajuste temporal oportunos.

Introducción

La lesión del ligamento cruzado anterior (LCA) ha dejado de ser, ya hace décadas, una patología puramente mecánica. Por un lado, hay una pérdida de función que no se recupera mediante la estabilización quirúrgica de la articulación ni con la rehabilitación de la atrofia muscular; por otro, hay un grupo de pacientes que, incluso sin tratamiento, o sólo con medidas conservadoras, conseguirán que su rodilla funcione como si no se hubiera lesionado. Las causas de estas diferencias, que hacen impredecibles los resultados, son variadas, pero hay una que predomina por encima de otros factores independientes: la alteración neuromuscular como parte de la patología, debida a la pérdida de información procedente del ligamento lesionado y a la información alterada que se recibe de las estructuras periarticulares de la rodilla inestable o reconstruida.

La investigación básica y clínica está aportando más detalles sobre el funcionamiento del sistema propioceptivo en la rodilla normal, en la rodilla lesionada y también en la reconstruida, con estabilidad mecánica y con (o sin) recuperación funcional. El estudio mecánico de la rodilla informa sobre los estímulos aferentes al sistema (normales y alterados), desde las estructuras periarticulares, y evalúa la estabilidad articular, con o sin cirugía. El estudio electromiográfico (periférico mediante electroneuromiografía, o central mediante potenciales evocados) ofrece datos sobre la información vehiculada por las vías aferentes, la secuencia y el tiempo que emplea al arco reflejo, y la respuesta eferente ante determinados estímulos o perturbaciones. También se ha abordado el problema con tareas más complejas, como la marcha (con estudios de análisis de la marcha) o el mantenimiento de la postura (con la posturografía). Y finalmente con la estimulación eléctrica funcional (llamada así por tratar de remedar el funcionamiento normal de la musculatura), que supone una herramienta valiosa para recuperar la parte eferente del sistema, no sólo estructuralmente sino también desde el ajuste al movimiento.

Todos estos enfoques son abordajes distintos de un mismo problema. Estabilizar la rodilla inestable implica aplicar la solución biomecánica, pero también la neuromuscular. A lo largo de este capítulo expondremos qué déficit presenta la rodilla inestable, pero también la reconstruida y la contralateral en caso de lesión unilateral; cómo se plantea hoy su solución desde los distintos puntos de vista, fijando como modelo los individuos normales y los que son capaces de compensar la lesión; y cuáles son las líneas de futuro en este campo.

1 La rodilla inestable: lesión biomecánica y propioceptiva

La inestabilidad de la rodilla por una lesión del LCA sigue sin resolverse clínicamente, aunque hay numerosas vías de investigación, tanto experimentales como clínicas. A día de hoy, las cifras clásicas de Noyes *et al.*[1] («regla de los tercios») en cuanto a pronóstico no se han visto superadas con la mejora de las técnicas quirúrgicas y de los protocolos de rehabilitación.

1.1 Estudios experimentales

Desde el punto de vista mecánico, el LCA soporta una cantidad de carga que en su ausencia únicamente puede compensarse con una musculatura no sólo potente, sino ajustada al estímulo. La traslación anterior de la tibia provoca entonces una sobrecarga de otras estructuras, como el ligamento colateral medial, que soporta una tensión mayor en la rodilla inestable, lo que se ha demostrado con galgas extensiométricas situadas sobre dichas estructuras en animales, como el gato,[2] y en preparaciones de cadáver sometidas a determinadas fuerzas.[3]

Esta respuesta puramente mecánica de los restrictores mecánicos primarios del movimiento tiene a su vez una respuesta biológica originada en ellos. Desde los clásicos estudios de Freeman y Wyke[4] sobre la presencia de receptores en el LCA, se conocen tanto su localización en los espacios interfasciculares como su función aferente al sistema nervioso central. Además, el LCA es una de las estructuras de la

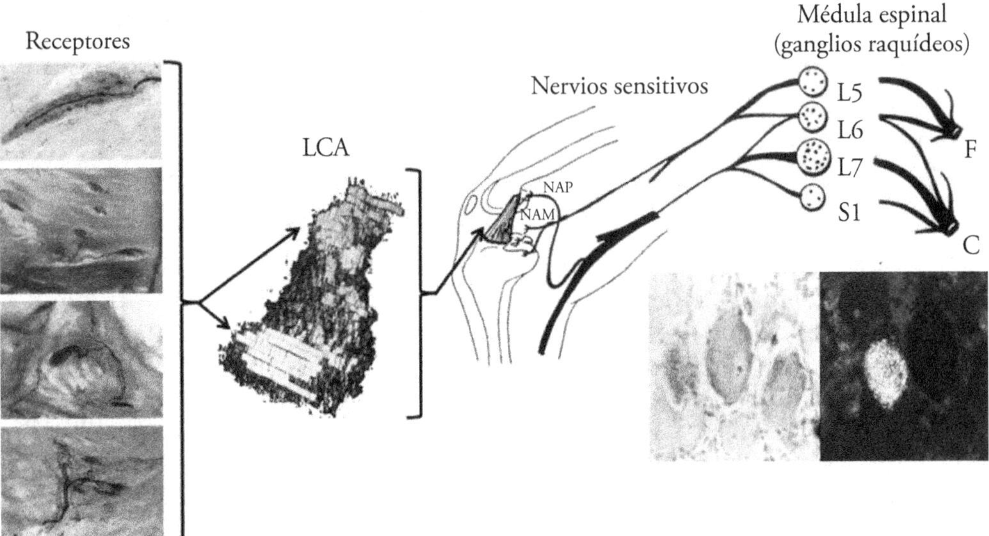

Figura 1. Mecanorreceptores en el ligamento cruzado anterior y vías aferentes hasta el sistema nervioso central en el animal de experimentación. NAM: nervio articular medial; NAP: nervio articular posterior.

rodilla en que mejor se ha demostrado (más que en la cápsula o el menisco) que su rotura condiciona una notable alteración de la información que se envía a los centros superiores. La información procedente del LCA se vehicula, como la del resto de las estructuras articulares y periarticulares (en distinta medida), a través de los nervios articulares medial y posterior (y algo menos el lateral) hasta la médula espinal. En los últimos niveles espinales lumbares, como se ha demostrado en el gato[5] y probablemente tenga su correlato en el hombre, se concentran las entradas de información desde las terminaciones neurales hacia los ganglios raquídeos donde se localizan los cuerpos de las neuronas pertenecientes al sistema propioceptivo (véase la figura 1).

Los nervios articulares canalizan la parte aferente del sistema propioceptivo articular. La existencia de reflejos ligamento-musculares se conoce de forma experimental desde que Solomonow *et al.*[6] observaron que la estimulación eléctrica intraligamentosa desencadenaba una contracción de la musculatura periarticular.[6] Esto se ha podido comprobar repetidamente, e incluso se ha visto cómo varía la respuesta muscular, tanto en secuencia como en intensidad, cuando se lesiona el LCA, con un peor ajuste al estímulo mecánico y una respuesta más diluida de la musculatura, así como con un predominio de la actividad cuadricipital sin control sobre la actividad supuestamente estabilizadora de los isquiotibiales.[7] Y no sólo interesa la información procedente de los restrictores estáticos, como el ligamento colateral medial, el tendón rotuliano o el propio LCA, sino que se ha comprobado una respuesta muscular alterada al estiramiento, que se canaliza por otro tipo de vías.[8]

1.2 *Estudios clínicos*

Los mismos resultados sobre la estabilidad y la función muscular de la rodilla demostrados por Solomonow *et al.*[6] en gatos se han obtenido mediante estimulación eléctrica del LCA en artroscopias de rodilla realizadas por otro motivo.[9] Este arco reflejo es diferente entre las rodillas íntegras o con una lesión del LCA, con una respuesta de los isquiotibiales más lenta en las rodillas inestables, y no parece recuperarse con la sustitución del LCA roto por un injerto, independientemente de su origen.

En la misma dirección, el estudio electromiográfico de la latencia y la intensidad de respuesta ha hallado en el ser humano vivo la misma estructuración en el sistema nervioso central, con una respuesta espinal inmediata (por debajo de 120 ms), una respuesta subcortical (entre 130 y 179 ms) y una respuesta cortical (por encima de 220 ms).[10,11] Cada uno de estos niveles varía según la lesión del LCA, de forma automática en los niveles inferiores, en respuesta a las aferencias alteradas, y con cierto componente consciente o voluntario en los niveles superiores.

Que hay una respuesta cerebral a la lesión del LCA resulta evidente a la luz de estudios con potenciales evocados, tanto sensitivos como motores.[12] Esta respuesta estaría detrás de los patrones de marcha que se ven alterados en los individuos con lesión del LCA y, en parte, de la marcha de evitación del cuádriceps, que no tendría un origen exclusivamente local en el miembro inferior. Por ello, se ha propuesto la respuesta a la lesión del LCA como un modelo de plasticidad neuronal.[13]

De hecho, los patrones de esta respuesta central no consciente y sus efectos condicionan la identificación de aquellos individuos que son capaces de compensar la ausencia de LCA y pueden funcionar con la rodilla lesionada de modo similar a una rodilla normal (compensadores, en inglés llamados *copers*). Por el contrario, encontramos individuos que tratan de estabilizar mecánicamente la rodilla con una estrategia no eficiente y no consiguen su objetivo, por lo que muestran signos y síntomas de inestabilidad (no compensadores, en inglés *non-copers*). Se ha tratado de distinguir a estos individuos cuando la lesión es crónica,[14] pero también de forma precoz en la lesión aguda,[15,16] en trabajos recientes que apuntan en esta dirección. La capacidad compensatoria del sistema propioceptivo que ha perdido sus aferencias en la rodilla es la que distingue a uno y otro grupo, ya que ambos presentan valores de traslación anterior de la tibia en límites patológicos, y podría explicar los grupos conocidos de pacientes con esta lesión.

2   ¿Cómo estabilizar la rodilla inestable?

A estas alturas, no cabe duda de que la estabilización puramente mecánica es la base del tratamiento para un paciente con inestabilidad por una lesión ligamentosa. Por ello, y porque la sola opción quirúrgica no ofrece todas las garantías, ni siquiera con la más depurada de las técnicas, se han desarrollado diversas estrategias para estabilizar la rodilla inestable, ya sea de forma autónoma o como complemento a la cirugía.

2.1   El papel de la musculatura en la estabilización

La musculatura periarticular tiene un papel fundamental en la lesión del LCA. El cuádriceps, pero también y sobre todo los isquiotibiales, pierden fuerza y función como restrictores secundarios, lo que no sólo se debe a la inmovilización tras la lesión o la cirugía. El cuádriceps pierde potencia muscular y fuerza de contracción, evaluadas mediante estudio isocinético, y lo mismo ocurre con los isquiotibiales, que además se ajustan menos a la situación mecánica que se plantea sin LCA.[8,17]

La estabilización articular secundaria o dinámica de la rodilla a partir de la musculatura periarticular se realiza en forma de contracción de agonistas y antagonistas, de cuádriceps e isquiotibiales, con una participación menor del gastrocnemio. Para que este mecanismo estabilice la rodilla debe tener las siguientes características: una actividad muscular preparatoria y reactiva, una cierta rigidez o contracción sincrónica cuádriceps-isquiotibiales, mantenimiento de la flexibilidad muscular y capacidad de producción de fuerza. Así, estando todos estos parámetros alterados en la lesión del LCA,[18] la forma en que ambos grupos musculares proporcionan estabilidad ante un desplazamiento anterior de la tibia es mediante co-contracción grosera cuádriceps-isquiotibiales, aportando cada uno parte de la fuerza necesaria, o mediante contracción secuencial, ajustada en función de la perturbación mecánica que se percibe.[19]

Las estrategias que favorecen la contracción más o menos sincrónica del cuádriceps y los isquiotibiales parecen asociarse a rigidez articular, son menos eficientes biomecánicamente y están presentes con más frecuencia en los individuos no compensadores.[20] Éstos, además, funcionan con la rodilla bloqueada en extensión y con un marcado déficit del cuádriceps, lo que condiciona la llamada «marcha de evitación de cuádriceps» *(quadriceps avoidance gait)*. Por el contrario, aquellos individuos más estables, con o sin reconstrucción quirúrgica, utilizan estrategias más eficientes de contracción agonista-antagonista, de tal modo que activan su musculatura con una secuencia y una intensidad similares a las de la rodilla normal sin lesión. Del mismo modo, una actividad anticipatoria adecuada de la musculatura, en especial de la isquiotibial, resulta útil en el control articular.[18]

En este sentido, la rehabilitación de la lesión del LCA se ha centrado tradicionalmente en recuperar la atrofia de cuádriceps, con éxito parcial. Tratar de recuperar la función mecánica estabilizadora de los isquiotibiales ha demostrado ser más eficaz en el resultado. Este grupo muscular es el más importante para la estabilización dinámica de la rodilla, y su déficit se asocia con una peor función.[21] Así, se han desarrollado protocolos de rehabilitación muscular enfocados en la co-contracción eficiente, por ejemplo con el entrenamiento isocinético.

2.2 Entrenamiento en propiocepción

Puesto que, como hemos visto, la lesión del LCA es también un problema neuromuscular, algunos han tratado de enfocar la rehabilitación también en la propiocepción. Por un lado, se estudia el funcionamiento del sistema mediante la identificación por parte del paciente de la posición o del movimiento de la rodilla, que se altera de manera significativa en la lesión del LCA. Por otro lado, se buscan perturbaciones típicas de la lesión para reentrenar al sistema propioceptivo de la forma más próxima a la normalidad.

Por desgracia, volviendo al arco reflejo, estas técnicas «propioceptivas» que se encargan de percibir la posición o el movimiento sólo determinan, en el mejor de los casos, la parte consciente (cortical) de los reflejos ligamento-musculares, y si se desencadena una estrategia estabilizadora cuando el paciente es consciente, la respuesta será tardía.

El entrenamiento en propiocepción también busca mejorar las estrategias de estabilización, con resultados variables. Entre las técnicas propioceptivas para detectar y mejorar la función de la rodilla lesionada e intervenida se encuentran el salto monopodal, los cambios de dirección bruscos en cadena cerrada y el entrenamiento en escaleras. Las diferencias entre la rodilla normal y la lesionada son evidentes, pero la utilidad de este entrenamiento sin otras técnicas terapéuticas es dudosa.

2.3   Estimulación muscular

Conocedores de que el déficit muscular es causa de peores resultados, se ha tratado de utilizar la estimulación eléctrica para recuperar el músculo atrofiado. Se han desarrollado protocolos específicos para la lesión y la reconstrucción del LCA, incluso con patrones que, según intensidad, frecuencia y asociación de estímulos, producían efectos positivos sobre la rodilla con y sin fatiga del tejido muscular.[22] Estos estudios son la base de los protocolos que utilizan la estimulación muscular en la rehabilitación de la lesión del LCA.[23]

Sin embargo, basándose en la capacidad de estabilización dinámica secundaria de la musculatura periarticular de la rodilla, se ha avanzado en otra dirección distinta. Inicialmente desarrollada para la activación selectiva de músculos no funcionantes por causa neurológica, la estimulación funcional eléctrica (FES, *functional electrical stimulation*) también se ha introducido en el campo de la estabilización articular. En este sentido, los modelos matemáticos de FES proponen dos sistemas de control basados en la co-contracción agonistas-antagonistas. El primero supone mantener al sistema estimulado de forma constante, para que esté siempre preparado en caso de perturbación.[24] El segundo consiste en aplicar el estímulo eléctrico al músculo al inicio de la perturbación sólo cuando ésta aparezca. Matemáticamente, y también en el animal de experimentación,[25] este último modelo es más eficiente, requiere menos energía y menos intensidad del estímulo, y logra un mejor control con menos fatiga. El inconveniente que presenta, sin embargo, es la detección precoz de la perturbación, aún en estudio.

3   Control mecánico

3.1   Control mecánico mediante ortesis

Se ha tratado de contener la rodilla en posición de reducción de la subluxación tanto en la rodilla inestable como en la reconstruida. La colocación de una ortesis es una constante en la práctica diaria del tratamiento de estos pacientes. Suele consistir en un exoesqueleto rígido que permite, a la vez que controla, la flexoextensión, mientras impide las rotaciones y las desviaciones en el plano frontal. Esto puede proteger de sufrir un daño secundario al resto de las estructuras en el caso de la rodilla lesionada, y también a la reconstrucción con injerto de la rodilla reconstruida.[26]

Por ello, al tratarse de un instrumento externo con posible utilidad, se ha intentado mejorar estas ortesis para un obtener un control óptimo de la estabilidad, y se ha estudiado su eficacia para este fin. Pues bien, aunque hay trabajos prometedores, estudios comparativos con ortesis comerciales no han demostrado que el dispositivo en sí sea capaz de estabilizar la rodilla sin LCA, y tampoco mejoran la función de la rodilla reconstruida ante determinados movimientos o tras la reconstrucción.[27] Limitan en parte la traslación de la tibia hacia delante, ciertamente, pero no tanto como se requeriría. Esto es lógico porque, por una parte, la fuerza que ejerce el cuádriceps sobre la tuberosidad anterior de la tibia es difícil de compensar mecánicamente con una ortesis, y por otra parte, asumiendo que sí proporciona un cierto control mecánico, no favorece la recuperación de la musculatura, ya sea de su atrofia o de su activación en el momento oportuno.

3.2 Control mecánico mediante reconstrucción quirúrgica

El objetivo de la cirugía es la estabilización mecánica mediante un injerto que limite la traslación de la tibia hacia delante y evite las lesiones secundarias a la falta del pivote central. El origen del injerto ha ido evolucionando, pero durante largo tiempo fue de referencia el injerto hueso-tendón de hueso autólogo con tendón rotuliano. El injerto autólogo de isquiotibiales ha demostrado que no difiere en sus resultados en cuanto a dolor, fuerza, amplitud de movimiento y función general, y por tanto no es el tipo de injerto utilizado lo que condiciona el resultado de la cirugía, salvo en el caso de los aloinjertos, que debido al procesamiento pueden perder parte de sus cualidades tisulares. Se han publicado estudios sobre el número de fascículos, la tensión de éstos y el tipo de fijación del injerto. Las últimas tendencias en este sentido apuntan hacia una configuración más «anatómica», con túneles diferentes según la reconstrucción de los dos fascículos del LCA, dos incisiones en vez de una sola anterolateral, etc. Todo ello se comenta en otros capítulos. La investigación clínica aporta detalles técnicos que pueden ser de interés si se realiza un estudio prospectivo con un gran número de pacientes, como demandan muchos profesionales.[28]

Por desgracia, todos estos avances reflejados en la literatura presentan resultados similares: mayor o menor traslación tibial dentro de la estabilidad, pero similar función de la rodilla, con independencia de la técnica.[29] Esto hace suponer que, por más que intentemos y hasta consigamos una rodilla estable, no será una rodilla normal por el déficit propioceptivo, a no ser que el individuo sea compensador.

4   La rodilla reconstruida no es una rodilla normal

A pesar de los esfuerzos descritos, en la mayoría de los casos la rodilla estabilizada no se asemeja a una rodilla normal. Y no sólo eso, sino que tampoco la rodilla contralateral no lesionada (cuando la lesión es unilateral) parece comportarse como una rodilla normal de un paciente sin lesión.

Todas las técnicas de análisis de la rodilla inestable se han utilizado a continuación en la rodilla reconstruida, con una constante: en la mayoría de los estudios se observa una recuperación de las variables estudiadas, pero no hasta igualar a la rodilla normal. En el animal de experimentación, la información que vehiculan los nervios articulares es menor tras la reconstrucción, aunque se recuperan los isquiotibiales.[30] En el ser humano, la función sensitivo-motora se recupera respecto a los lesionados,[31] pero por debajo del límite normal, con un déficit de extensión persistente.[32] Y también en el lado eferente, mediante estudios de estimulación muscular en rodillas reconstruidas, se ha observado mejoría de la atrofia[22] y recuperación del arco reflejo cuadricipital,[33] pero no recuperación del arco reflejo estabilizador de los isquiotibiales[34] y dificultad para que la rodilla sometida a neuroestimulación obtenga resultados similares a la normal. La medicina basada en la evidencia sugiere que las pruebas de la eficacia del tratamiento quirúrgico son limitadas en todas las variables estudiadas.[35]

Buena parte de la investigación sobre la rodilla con lesión del LCA utiliza la rodilla contralateral no lesionada como control. De forma pareada puede ser de utilidad, pero tampoco se comporta como una rodilla normal. Clínicamente, la incidencia de rotura del LCA en la rodilla contralateral es de alrededor del 3 %,[36] similar a la de la rodilla intervenida (que no es completamente normal). La explicación vuelve al déficit de propiocepción y a la alteración de las estrategias de compensación de la inestabilidad, que lógicamente afectarán a ambos miembros inferiores de forma similar.

5   Perspectivas de futuro. Cómo mejorar el resultado

A la vista de todo lo que se conoce, probablemente estemos descubriendo y resolviendo diferentes partes de un mismo sistema, pequeños fragmentos de la situación biomecánica que es preciso reconstruir o sustituir en su conjunto. Así, para mejorar el resultado en el mayor número de pacientes posible, la solución puede ser actuar sobre diversos aspectos de forma simultánea o secuencial. Hasta la fecha se han propuesto soluciones parciales sujetas a implementación, con más frecuencia que una visión de conjunto.

5.1 Actuación mecánica

Poco puede añadirse sobre la técnica quirúrgica de reconstrucción mediante injerto. Aunque han aparecido nuevas tendencias (cambio de orientación en túneles, obtención de injertos distintos, pacientes más jóvenes con nuevos retos), son detalles técnicos que conviene conocer pero que proporcionalmente no aportan excesivas mejoras.

Las ortesis también parecen haber llegado a su máximo, si no se asocian a otras medidas. Aunque algunos estudios centrados en cada una de ellas demuestran su utilidad, no hay evidencia de su capacidad estabilizadora *per se*. ¿Significa esto que no debemos utilizarlas? Muy al contrario, porque pueden colaborar en la prevención de lesiones secundarias y en la protección de la plastia. Ahora bien, si se desea que además proporcionen la estabilidad necesaria, deberían utilizarse junto con otro tipo de técnicas, ya sean sensitivas (por ejemplo, de detección de la actividad muscular) o motoras (incorporando dispositivos de estimulación muscular). La base de esta investigación está en la creación de exoesqueletos con otros objetivos, como el temblor o la lesión medular.[37]

5.2 Actuación sobre las vías aferentes

La investigación básica sigue enfocada hacia la detección precoz de la inestabilidad. Interesa detectar cuanto antes un desplazamiento anómalo de la tibia para tratar de corregirlo de forma precoz, y evitar así las lesiones secundarias que, en la forma de roturas meniscales y artrosis secundaria, suponen uno de los objetivos de la investigación sobre el LCA de la American Academy of Orthopedic Surgeons.[28] A los estudios básicos y clínicos ya se han incorporado sistemas visuales con cámaras, reflectores o indicadores de posición capaces de determinar en todo momento, y prácticamente en tiempo real, la posición y el desplazamiento relativo de los extremos articulares. También se determina la inestabilidad por medios mecánicos, mediante galgas sobre ortesis, que proporcionan información indirecta del resto de los restrictores estáticos que se verán sometidos a mayor tensión.

Sin embargo, para que esta información sea completa debemos conocer datos de cuantas más estructuras periarticulares sea posible, y si los tenemos de los ligamentos, la cápsula o los meniscos, es imprescindible obtenerlos también de la musculatura, ya sea en forma de activación eléctrica como de cambios en su longitud (estiramiento). En un futuro deberán incorporarse los reflejos de estiramiento y preactivación muscular a la hora de evitar una situación potencialmente perjudicial para el resto de las estructuras, y más sabiendo que la preactivación es un factor fundamental en la estabilidad articular. También se han descrito nuevas medidas de la activación muscular en la co-contracción, más sencillas y aplicables, que han demostrado su eficacia.[38]

5.3 Actuación sobre las vías eferentes

Es fundamental actuar sobre la parte eferente del sistema para obtener una recuperación funcional. Por un lado, tratando de que la musculatura implicada y con mayor déficit se recupere, lo cual implicaría centrar los esfuerzos terapéuticos en los isquiotibiales y el gastrocnemio, además de en el cuádriceps, y ello puede variar sensiblemente los protocolos de rehabilitación que se aplican en estos casos. Además, se ha visto que, a largo plazo, los pacientes que sólo realizan rehabilitación tienen resultados funcionales similares a los de aquellos que se someten a rehabilitación y cirugía precoz o a rehabilitación y cirugía diferida.[29] El tratamiento rehabilitador óptimo debe ser, pues, un objetivo en esta lesión.

Por otro lado, podemos ayudar de forma transitoria con estimulación eléctrica funcional, completando artificialmente el arco. La situación ideal sería considerar ambos puntos de vista, la potenciación muscular y la estimulación ajustada a la cantidad de inestabilidad presente. Si la estimulación eléctrica se ajustara al individuo, a cada músculo, y al exceso de traslación tibial, sería de esperar una rodilla siempre estable.

5.4 Integración

A pesar de todos los esfuerzos previos, reentrenar las vías aferentes y eferentes sería mucho más eficaz si se trabajara la integración de ambas, la plasticidad del sistema nervioso central. Para ello contamos con dos modelos: los individuos normales sin lesión y los individuos lesionados compensadores. En este sentido se han abierto líneas de investigación para tratar de proporcionar al sistema nervioso central información lo más similar posible a los modelos normal y compensador, de tal manera que los distintos niveles (espinal, subcortical y cortical) vuelvan a las estrategias de normalidad alteradas tras la lesión. También se ha realizado tras la reconstrucción, y en estudios de potenciales evocados se han observado patrones de estrategias nuevas.[39]

La segunda opción sería sustituir el sistema nativo, no eficaz tras la lesión en los individuos no compensadores, por uno artificial, con procesador y respuesta eferente en función de las aferencias (véase la figura 2). Se han efectuado pruebas sencillas para identificar patrones de estabilidad e inestabilidad mediante redes

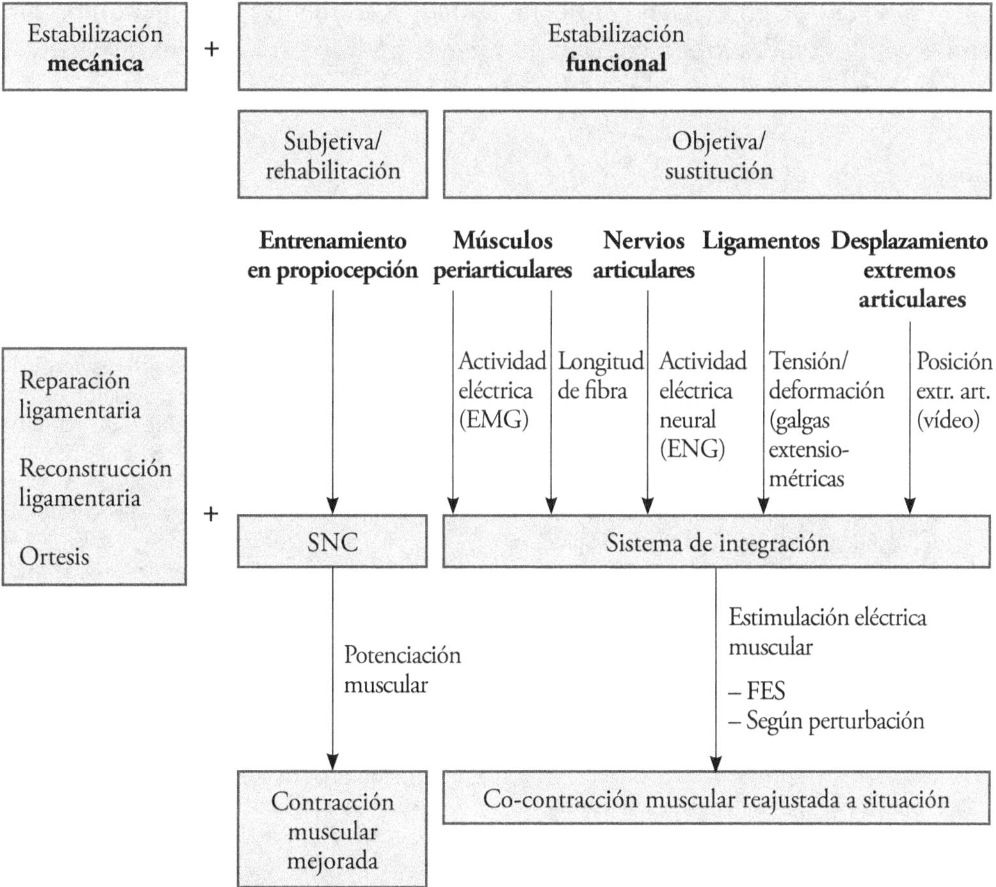

Figura 2. Tratamiento de la lesión del ligamento cruzado anterior. Propuesta de implementación con sistema de propiocepción artificial. SNC: sistema nervioso central; EMG: electromiografía; ENG: electroneurografía; FES: estimulación eléctrica funcional.

neuronales en animales,[40] y proporcionar un estímulo apropiado ajustado a la situación que el sistema percibe.[37] Este tipo de «sistema propioceptivo artificial» sustitutorio[41] puede tener un uso continuo, por ejemplo en caso de lesión neurológica permanente, o ser utilizado de forma transitoria, por ejemplo en una lesión del LCA, o bien hasta la recuperación muscular (en la cual podría ser útil en la estabilización dinámica y la recuperación posquirúrgica), o también hasta el aprendizaje de la estrategia correcta de estabilización por parte de los centros superiores.

Con todo ello se trata de mejorar la situación lesional desde todas las ópticas, la mecánica y la neuromuscular, e incluso la anatómica-estructural.[42] Este modelo, demostrado en la rodilla, recientemente se ha comenzado a buscar y aplicar en otras localizaciones del cuerpo, como el hombro y la muñeca,[43] lo que evidencia su ajuste a la realidad en lesiones consideradas tradicionalmente como mecánicas. Sin embargo, pese al desarrollo conceptual todavía no hay estrategias ni dispositivos disponibles, que serán, sin duda, el futuro próximo.

Bibliografía

1. Noyes FR, Matthews DS, Mooar PA, Grood ES. The symptomatic anterior cruciate-deficient knee. Part II: the results of rehabilitation, activity modification, and counseling on functional disability. J Bone Joint Surg Am. 1983; 65: 163-74.

2. Bonsfills N, Raygoza JJ, Boemo E, Garrido J, Núñez A, Gómez-Barrena E. Proprioception in the ACL-ruptured knee: the contribution of the medial collateral ligament and patellar ligament. An in vivo experimental study in the cat. Knee. 2007; 14: 39-45.

3. Hinterwimmer S, Baumgart R, Plitz W. Tension changes in the collateral ligaments of a cruciate ligament-deficient knee joint: an experimental biomechanical study. Arch Orthop Trauma Surg. 2002; 122: 454-8.

4. Freeman MA, Wyke B. The innervation of the knee joint. An anatomical and histological study in the cat. J Anat. 1967; 101(Pt 3): 505-32.

5. Gómez-Barrena E, Martínez-Moreno E, Munuera L. Segmental sensory innervation of the anterior cruciate ligament and the patellar tendon of the cat's knee. Acta Orthop Scand. 1996; 67: 545-52.

6. Solomonow M, Baratta R, Zhou E, Shoji H, Bose W, Beck C, *et al.* The synergistic action of the anterior cruciate ligament and thigh muscles in maintaining joint stability. Am J Sports Med. 1987; 15: 207-13.

7. Urbach D, Nebelung W, Becker R, Awiszus F. Effects of reconstruction of the anterior cruciate ligament on voluntary activation of quadriceps femoris – a prospective twitch interpolation study. J Bone Joint Surg Br. 2001; 83: 1104-10.

8. Bonsfills N, Gómez-Barrena E, Raygoza JJ, Núñez A. Loss of neuromuscular control related to motion in the acutely ACL-injured knee: an experimental study. Eur J Appl Physiol. 2008; 104: 567-77.

9. Beynnon B, Fleming B. Anterior cruciate ligament strain in vivo: a review of previous work. J Biomech. 1998; 31: 519-25.

10. Wojtys E, Huston L. Neuromuscular performance in normal and anterior cruciate ligament-deficient lower extremities. Am J Sports Med. 1994; 22: 89-104.

11. Ageberg E. Consequences of a ligament injury on neuromuscular function and relevance to rehabilitation using the anterior cruciate ligament-injured knee as model. J Electromyogr Kinesiol. 2002; 12: 205-12.

12. Courtney C, Rine RM, Kroll P. Central somatosensory changes and altered muscle synergies in subjects with anterior cruciate ligament deficiency. Gait Posture. 2005; 22: 69-74.

13. Kapreli E, Athanasopoulos S. The anterior cruciate ligament deficiency as a model of brain plasticity. Med Hypotheses. 2006; 67: 645-50.

14. Rudolph KS, Eastlack ME, Axe MJ, Snyder-Mackler L. Movement patterns after anterior cruciate ligament injury: a comparison of patients who compensate well for the injury and those who require operative stabilization. J Electromyogr Kinesiol. 1998; 8: 349-62.

15. Chmielewski TL, Rudolph KS, Snyder-Mackler L. Development of dynamic knee stability after acute ACL injury. J Electromyogr Kinesiol. 2002; 12: 267-74.

16. Fitzgerald GK, Axe MJ, Snyder-Mackler L. A decision-making scheme for returning patients to high-level activity with nonoperative treatment after anterior cruciate ligament rupture. Knee Surg Sports Traumatol Arthrosc. 2000; 8: 76-82.

17. Gómez-Barrena E, Bonsfills N, Martín JG, Ballesteros-Massó R, Foruria A, Núñez-Molina A. Insufficient recovery of neuromuscular activity around the knee after experimental anterior cruciate ligament reconstruction. Acta Orthop. 2008; 79: 39-47.

18. Swanik C, Lephart S, Swanik K, Stone D, Fu F. Neuromuscular dynamic restraint in women with anterior cruciate ligament injuries. Clin Orthop Relat Res. 2004; 425: 189-99.

19. Teixeira da Fonseca S, Silva PL, Ocarino JM, Guimaraes RB, Oliveira MT, Lage CA. Analyses of dynamic co-contraction level in individuals with anterior cruciate ligament injury. J Electromyogr Kinesiol. 2004; 14: 239-47.

20. Williams G, Barrance P, Snyder-Mackler L, Axe M, Buchanan T. Specificity of muscle action after anterior cruciate ligament injury. J Orthop Res. 2003; 21: 1131-7.

21. Tsepis E, Giakas G, Vagenas G, Georgoulis A. Frequency content asymmetry of the isokinetic curve between ACL deficient and healthy knee. J Biomech. 2004; 37: 857-64.

22. Ding J, Wexler AS, Binder-Macleod SA. A predictive model of fatigue in human skeletal muscles. J Appl Physiol. 2000; 89: 1322-32.

23. Paternostro-Sluga T, Fialka C, Alacamliogliu Y, Saradeth T, Fialka-Moser V. Neuromuscular electrical stimulation after anterior cruciate ligament surgery. Clin Orthop Relat Res. 1999; 368: 166-75.

24. Dhaher YY, Shultz SJ, Perrin DH, Adams JM, Arnold BL, Gansneder BM, *et al.* Joint-afferent-mediated muscle activations yield a near-maximum torque response of the quadriceps. J Neurosci Methods. 2004; 133: 1-17.

25. Bonsfills N, Núñez A, Gómez-Barrena E. Periarticular muscle stimulation controls anterior tibial laxity after experimental ACL section: an experimental study. Arch Orthop Trauma Surg. 2009; 129: 1053-61.

26. Fleming BC, Renstrom PA, Beynnon BD, Engstrom B, Peura G. The influence of functional knee bracing on the anterior cruciate ligament strain biomechanics in weight-bearing and nonweightbearing knees. Am J Sports Med. 2000; 28: 815-24.

27. Birmingham TB, Kramer JF, Kirkley A, Inglis JT, Spaulding SJ, Vandervoort AA. Knee bracing after ACL reconstruction: effects on postural control and proprioception. Med Sci Sports Exerc. 2001; 33: 1253-8.

28. Spindler KP, Khazzan MS, Wright RW. Evidence-based approach for ACL injuries. Rosemont, IL: American Academy of Orthopaedic Surgeons; 2011.

29. Frobell RB, Roos EM, Roos HP, Ranstam J, Lohmander LS. A randomized trial of treatment for acute anterior cruciate ligament tears. N Engl J Med. 2010; 363: 331-42.

30. Gómez-Barrena E, Núñez A, Ballesteros R, Martínez-Moreno E, Munuera L. Anterior cruciate ligament reconstruction affects proprioception in the cat's knee. Acta Orthop Scand. 1999; 70: 185-93.

31. Demont RG, Lephart SM, Giraldo JL, Swanik CB, Fu FH. Muscle preactivity of

anterior cruciate ligament-deficient and -reconstructed females during functional activities. J Athl Train. 1999; 34: 115-20.

32. Mattacola CG, Perrin DH, Gansneder BM, Gieck JH, Saliba EN, McCue FC, 3rd. Strength, functional outcome, and postural stability after anterior cruciate ligament reconstruction. J Athl Train. 2002; 37: 262-8.

33. Snyder-Mackler L, Ladin Z, Schepsis AA, Young JC. Electrical stimulation of the thigh muscles after reconstruction of the anterior cruciate ligament. Effects of electrically elicited contraction of the quadriceps femoris and hamstring muscles on gait and on strength of the thigh muscles. J Bone Joint Surg Am. 1991; 73: 1025-36.

34. Iwasa J, Ochi M, Uchio Y, Adachi N, Kawasaki K. Decrease in anterior knee laxity by electrical stimulation of normal and reconstructed anterior cruciate ligaments. J Bone Joint Surg Br. 2006; 88: 477-83.

35. Linko E, Harilainen A, Malmivaara A, Seitsalo S. Surgical versus conservative interventions for anterior cruciate ligament ruptures in adults. Cochrane Database Syst Rev. 2005; 18: CD001356.

36. Wright RW, Dunn WR, Amendola A, Andrish JT, Bergfeld J, Kaeding CC, *et al.* Risk of tearing the intact anterior cruciate ligament in the contralateral knee and rupturing the anterior cruciate ligament graft during the first 2 years after anterior cruciate ligament reconstruction: a prospective MOON cohort study. Am J Sports Med. 2007; 35: 1131-4.

37. Manto M, Rocon E, Pons J, Belda JM, Camut S. Evaluation of a wearable orthosis and an associated algorithm for tremor suppression. Physiol Meas. 2007; 28: 415-25.

38. Steenbrink F, Nelissen RG, Meskers CG, van de Sande MA, Rozing PM, de Groot JH. Teres major muscle activation relates to clinical outcome in tendon transfer surgery. Clin Biomech (Bristol, Avon). 2010; 25: 187-93.

39. Ochi M, Iwasa J, Uchio Y, Adachi N, Kawasaki K. Induction of somatosensory evoked potentials by mechanical stimulation in reconstructed anterior cruciate ligaments. J Bone Joint Surg Br. 2002; 84: 761-6.

40. Raygoza-Panduro J, Ortega-Cisneros S, Boemo E, Gómez-Barrena E, Núñez A, Bonsfills N, editores. FPGAs implementation of digital electronic circuit to pattern clasification of knee instability. XVII Congreso Nacional y III Congreso Internacional de Informática y Computación. México; 2004.

41. Prentice SD, Patla AE, Stacey DA. Artificial neural network model for the generation of muscle activation patterns for human locomotion. J Electromyogr Kinesiol. 2001; 11: 19-30.

42. Shultz SJ, Schmitz RJ, Nguyen AD, Chaudhari AM, Padua DA, McLean SG, *et al.* ACL Research Retreat V: an update on ACL injury risk and prevention, March 25-27, 2010, Greensboro, NC. J Athl Train. 2010; 45: 499-508.

43. Hagert E, Persson JK, Werner M, Ljung BO. Evidence of wrist proprioceptive reflexes elicited after stimulation of the scapholunate interosseous ligament. J Hand Surg Am. 2009; 34: 642-51.

Chapter 4

Advances in anterior cruciate ligament reconstruction

A. Silva,[1] R. Sampaio[2]

[1] Orthopaedics Department
Hospital Militar D. Pedro V
Oporto
Portugal

[2] Imaging Department
Hospital da Boavista
Oporto
Portugal

Correspondence
Dr. Alcindo Silva
alcindocsilva@gmail.com

Synopsis

Anterior cruciate ligament (ACL) reconstruction has evolved from the transtibial placement of isometric single bundle grafts through the complex surgery of anatomical double bundle reconstruction. The technical difficulties of double bundle reconstruction and the lack of a clear advantage in clinical outcome, as well as the greater awareness of the anatomy of the ACL insertion, have led to anatomical single bundle ACL reconstruction in the mid bundle position. Double bundle techniques will continue to prove useful in select cases, in patients with substantial rotational instability and in knee joints with larger ACL footprints.

1   Anatomy

The recognition of the anatomy of the ACL insertion is key for ACL reconstruction.

The ACL consists of two functional bundles, the anteromedial (AM) and posterolateral (PL) bundles, which are named according to the position of their insertion sites on the tibia.

On the femoral side, with the knee in extension, the footprints of the AM and PL bundles are almost vertically aligned, with the AM insertion superior to the PL insertion. However, with the knee flexed to 100 degrees, the insertion sites become horizontal,[1] with the AM bundle deeper to the PL bundle.

For the sake of clarity, the differences between anatomical and arthroscopic positioning of the bundles must be recognised. Anatomical and radiological descriptions are based on the knee in extension and the spatial relationships are described as anterior and posterior, proximal or superior and distal or inferior. Arthroscopic descriptions are based on the arthroscopic view of the knee flexed at 90°, when superior becomes *deep,* inferior is *shallow,* anterior *high* and posterior *low.*[2]

The femoral attachment has been described as oval in shape and its dimensions are somewhat variable, measuring in average 18 mm in length and 10 mm in width, according to most authors. The femoral insertion site of the ACL can be arthroscopicaly located by the position of two bony ridges, the *lateral intercondylar ridge* and the *lateral bifurcate ridge.*[3] The intercondylar ridge is the linear bony elevation on the lateral wall of the intercondylar notch that runs anterior to the ACL attachment and constitutes the anterior border of the ACL footprint. The lateral bifurcate ridge runs perpendicular to the lateral intercondylar ridge and horizontally separates the AM and PL bundles at their femoral attachments.[3] Rather than a distinct convex prominence, the bifurcate ridge is actually the linear transition from the bony depression where the PL bundle attaches to the elevated bony plateau where the AM bundle attaches.[4]

The tibial insertion site is the broadest part of the ligament and is 120% greater than its femoral insertion.[5] Its shape has been described as either oval or triangular. Its diameter in the sagittal plane varies between 14 and 20 mm, and in the frontal plane between 9 and 13 mm.[5-8] The AM bundle occupies a slightly larger area than the PL bundle at the tibial insertion site.[1,5] The distance between the centres of the AM and PL bundles is approximately 8 to 10 mm.[7-9]

The intraarticular length of the ACL ranges from 22 to 41 mm with an average of 32 mm, and its width is between 7 and 12 mm.[10,11] The mid-substance of the ligament is the narrowest, when compared to its attachments, which are about 3.5 times larger. The size and length of each bundle is also unique. The AM bundle is approximately 38 mm in length and the PL bundle 18 mm. However, the AM and PL bundles have a similar cross-section diameter.

2 Biomechanics of the ACL

The ACL is the primary restraint against anterior translation and internal rotation of the tibia. The ultimate load of the ACL has been reported to be as high as 2.160 N, with a stiffness of 242 N/mm.[12]

The ACL bundles are not isometric throughout the entire range of motion of the knee. In flexion, the AM bundle tightens and the PL bundle relaxes, whereas in extension the PL bundle tightens and the AM bundle relaxes.[13,14] Cadaveric investigations have demonstrated that both the AM and PL bundles show their maximum shortening at 30° of knee flexion. In extension from this position, the PL bundle elongates. Conversely, with increasing flexion, the AM bundle elongates while the length of the PL bundle remains constant.[14]

In response to an anterior tibial load, the *in situ* force in the PL bundle increases with knee extension and decreases with knee flexion. On the contrary, the *in situ* force in the AM bundle in response to an anterior load is lower in extension than in the PL bundle, but increases with knee flexion, reaching its maximum at 60°. In response to a combined rotatory load of valgus and internal tibial torque, the AM bundle experiences greater *in situ* forces than does the PL bundle at 15° and 30° of knee flexion.[15] The AM bundle takes most of the load during anterior tibial translation at high flexion angles whereas the PL bundle resists 30-40 % of the rotatory force at low flexion angles.[16]

Both the AM and PL bundles are important to the stability of the knee. The AM bundle is an important stabiliser of the knee in flexion, whereas the PL bundle acts as a stabiliser against anterior loads when the knee is in extension. Both the AM and the PL bundles provide significant contributions to the stability of the knee in response to combined rotatory loads.

3 Surgical technique

3.1 *Transtibial technique versus anteromedial portal*

Two different approaches for drilling the femoral tunnel are commonly used in ACL reconstruction: *1)* creating the femoral tunnel through the tibial tunnel or *2)* drilling the tunnel through a low anteromedial arthroscopy portal.

When using a transtibial drilling technique, the location of the femoral tunnel is restricted by the angulation of the tibial tunnel in the coronal and sagittal planes,[17] which may lead to a high and vertical placement of the femoral tunnel in the intercondylar notch and, therefore, not reach the anatomical position of the ACL insertion.[18-20]

When creating the femoral tunnel through the anteromedial portal, drilling is not dependent on the orientation of the tibial tunnel, and the surgeon is able to freely choose the correct femoral tunnel position under arthroscopic visualisation of the native ACL footprint.[21-23] Therefore, the femoral tunnel position tends to be lower in the lateral femoral condyle, thus more closely re-creating the natural course of the ACL and providing additional restraint against rotatory loads.[24] Some authors have suggested that the femoral tunnel can be positioned correctly in the centre of the femoral ACL footprint with technical modifications of the conventional transtibial technique. According to Howell and Hull, the femoral tunnel can be positioned in the center of the femoral ACL footprint if the lateral edge of the tibial tunnel passes through the tip of the lateral spine, the tibial tunnel forms an angle between 60° and 65° in the coronal plane and the tunnel is posterior and parallel to the intercondylar roof in the sagittal plane in the extended knee.[25] Chhabra *et al.*[26] provided guidelines to use external landmarks to achieve sufficient tibial and femoral tunnel obliquity and reported that a tibial entry point midway between the tibial tubercle and posteromedial corner achieved a coronal angle of approximately 70°. Golish *et al.*[27] recently reported increased femoral tunnel obliquity at the 10:30 position using a transtibial drilling technique with a starting point that encroaches on the anterior fibers of the medial collateral ligament.

However, concerns with the transtibial technique have been raised by studies that document the difficulty to place the femoral tunnel in the correct position. Arnold *et al.*[18] showed that most of the femoral tunnels created through the tibial tunnel tend to be placed deep and high in the notch, far from the center of the anatomical attachment site. In their study, the mean tibial tunnel angle to the joint line in the coronal plane was 78.4°. Others such as Gougoulias *et al.*[17] and Gavriilidis *et al.*,[19] reached the same conclusion, although they created the tibial tunnel closer to the midline, therefore too vertical, which probably explains the creation of a femoral tunnel high in the notch.

Bedi *et al.*[28] demonstrated the inability of the transtibial technique to capture the centre of the native femoral ACL footprint. Although the distance between the guidewire and the centre of the ACL footprint was small (approximately 2 to 3 mm), this difference was sufficient to result in significantly inferior biomechanical outcomes with standardised time-zero Lachman and pivot-shift testing, compared with the anteromedial portal technique.

In another study, we found that the transtibial technique results in femoral and tibial tunnels placed further away from the centre of the ACL footprints, when compared to the anteromedial portal technique[29] (see figure 1). The tunnels were placed respectively higher and deeper in the femoral condyle and posterior in the tibia. On the tibial side, with the transtibial technique, 65 % of the tunnels were posterior to the PL bundle. One possible explanation for this finding is that when drilling the femoral tunnel through the tibial tunnel, the guide wire is eccentrically placed and the reamer enlarges the posterior part of the tunnel close to the articular surface of the tibia; this enlargement can change the initial position of the tunnel aperture, placing it posterior to the PL bundle.

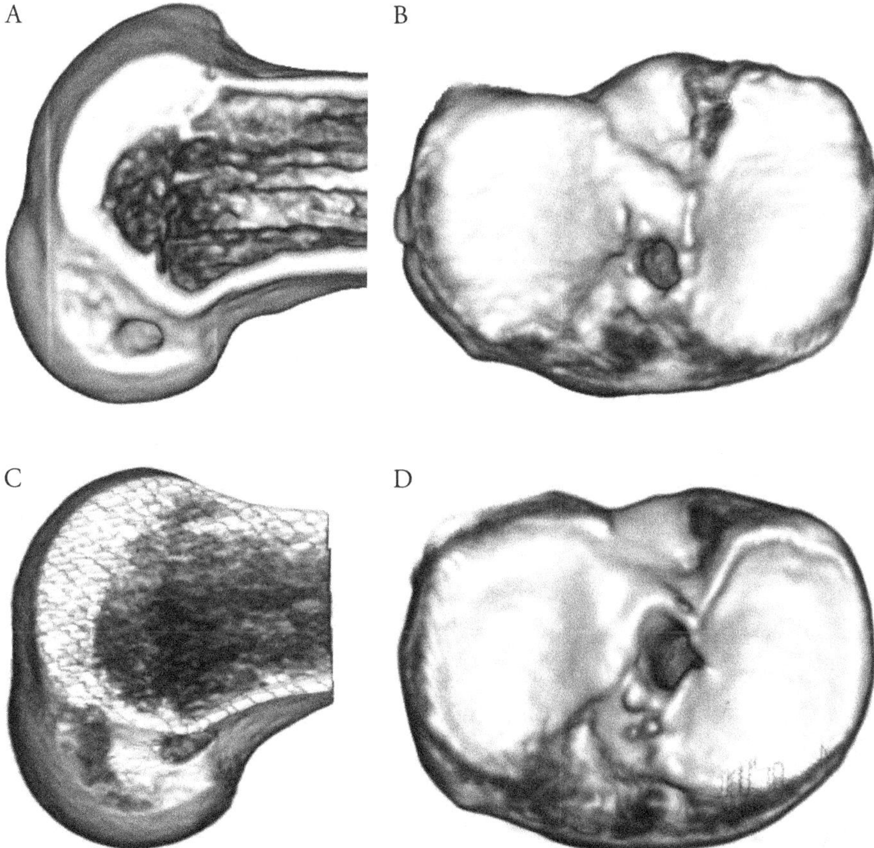

Figure 1. Computed tomography three-dimensional views of the knee. Femoral (A) and tibial (B) tunnels correctly positioned in the middle of the ACL footprint using the AM portal technique. The traditional transtibial technique results in high and deep tunnel placement on the femur (C) and posterior tunnel placement in the PL bundle, on the tibia (D).

Heming *et al.*[30] have shown that anatomical transtibial positioning of both femoral and tibial tunnels is possible only when a very proximal starting point on the anteromedial tibial cortex is used. This tibial tunnel starting position results in horizontal tibial tunnels that we believe may be done, but leaves little margin for error and produces a short tibial tunnel, adding potential clinical concerns related to hardware placement, plateau fracture and potentially compromising the subchondral bone.

It must be recognised that although there are anatomical and biomechanical differences between the transtibial and the anteromedial portal ACL reconstruction techniques, the clinical significance of these differences is still unclear and it is certainly possible that they may not translate into improved patient satisfaction or better functional outcomes. In spite of that, restoring anatomy is a basic principle in orthopaedic surgery and recent studies have shown that more anatomically placed bone tunnels provide better kinematics and better outcome in terms of stability and secondary degenerative changes. Quoting Jon Karlsson in the editorial of the ESSKA journal: "We need to leave transtibial femoral drilling, because we will be a long way away from anatomical restoration of the footprints using this technique. I would go so far as to claim that this technique is outdated".[31]

3.2 *Anatomic single bundle versus anatomic double-bundle*

While the single-bundle anatomic ACL reconstruction aims to place the graft in the centre of the ACL insertion sites, the goal of double bundle ACL reconstruction is to reconstruct both the AM and the PL ACL bundles as anatomically as possible; therefore, two tibial tunnels and two femoral tunnels are created in the centre of both the AM and PL footprints, in the tibia and the femoral notch (see figure 2).

Laboratory studies have shown the superiority of the double-bundle ACL reconstruction in restoring knee kinematics, for both translation and rotation, compared to single bundle reconstruction.[16,32-34] Radford and Amis[33] showed that double-bundle reconstruction controlled anterior laxity better than single bundle across the range of knee flexion.However, in most of those studies, the transtibial technique with single bundle reconstruction was used in comparison to the double-bundle technique. The transtibial single bundle reconstruction is non-anatomic, because the tibial tunnel is placed near the PL bundle insertion in the tibia and the femoral tunnel is placed in the AM bundle footprint in the femur.[29]

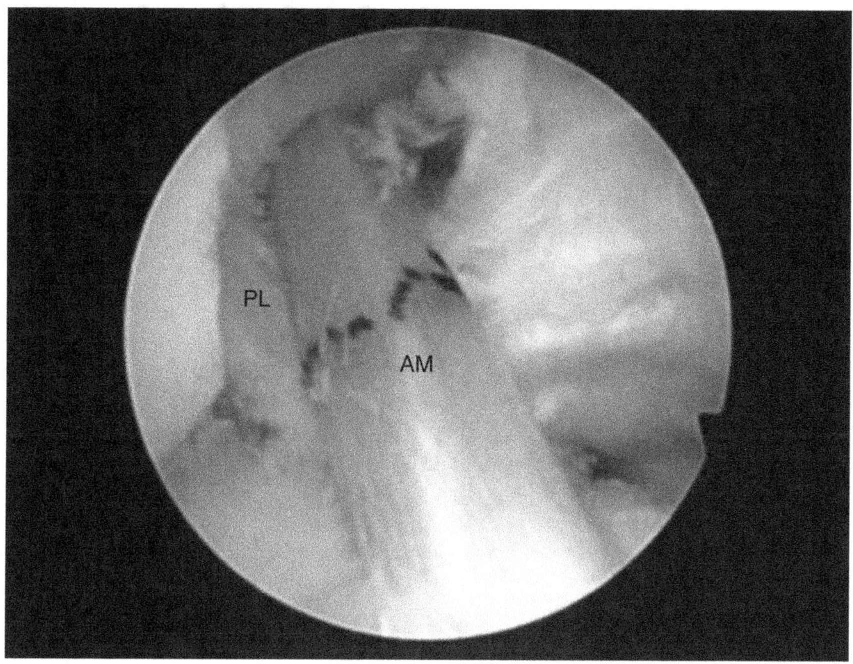

Figure 2. Arthroscopic view of the anatomic double-bundle ACL reconstruction of the right knee, with its two bundles: the AM bundle and the PL bundle.

Kato *et al.*[35] compared different tunnel positions for single-bundle ACL reconstruction, in order to determine the position of the tunnels that best restores intact knee kinematics. In their study, it was shown that ACL reconstruction with the tibial and femoral tunnels placed in the centre of the ACL tibial and femoral footprints (midway between the AM and PL bundles insertion sites) was well balanced for antero-posterior and rotational stability. This mid-mid ACL reconstruction provided the best stability among the different single-bundle ACL reconstructions they tested and more closely restored normal knee kinematics.

In another study, Kondo *et al.*[36] found that double-bundle reconstruction was better than non-anatomic single bundle, but there was no difference when double-bundle was compared to the mid-mid anatomical single bundle. They concluded that double-bundle reconstruction might not offer a significant advantage over single bundle anatomic reconstruction. Ho *et al.*[37] showed similar findings.

Given the biomechanical advantage of performing double-bundle ACL reconstruction over non-anatomic single-bundle reconstruction, it is not surprising that numerous studies have attempted to compare clinical outcomes in double and single-bundle ACL reconstructions.[38-44] Several of these studies revealed improved anterior and ro-

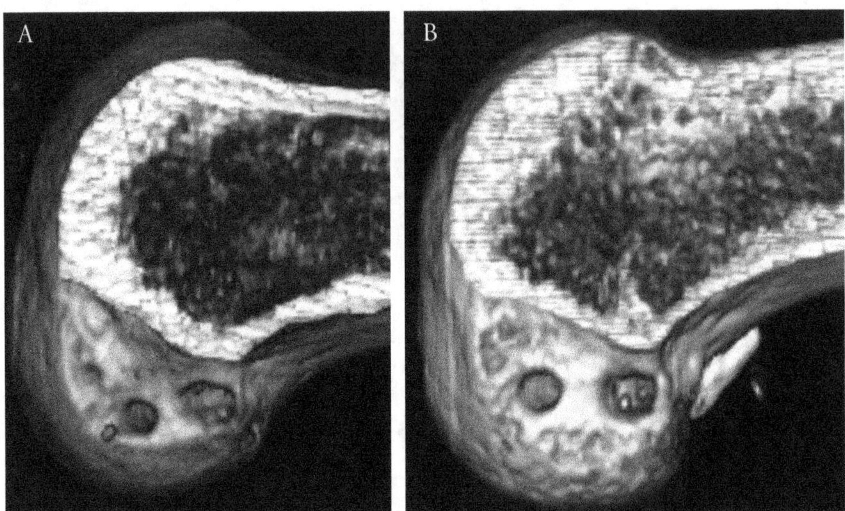

Figure 3. Computed tomography three-dimensional views of the knee. A) Anatomical double-bundle ACL reconstruction with the PL tunnel shallow and low compared to the AM tunnel. B) Non-anatomical double-bundle ACL reconstruction with the PL tunnel very high compared to the AM tunnel.

tational stability with double-bundle reconstruction,[40,42,44] but many others failed to show any significant difference.[39,41,43] Meredick *et al.*[39] performed a meta-analysis and found no difference between single-bundle and double-bundle ACL reconstruction.

Biomechanically, double-bundle reconstruction has been shown to improve knee stability, but so far has not been shown to improve clinical outcomes over anatomic single-bundle reconstruction. Moreover, the double-bundle surgical technique is complex, technically difficult and more time consuming. Even seasoned surgeons may find it difficult to place the tunnels in the right place (see figure 3), leading to non-anatomical double-bundle ACL reconstruction, which may fail to show any clinical superiority to single-bundle reconstruction.[45]

Nevertheless, double-bundle techniques will probably continue to prove useful in select cases, such as substantial rotational instability and in knee joints with larger ACL footprints.

4   Author's preferred technique for ACL reconstruction: anatomic single-bundle, AM portal technique

A three-portal technique is used. The main anterolateral and anteromedial portals are made along the patellar tendon edges at the level of the inferior pole of the patella. The accessory anteromedial (AAM) portal is created under direct visualisation and is located just above the medial meniscus and as medially as possible, but not too far medially, to prevent damage to the medial femoral condyle.

The notch is debrided, making sure that 1-2 mm of ACL fibers are saved at both the tibial and femoral footprints. With the knee at 90° of flexion and with the arthroscope in the anteromedial portal, a chondral pick is introduced through the AAM portal to mark the center of the ACL footprint in the femoral condyle (see figure 4). In chronic cases, we use the bone landmarks instead, since there are no remaining ACL fibers, and the center of the ACL footprint is marked on the lateral bifurcate ridge. When no bone landmarks can be seen, we place the tunnel deep to shallow midway between the cartilage margins.

With the knee flexed at 120°, the guide wire is drilled through the chosen mark in the ACL footprint. A cannulated drill is advanced over the pin until it reaches the lateral femoral cortex and the total length of the femoral tunnel is then measured. An acorn reamer the same size of the graft is drilled to produce a socket 20 mm deep.

To create the tibial tunnel, a director tibial guide is set at 55° and introduced to the joint through the anteromedial portal. The guide wire is drilled to place

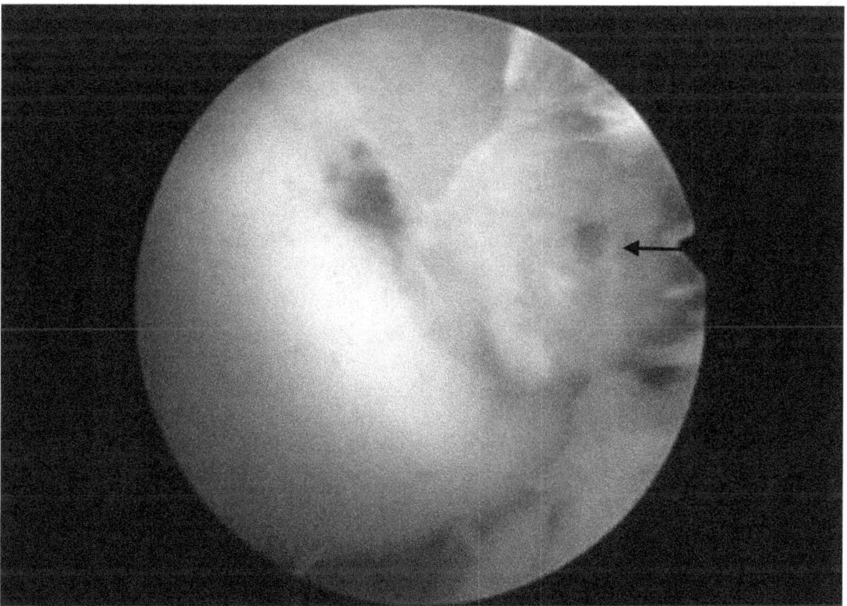

Figure 4. Arthroscopic view from the anteromedial portal with a mark (arrow)
in the centre of the ACL footprint, performed with a chondral pick.

the tip in the centre of the anatomic attachment area of the native ACL. Finally a cannulated drill identical to the graft diameter is advanced up to the joint.

After the graft is placed in the tibial and femoral tunnels, the femoral side is secured with a suspensory device (*Toggleloc*™ with *Ziploop*™ technology, Biomet, USA) and the tibial side is fixed onto the tibia with a bioabsorbable 30 mm length interference screw.

References

1. Siebold R, Ellert T, Metz S, Metz J. Femoral insertions of the anteromedial and posterolateral bundles of the anterior cruciate ligament: morphometry and arthroscopic orientation models for double bundle bone tunnel placement – a cadaver study. Arthroscopy. 2008; 24: 585-92.
2. Zantop T, Wellmann M, Fu FH, Petersen W. Tunnel positioning of anteromedial and posterolateral bundles in anatomic anterior cruciate ligament reconstruction: anatomic and radiographic findings. Am J Sports Med. 2008; 36: 65-72.
3. Ferretti M, Ekdahl M, Shen W, Fu FH. Osseous landmarks of the femoral attachment of the anterior cruciate ligament: an anatomic study. Arthroscopy. 2007; 23: 1218-25.
4. Ziegler CG, Pietrini SD, Westerhaus BD, Anderson CJ, Wijdicks CA, Johansen S, *et al.* Arthroscopically pertinent landmarks for tunnel positioning in single-bundle and double-bundle anterior cruciate ligament reconstructions. Am J Sports Med. 2011; 39: 743-52.
5. Harner CD, Baek GH, Vogrin TM, Carlin GJ, Kashiwaguchi S, Woo SL. Quantitative analysis of human cruciate ligament insertions. Arthroscopy. 1999; 15: 741-9.
6. Odensten M, Gillquist J. Functional anatomy of the anterior cruciate ligament and a rationale for reconstruction. J Bone Joint Surg Am. 1985; 67: 257-62.
7. Petersen W, Zantop T. Anatomy of the anterior cruciate ligament with regard to its two bundles. Clin Orthop Relat Res. 2006; 454: 35-47.
8. Tállay A, Lim MH, Bartlett J. Anatomical study of the human anterior cruciate ligament stump's tibial insertion foot-print. Knee Surg Sports Traumatol Arthrosc. 2008; 16: 741-6.
9. Colombet P, Robinson J, Christel P, Franceschi JP, Djian P, Bellier G, *et al.* Morphology of anterior cruciate ligament attachments for anatomic reconstruction: a cadaveric dissection and radiographic study. Arthroscopy. 2006; 22: 984-92.
10. Amis AA, Dawkins GPC. Functional anatomy of the anterior cruciate ligament: fibre bundle actions related to ligament replacements and injuries. J Bone Joint Surg Br. 1991; 73B: 260-7.
11. Duthon VB, Barea C, Abrassart S, Fasel JH, Fritschy D, Ménétrey J. Anatomy of the anterior cruciate ligament. Knee Surg Sports Traumatol Arthrosc. 2006; 14: 204-13.
12. Woo S, Hollis J, Adams D, Lyon R, Takai S. Tensile properties of the human femur-anterior cruciate ligament-tibia complex. Am J Sports Med. 1991; 19: 217-25.
13. Furia JP, Lintner DM, Saiz P, Kohl HW, Noble P. Isometry measurements in the knee with the anterior cruciate ligament intact, sectioned, and reconstructed. Am J Sports Med. 1997; 25: 346-52.
14. Kurosawa H, Yamakoshi K, Yasuda K, Sasaki T. Simultaneous measurement of changes in length of the cruciate ligaments during knee motion. Clin Orthop Relat Res. 1991; 265: 233-40.
15. Gabriel MT, Wong EK, Woo SL, Yagi M, Debski RE. Distribution of in situ forces in the anterior cruciate ligament in response to rotatory loads. J Orthop Res. 2004; 22: 85-9.

16. Yamamoto Y, Hsu WH, Woo SL, Van Scyoc AH, Takakura Y, Debski RE. Knee stability and graft function after anterior cruciate ligament reconstruction: comparison of a lateral and an anatomical femoral tunnel placement. Am J Sports Med. 2004; 32: 1825-32.

17. Gougoulias N, Khanna A, Griffiths D, Maffulli N. ACL reconstruction: can the transtibial technique achieve optimal tunnel positioning? A radiographic study. Knee. 2008; 15: 486-90.

18. Arnold MP, Kooloos J, Van Kampen A. Single-incision technique misses the anatomical femoral anterior cruciate ligament insertion: a cadaver study. Knee Surg Sports Traumatol Arthrosc. 2001; 9: 194-9.

19. Gavriilidis I, Motsis EK, Pakos EE, Georgoulis AD, Mitsionis G, Xenakis TA. Transtibial versus anteromedial portal of the femoral tunnel in ACL reconstruction: a cadaveric study. Knee. 2008; 15: 364-7.

20. Grontvedt T, Pena F, Engebretsen L. Accuracy of femoral tunnel placement and resulting graft force using one or two incision drill guides. A cadaver study on ten paired knees. Arthroscopy. 1996; 12: 187-92.

21. Aglietti P, Zaccherotti G, Menchetti PP, De Biase P. A comparison of clinical and radiological parameters with two arthroscopic techniques for anterior cruciate ligament reconstruction. Knee Surg Sports Traumatol Arthrosc. 1995; 3: 2-8.

22. Galla M, Uffmann J, Lobenhoffer P. Femoral fixation of hamstring tendon autografts using the TransFix device with additional bone grafting in an anteromedial portal technique. Arch Orthop Trauma Surg. 2004; 124: 281-4.

23. Hantes ME, Dailiana Z, Zachos VC, Varitimidis SE. Anterior cruciate ligament reconstruction using the Bio-TransFix femoral fixation device and anteromedial portal technique. Knee Surg Sports Traumatol Arthrosc. 2006; 14: 497-501.

24. Loh JC, Fukuda Y, Tsuda E, Steadman RJ, Fu FH, Woo SL-Y. Knee stability and graft function following anterior cruciate ligament reconstruction: comparison between

25. Howell SM, Hull ML. Checkpoints for judging tunnel and anterior cruciate ligament graft placement. J Knee Surg. 2009; 22: 161-70.

26. Chhabra A, Diduch DR, Blessey PB, Miller MD. Recreating an acceptable angle of the tibial tunnel in the coronal plane in anterior cruciate ligament reconstruction using external landmarks. Arthroscopy. 2004; 20: 328-30.

27. Golish SR, Baumfeld JA, Schoderbek RJ, Miller MD. The effect of femoral tunnel starting position on tunnel length in anterior cruciate ligament reconstruction: a cadaveric study. Arthroscopy. 2007; 23: 1187-92.

28. Bedi A, Musahl V, Steuber V, Kendoff D, Choi D, Allen AA, *et al.* Transtibial versus anteromedial portal reaming in anterior cruciate ligament reconstruction: an anatomic and biomechanical evaluation of surgical technique. Arthroscopy. 2011; 27: 380-90.

29. Silva A, Sampaio R, Pinto E. ACL reconstruction: comparison between transtibial and anteromedial portal techniques. Knee Surg Sports Traumatol Arthrosc. 2011 Aug 18. [Epub ahead of print]

30. Heming JF, Rand J, Steiner ME. Anatomical limitations of transtibial drilling in anterior cruciate ligament reconstruction. Am J Sports Med. 2007; 35: 1708-15.

31. Karlsson J. The reversal. Knee Surg Sports Traumatol Arthrosc. 2011; 19: 697-8.

32. Mae T, Shino K, Miyama T. Single versus two femoral socket ACL reconstruction technique. Biomechanical analysis using a robotic simulator. Arthroscopy. 2001; 17: 708-16.

33. Radford WJ, Amis A. Biomechanics of a double prosthetic ligament in the ACL deficient knee. J Bone Joint Surg Br. 1990; 72: 1038-42.

34. Yagi M, Wong EK, Kanamori A, Debski RE, Fu FH, Woo SL. Biomechanical analysis of an anatomic anterior cruciate ligament reconstruction. Am J Sports Med. 2002; 30: 660-6.

35. Kato Y, Ingham SJ, Kramer S, Smolinski P, Saito A, Fu FH. Effect of tunnel position for anatomic single-bundle ACL reconstruction

on knee biomechanics in a porcine model. Knee Surg Sports Traumatol Arthrosc. 2010; 18: 2-10.

36. Kondo E, Yasuda K, Azuma H, Tanabe Y, Yagi T. Prospective clinical comparisons of anatomic double bundle versus single bundle anterior cruciate ligament reconstruction procedures in 328 consecutive procedures. Am J Sports Med. 2008; 36: 1675-87.

37. Ho JY, Gardiner A, Shah V, Steiner ME. Equal kinematics between central anatomic single bundle and double bundle anterior cruciate ligament reconstructions. Arthroscopy. 2009; 25: 464-72.

38. Jarvela T. Double bundle versus single bundle anterior cruciate ligament reconstruction: a prospective, randomized clinical study. Knee Surg Sports Traumatol Arthrosc. 2007; 15: 500-7.

39. Meredick RB, Vance KJ, Appleby D, Lubowitz JH. Outcome of single bundle versus double bundle reconstruction of anterior cruciate ligament reconstruction: a meta-analysis. Am J Sports Med. 2008; 36: 1414-21.

40. Muneta T, Koga H, Mochizuki T. A prospective randomized study of 4 strand semitendinosus anterior cruciate ligament reconstruction comparing single bundle and double bundle techniques. Arthroscopy. 2008; 23: 618-28.

41. Park JK, Sang EK, Sean JK. Comparison of intra-operative stability in ACL reconstruction based on femoral tunnel postions. Orthopaedics. 2010; 33: 94-7.

42. Siebold R, Dehler C, Ellert T. A prospective randomized comparison of double bundle versus single bundle anterior cruciate ligament reconstruction. Arthroscopy. 2008; 24: 137-45.

43. Streich NA, Freidrich K, Gotterbarm T, Schmitt H. Reconstruction of the ACL with a semitendinosus tendon graft: a prospective randomized single blinded comparison of double bundle versus single bundle technique in male athletes. Knee Surg Sports Traumatol Arthrosc. 2008; 16: 232-8.

44. Yasuda K, Kondo E, Ichiyama H, Tanabe Y, Tohyama H. Clinical evaluation of anatomic double bundle anterior cruciate ligament reconstruction procedure using hamstring tendon grafts: comparisons among 3 different procedures. Arthroscopy. 2006; 22: 240-51.

45. Zantop T, Diermann N, Schumacher T, Schanz S, Fu FH, Petersen W. Anatomical and nonanatomical double-bundle anterior cruciate ligament reconstruction: importance of femoral tunnel location on knee kinematics. Am J Sports Med. 2008; 36: 678-85.

Chapter 5

Anterior cruciate ligament repair in children and adolescents

D. HOLSTEN,[1] K.-H. FROSCH[2]

[1] Clinic of Sports Orthopaedics/
Trauma Surgery /Arthroscopic Surgery
Katholisches Klinikum Brüderhaus
Koblenz
Germany

[2] Department of Trauma
and Reconstructive Surgery
Asklepios Clinic St. Georg
Hamburg
Germany

Correspondence
Dr. Dirk Holsten
d.holsten@kk-koblenz.de

Dr. Karl-Heinz Frosch
k.frosch@asklepios.com

Synopsis

Conservative treatment of anterior cruciate ligament (ACL) tears in patients with open growth plates has been the favoured treatment over the past few decades. However, many authors show a high incidence of accompanying primary meniscus tears, post-traumatic instability that leads to secondary meniscus injuries and consecutive degenerative changes with poor outcomes. Nevertheless the operative treatment being discussed is controversial due to the possibility of disturbing the growth plates and causing complications like leg deformity and leg length discrepancy. Recent literature shows fairly good clinical results with relatively few complications for ACL reconstruction in open growth plates. Increasing numbers of ACL injuries have also been observed over the last years due to high impact and contact sports. Different surgical techniques have been established in clinical practice, including physeal sparing, extra-anatomical reconstruction methods as well as techniques using transepiphyseal graft fixation that seems to give the best outcome in combination with peripheral fixation. With respect to the specific anatomy, the bone tunnels should be drilled steep and centrally through the growth plates to avoid disturbances. These results lead to a change in the management of ACL tears towards early stabilisation and thus help to prevent secondary damage to the knee. This article shows a current overview of the management of ACL tears in children and adolescents.

Introduction

The operative treatment of anterior cruciate ligament (ACL) tears in children and adolescents is still being discussed and is controversial due to the fact that any surgical technique might lead to the early fusion of growth plates followed by a deformity of the leg axis as well as growth disturbance in the leg length.[1]

Ruptures of the ACL in children and adolescents are frequent injuries with an incidence of 3-4% of all ACL injuries[2-4] in 1/100,000 inhabitants.[5] We are able to differentiate between bony avulsions of the tibial tuberosity and strict intraligamentous ruptures. Bony avulsions can mostly be seen in patients of pre-puberty age while strict intraligamentous ruptures are mostly seen during puberty.[6]

Currently, the incidence of ACL injuries in patients with open growth plates seems to be on the rise due to an increase in high risk and contact sports at that age and the improvement in diagnostics such as MRI scans and a higher awareness of the injury.[7-13]

Conservative treatment of ACL injuries in this patient group has been favoured commonly over the last few decades. Frequently, the posttraumatic instability leads to secondary injuries and poor unacceptable results with a high rate of meniscus tears and subsequent degenerative changes.[14-16] The fact that patients in this age group are very active and present a higher rate of non-compliant behaviour after conservative treatment should be considered. But not only secondary meniscus injuries occur during ACL rupture, primary meniscus tears are reported with an incidence of 39-100%.[2,17]

For this reason, surgical treatment of ACL injuries in patients with open growth plates is advocated in most patients.

1 Growth rate and maturation of the knee joint

When performing an ACL reconstruction, three growth plates around the knee are directly involved. They are the distal femur, the proximal tibia and the ventral/

distal apophysis of the anterior tibial tuberosity. Together they form the growth plates with the highest growth potential in the human body. Approximately 2/3 of the lower extremities potential length growth is due to these growth plates (roughly 34 cm in females and 38 cm in males). Sixty percent of the expansion of leg length is performed by the femoral and 40% by the tibial growth plate. Between the ages of 10 and 16, the growth potential of the knee joint in females totals 7.3 cm, while it totals up to 12.3 cm in males. Fusion of the growth plate is to be expected in females between the ages of 14 and 15. Fusion in males is to be expected around two years later. This intending not the chronological age but rather the interindividually comparable skeletal age as reported in 2004.[5] As Gicquel *et al.*[18] and Wilmes *et al.*[19] pointed out in their publications that the following facts should be considered:

- Prior to puberty, the growth rate of knee-related growth plates is about 2 cm/year. At the beginning of the puberty, overall growth is less involved in the lower extremity than in the upper body. A slight inclination in growth rate is noted during the skeletal age of 11 in girls and 13 in boys only to decline rapidly again during the age of 13 in girls and 15 in boys and finally coming to an end one year later in both genders. During this rather slow extension phase, the growth plate is at its highest risk of early fusion due to an insufficient distraction force less able to withstand building bony bridges.

- The regular fusion of growth plates starts centrally and extends centrifugally. This fact comes into focus when drilling a transphyseal bone tunnel in the femur as it is located eccentrically at the posterolateral area of the growth plate where the closure rate is longer than in the area of the more centrally positioned tibial bone tunnel.

- The apophysis of the tibial tuberosity is the last one to close between the age of 16 and 18,[20] and should be equally protected while preparing either a bone tunnel or harvesting tendons.

2 Preoperative diagnostics

Comparing adolescent to adult knees, we find a higher laxity in the younger knee. Between the ages of 10 and 12, an anterior laxity of 4 mm can be considered normal.[21] During further maturation the laxity decreases in parallel to the closure rate of the growth plates. Thus, it is of utmost importance to compare the injured knee with the normal opposite knee so as not to overestimate the physiological laxity. Even then, it may still be difficult to evaluate anterior knee stability because the higher laxity can lead to a false positive pivot-shift test. Moksnes *et al.*[22] describe pathologic pivot-shift tests grade C and D in 85 % of healthy adolescent knee joints in their study. Furthermore, we recommend standard X-rays, standing AP and lateral views as well as a sunrise patella view. In the case of a bony avulsion, a 45° flexion AP view may be performed to better evaluate displacement of the bony fragments. Unlike other authors,[19] we do not recommend additional long-standing AP views and X-rays of the hand/wrist to evaluate the exact skeletal age in order to predict any higher risk of growth disturbances. The true skeletal age does not seem to make any difference in outcome and complications as will be explained in detail later on in our published meta-analysis.[23] In addition, a preoperative MRI is requested

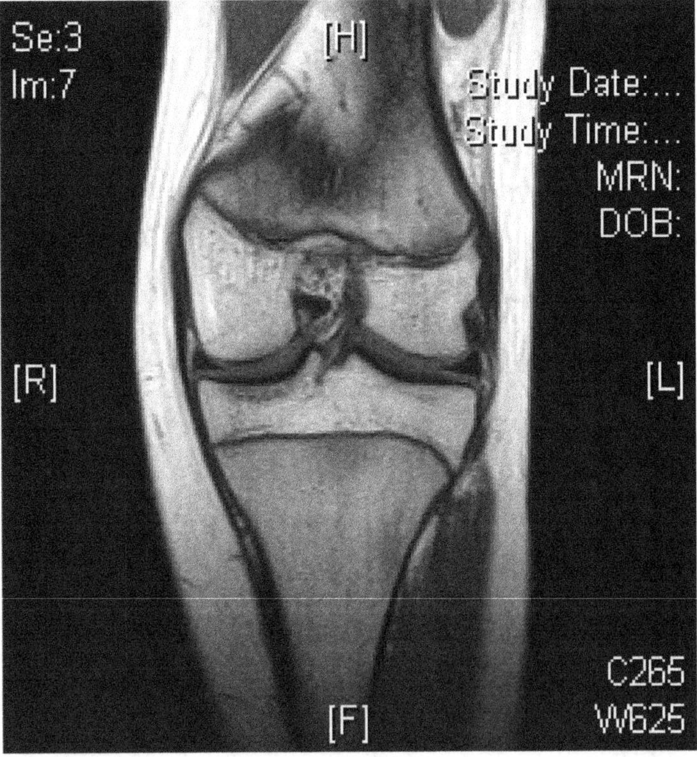

Figure 1. Coronal plane MRI view of an skeletically immature patient with an ACL tear.

in order to maximise diagnosing any potential secondary injuries, especially meniscus tears and if this were the case, to better evaluate any bony avulsion. It should be mentioned though that the additional MRI scan shows a lower sensitivity (62 %) with a specificity of 90 % in children aged 12 and younger. Between the ages of 12 and 16, sensitivity and specificity improve to 78 and 96 % (see figures 1 and 2).[24]

3 Effects of transphyseal drilling

Animal studies show growth disturbances in the tibia only if the transphyseal drilling diameter exceeds more than 20 % of the growth plate related to the medio-lateral distance.[19,25] In children aged 10, less than 5 % of the tibial physis is damaged if the diameter of the tibial drill tunnel does not exceed 6-8 mm. Soft tissue filling of the drill tunnel, i.e. with hamstring tendons,

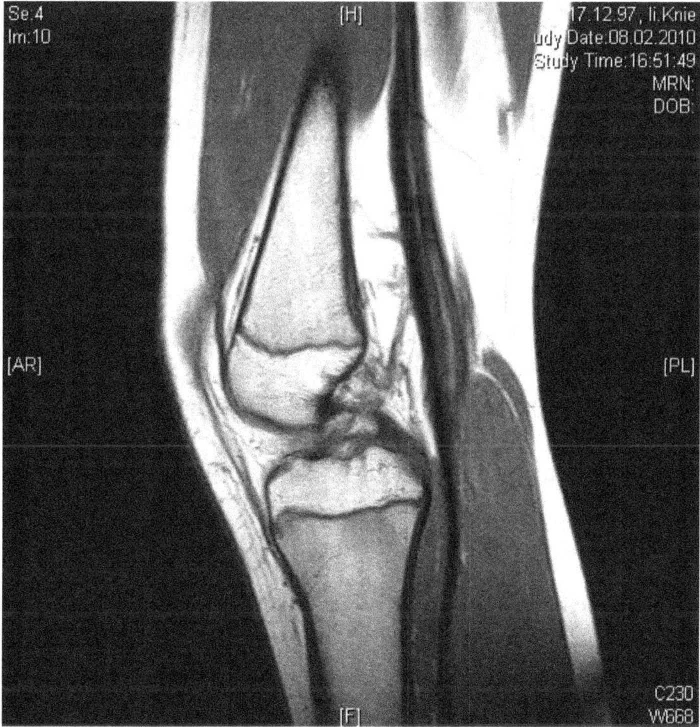

Figure 2. Sagittal image of the same patient shown in figure 1.
Note the discontinuity of the ACL fibres.

seems to prohibit bony bridging.[25,26] Compared to the rather centrally located tibial drill tunnel, the femoral tunnel is placed peripherally at the posterolateral aspect of the physis. In this area, an asymmetric lower eccentric distraction force can be expected that leads to a higher risk of axis deviation. Anatomically the femoral drill tunnel can damage the groove of Ranvier by crossing the physis too far posterolaterally.[19,25] Thereby, a valgus deformity can be induced.

4   Surgical techniques

Multiple surgical techniques have been established in clinical practice. They can be categorised as physeal sparing-, extra-anatomical reconstruction methods as well as transphyseal drilling techniques comparable to those used in adults. Using a transphyseal technique, we can further differentiate between aperture- (joint near) or extracortical fixation. Non-anatomical physeal sparing and over-the-top techniques are contradictory to the trend of recent years towards anatomical tunnel placement restoring the biomechanical properties of the joint as close as possible.

Our preferred technique is performed similarly to a single bundle ACL-reconstruction in adults using quadruple hamstring tendons (semitendinosus + gracilis tendon). By using both tendons, the diameter of the quadruple graft rarely exceeds 7.0 mm. As has been shown earlier in this chapter, the smaller the diameter of transphyseal drilling, the less likely growth disturbances can be expected. We recommend placing the tibial drill tunnel almost vertically in order to minimise damage to the physis (see figures 3 to 5). Placing the femoral tunnel using a 5 mm offset guide to maintain a safety distance to the Ranvier groove and perichondral structures is suggested. In addition, heat development can be reduced by choosing a lower rpm-rate of the drill motor, continuous flushing and cooling of the joint by high water flow should be granted. Once pulled into the bone tunnels, the graft is secured by an extracortical technique using a flip-anchor for femoral fixation (*Endobutton-CL®*, Smith&Nephew) and a disc for the tibial fixation (*Suture-disc®*, Aesculap) (see figure 6A, B and C).

During growth, using hamstring tendons, the graft is stretched because of its visco-elastic behaviour while it seems to adapt to this fact because of its stress-relaxation characteristics.[27]

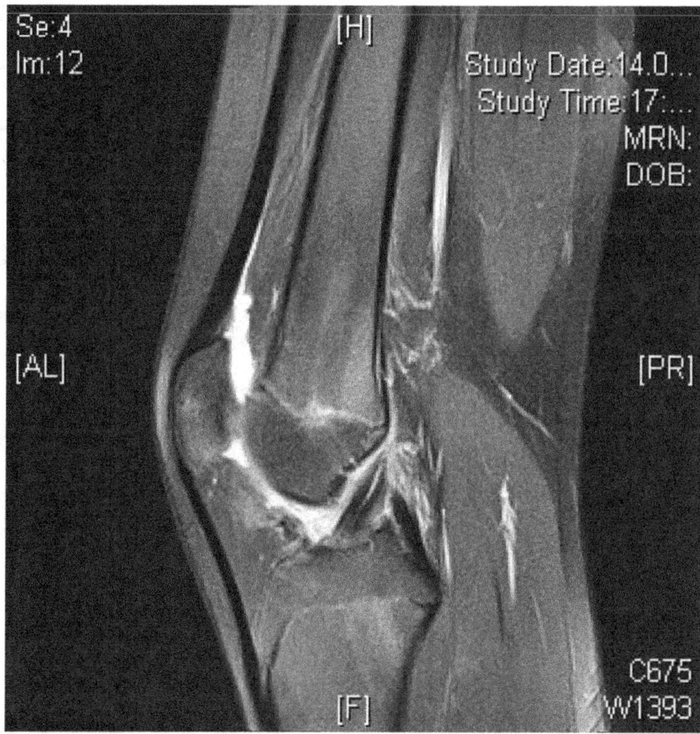

Figure 3. Sagittal plane MRI of the same patient at the six month follow-up. Note the graft position with respect to the notch roof (Blumensat's line).

5   Rehabilitation

We recommend wearing a brace for six weeks after surgery with a 0-0-90° range of motion, partial weight bearing for three weeks and free range of motion in weeks four to six in solitary ACL-reconstructions. If meniscus repair is performed simultaneously, the brace should be worn for six weeks in locked extension starting with full weight bearing after week six. Return to sports is advised six months after surgery.

6   Results and meta-analysis of outcomes and risks in treatment of ACL ruptures in children and adolescents

The authors conducted a meta-analysis in order to evaluate clinical outcomes and complications like growth disturbances and graft failures associated with the different surgical techniques for ACL reconstruction in patients with open growth plates.[23]

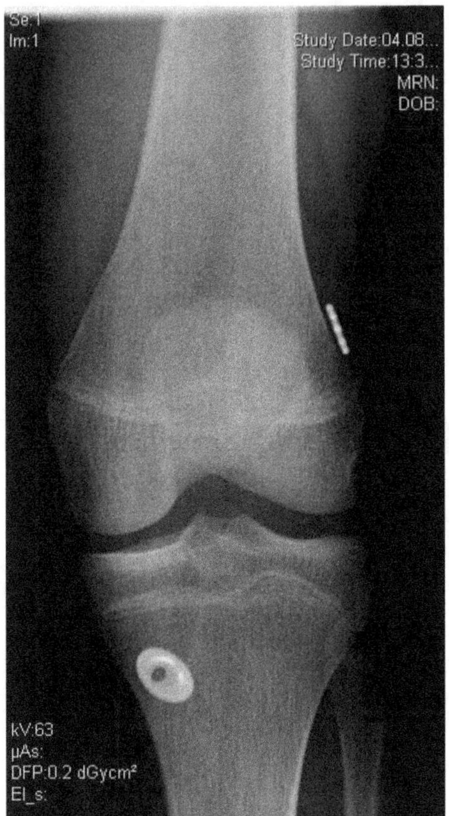
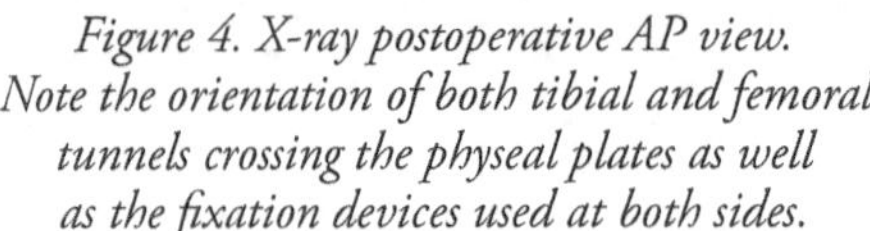
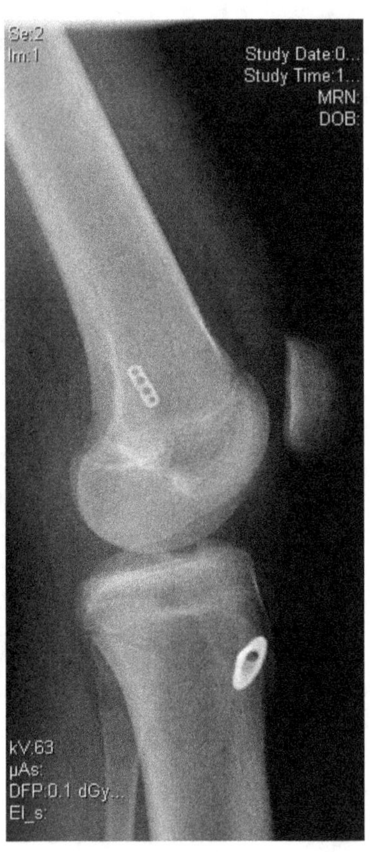

Figure 4. X-ray postoperative AP view. Note the orientation of both tibial and femoral tunnels crossing the physeal plates as well as the fixation devices used at both sides.

Figure 5. X-ray postoperative sagittal view of the same patient shown in figure 5.

Electronically Medline, the Cochrane Controlled Trial Database, Embase, and Medpilot were searched for studies on surgical treatment for intraligamentous ACL ruptures in skeletally immature patients published between January 1980 and March 2009. Unweighted overall effect sizes (risks and means of functional scores) were estimated using crude nominators and denominators and random-effects meta-regression analysis was used for weighted data synthesis.

Within the framework of the meta-analysis the following key questions were addressed:

• Given the current best evidence, how likely are complications and good functional results after surgical treatment of ACL ruptures in immature patients?

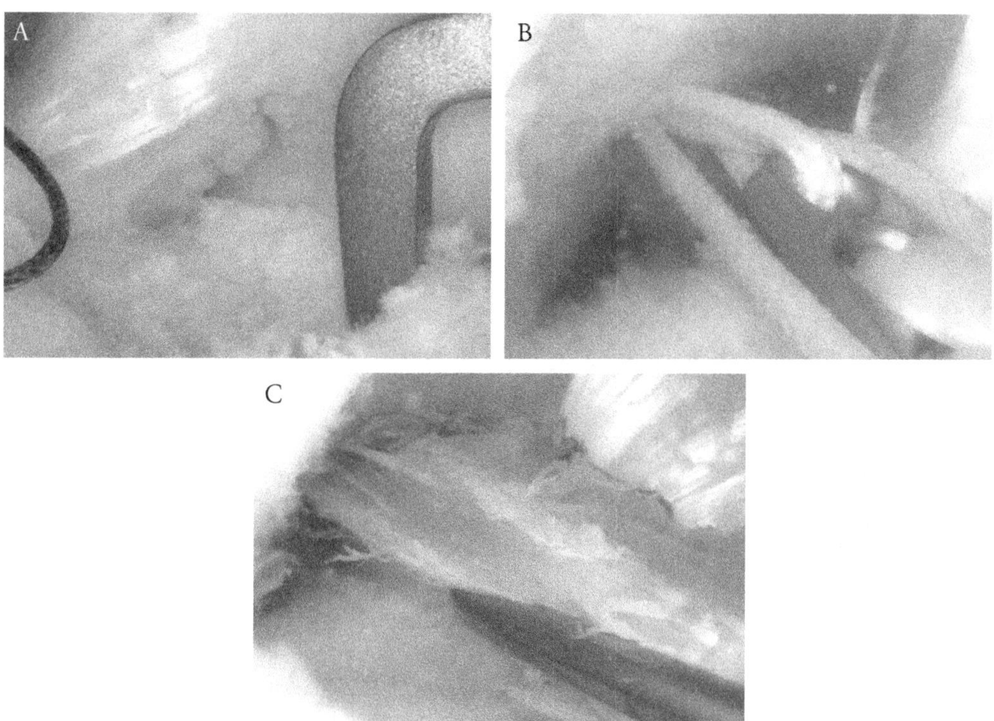

Figure 6. ACL transtibial reconstruction arthroscopic views sequence in a right knee. Views from the anterolateral portal. A) Positioning the tibial guide in the anatomical ACL footprint. B) Pulling the Endobutton® (Smith & Nephew, Andover, USA) fixation device from the femoral side. C) Final aspect of the hamstring graft.

- Does suturing the ruptured ACL offer successful outcomes or do these injuries require ligament replacement?

- If ligament replacement is necessary, which type of graft, drilling technique (physeal sparing versus transphyseal), and anchoring method (next to the joint line or more remote) is associated with the lowest complication rates and best clinical results?

- Do variables like the age of the patient at the time of surgery, publication year, or time interval from operation to follow-up influence the results?

A total of 55 articles reporting on 935 patients (median age, 13 years; range from 1.5 to 16 years) were suitable for the study. After a median follow-up of

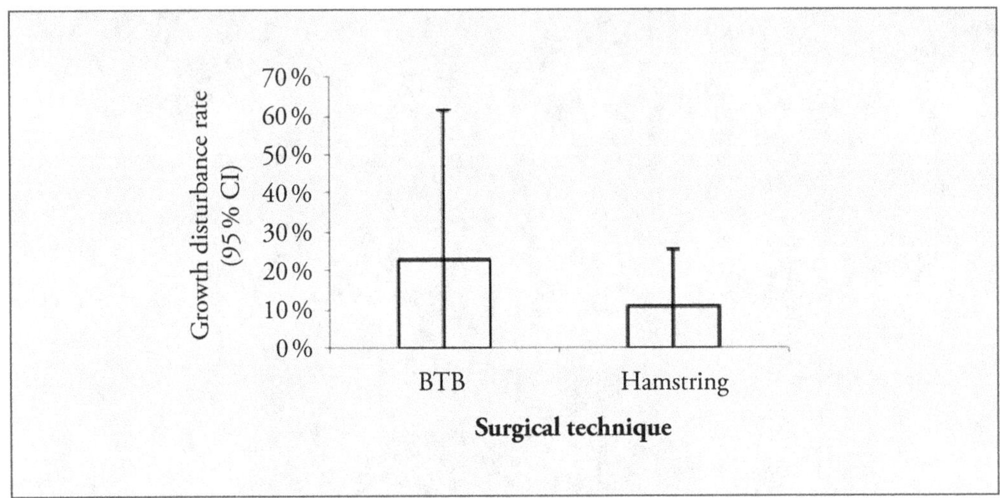

Table 1. Growth disturbance rate reported according to the type of graft used to substitute the ACL.

40 months (range, 14 to 89 months), the weighted rate of leg-length differences or axis deviations was 1.8 % (95 % confidence interval [CI]: 0 % to 3.9 %) and that of reruptures was 4.8 % (95 % CI: 2.9 % to 6.7 %). Excellent or good function (International Knee Documentation Committee [IKDC] grade A or B) was achieved in 84.2 % (95 % CI: 75.8 % to 92.6 %) of all knees, and Lysholm scores averaged 96.3 (95 % CI: 95.5 % to 97.2 %). Transphyseal reconstruction was associated with a significantly lower risk of leg-length differences or axis deviations compared with physeal-sparing techniques (1.9 % *vs* 5.8 %; RR: 0.34; 95 % CI: 0.14 % to 0.81 %) but had a higher risk of rerupture (4.2 % *vs* 1.4 %; RR: 2.91; 95 % CI: 0.70 % to 12.12 %). Fixation far from the joint line fared better than close fixation with regard to this endpoint (1.4 % *vs* 3.2 %; RR: 0.42; 95 % CI: 0.09 % to 1.93 %). Bone–patellar tendon–bone grafts, which are also less likely to fail, were associated with higher risks of leg-length differences or axis deviations than were hamstrings (3.6 % *vs* 2.0 %; RR: 1.82; 95 % CI: 0.66 % to 5.03 %), (see table 1). Meta-regression did not show a significant impact of the publication year on event rates.

7   Overall outcomes

On the basis of reported event rates, the crude risk of the occurrence of a leg-length difference or axis deviation after surgical treatment of ACL ruptures in immature patients was estimated at 19 of 906 (2.1 %; 95 % CI: 1.3 % to 3.3 %). The weighted meta-regression estimate was 1.8 % (95 % CI: 0 % to 3.9 %).

Reruptures occurred in 34 of 906 knees (3.8 %; 95 % CI: 2.6 % to 5.2 %). The weighted estimate was 4.8 % (95 % CI: 2.9 % to 6.7 %).

The likelihood of normal or near-normal knee function (as indicated by IKDC A and B grades) was 186/224, with almost identical prediction from meta-regression analysis. Finally, weighted Lysholm scores from 389 patients averaged 96.3, indicating excellent functional outcomes after surgical treatment.

8 Stratified analysis

8.1 Ligament suture versus ligament reconstruction

In all reported cases, ACL suturing did not result in any growth disturbance, compared to 15/603 knees reconstructed with autologous grafts. Reruptures occurred in 2/63 suture repairs and 24/619 graft reconstructions.

The chance of achieving IKDC grade A/B outcomes with ACL reconstruction was 79.4 %. The mean Lysholm Score for ACL reconstructions was 96.3. Only two studies enrolling 11 patients assessed functional outcomes after suturing, making the pooling of results meaningless.

8.2 Physeal sparing techniques versus transphyseal drill channels

The overall rate of postoperative leg-length differences or axis deviations with physeal sparing techniques was 5.8 %, and with transphyseal techniques the rate was 1.9 %. Weighted estimates suggested a much larger benefit from transphyseal techniques with regard to growth disturbance (see table 2). Reruptures were observed after 2/139 transphyseal and 25/566 physeal-sparing repairs.

No differences were observed in mean Lysholm scores between physeal-sparing and transphyseal drilling.

127/153 patients regained normal or near-normal knee function after physeal-sparing repair. Again, the number of studies and patients in the transphyseal group prohibited pooled analyses for this endpoint.

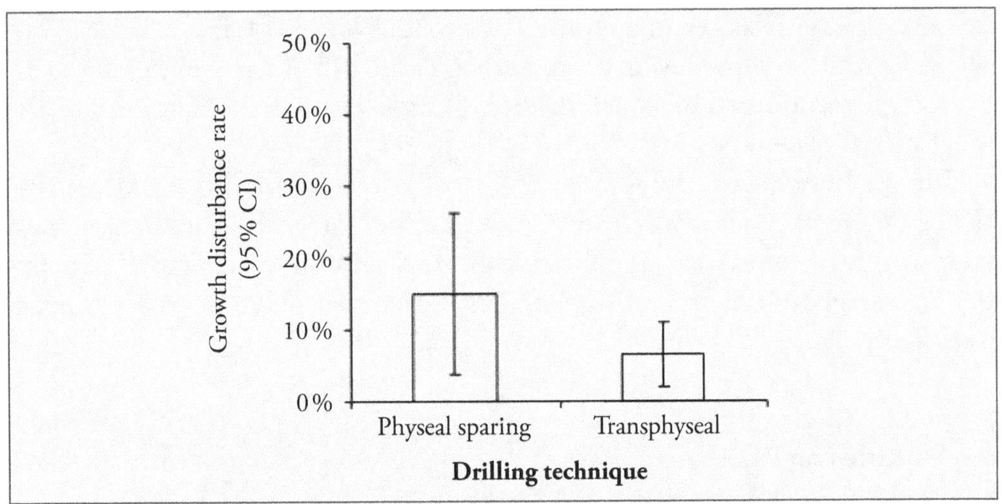

*Table 2. Growth disturbance rate reported using physeal sparing
and transphyseal ACL reconstruction techniques.*

8.3   Bone-patellar tendon-bone versus hamstrings

BTB grafts were associated with a higher risk of postoperative leg-length differences or axis deviations compared to hamstring tendons. Crude risks were 6/150 and 9/453 (see table 1). Reruptures occurred after 4/166 BTB and 20/453 hamstring replacements. Normal and near-normal IKDC ratings were observed in 46/54 BTB patients and 54/67 patients who underwent hamstring reconstruction. The corresponding weighted estimates were 74.2 % and 76.4 %.

8.4   Transplant fixation close to the joint line versus fixation far from the joint line

The crude rate of postoperative leg-length differences or axis deviations when using a transplant fixation close to the joint line was 3.2 % and 1.4 % when using a fixation far from the joint line. Rates of rerupture were similar with both fixation options.

8.5   Further adjustments

The year of publication did not influence any of the endpoints of interest. Also, there was no remarkable impact from patient age on complication rates or functional outcomes. Of note, longer follow-up intervals allowed for detecting growth disturbances.

The meta-analysis showed generally low rates of growth disturbance and graft failures after ACL reconstruction in skeletally immature patients. Hamstring transplants may lower the risk while physeal sparing techniques may increase the risk of developing growth disturbances. Randomized controlled trials are urgently needed to clarify important issues in managing ACL ruptures in children and adolescents.

9 Conclusion

Altogether, surgical treatment of ACL ruptures in children and adolescents is associated with low rates of growth disturbance and reruptures and promising functional outcomes.

Surprisingly, physeal-sparing techniques were associated with a higher risk of postoperative leg-length differences or axis deviations than surgical approaches violating the growth plate.

Some authors recommended perforating the growth plates as steeply as possible to prevent growth disturbances by reducing the crossing area.[28] This would mean placing the femoral drill tunnel transtibially and not through the anteromedial portal. Based on limited data given by the current literature, it was not possible to address that issue in a meta-analysis. There are only a few studies that describe positioning the femoral channel through the anteromedial portal.[16,29-32] In these studies, no growth disturbances are reported. However, when drilling the femoral channel from the antero-medial portal with a knee flexed to 120°, the direction of the epiphyseal growth plate is almost parallel to the direction of the drill.

In addition to the higher risk of developing growth disturbances in general, genu recurvatum is only observed in the growth-plate-sparing techniques.[33,34] Several possible causes of a genu recurvatum have been discussed. On the one hand and due to the position of the tibial drill channel, the apophysis of the proximal tibia or the ventral region of the proximal growth plate of the tibia might be damaged. That might induce early ossification of the anterior part of the growth plate.[33-34] It should be kept in mind that tangential drilling near the growth plate (as is performed often in physeal sparing techniques) could cause heat damage to the physis and possibly premature closure.[22] Another possibility for the development of a genu recurvatum, particularly with the physeal-saving techniques, is that growth of the plate on the ventral side might be blocked by the transplant that is coming out of the joint and is distally fixed to the tibial growth plate.

Whether differences in leg length may be avoided through an optimised surgical technique for anterior cruciate ligament reconstruction in the skeletally immature patient is still not clear. Animal experiments have demonstrated that a suitable operative procedure may prevent growth disturbances generally and, in particular, differences in leg length.[34] A reaction of the physeal plate is detectable in the region of the drill channel, so that even without an ensuing growth disturbance of the growth plate, a histological stimulation of the growth plate followed by activation of growth in length is, in certain cases, probably difficult to avoid. McIntosh *et al.*[35] determined a mean lengthening of the operated leg of 6.2 mm, and 15 of the 16 patients examined had postoperative differences in their leg lengths, determined by exact leg length measurements pre- and postoperatively.

Shortening of the leg could be caused by staples that block the tibial and femoral growth plates.[2] A shortening of the leg was also observed in congenital anisomelia with an accompanying cruciate ligament insufficiency.[36] Another case of growth disturbance was described following a contralateral femoral fracture.[37] Unfortunately, the problem with leg length measurements in many studies is that, preoperatively, the leg length was not measured accurately.[29,38]

Genu valgum can be caused by implant material that is used to peripherally perforate the femoral growth plate at the posterolateral edge.[39] From animal studies, it is known that peripheral transphyseal drill channels can be accompanied by damage to the groove of Ranvier, which can lead to a premature closing of the growth plate at the lateral femur and thus to a genu valgum.[33] Therefore, it must be kept in mind that for the femoral placement of the drill channel in a dorsal position, a sufficiently wide bony bridge to the posterolateral femoral edge must remain. Furthermore, it is important to ensure that the soft tissue of the transplant rests in the drill channel at the level of the growth plate, since a growth disturbance with premature growth plate closure can also be caused by an empty drill channel.

In most of the studies, care was taken to position the bone blocks so as not to directly cross growth plates. Nevertheless, the relative risk of inducing a growth disturbance was reduced by 50 % when using a hamstring transplant compared to the BTB patellar tendon.

In conclusion, evidence from observational studies suggests low complication rates and good functional outcomes after surgical treatment for ACL ruptures in immature patients. BTB grafts are associated with higher rates of growth disturbance than hamstring tendons and physeal-sparing drilling may offer no advantage compared to transphyseal tunnelling. Given the frequency of ACL tears in young athletes, randomised controlled trials are needed to determine the optimal surgical technique.

References

1. Wester W, Canale ST, Dutkowsky JP, *et al.* Prediction of angular deformity and leg length discrepancy after ACL reconstruction in skeletally immature patients. J Pediatr Orthop. 1994; 14: 516-21.
2. Lipscomb AB, Anderson AF. Tears of the anterior cruciate ligament in adolescents. J Bone Joint Surg Am. 1986; 68: 19-28.
3. Andrish JT. Anterior cruciate ligament injuries in the skeletally immature patient. Am J Orthop. 2001; 30: 103-10.
4. Clanton TO, DeLee JC, Sanders B, *et al.* Knee ligament injuries in children. J Bone Joint Surg Am. 1997; 61: 1195-201.
5. Seil R, Robert H. Les ruptures completes du ligament croisé anterieur chez l'enfant. Rev Chir Orthop. 2004; 90 (Suppl 8): 3511-20.
6. Vaquero J, Vidal C, Cubillo A. Intra-articular traumatic disorders of the knee in children and adolescents. Clin Orthop Relat Res. 2005; 432: 97-106.
7. Meyers MC, Laurent CM Jr, Higgins RW, *et al.* Downhill ski injuries in children and adolescents. Sports Med. 2007; 37: 485-99.
8. Leininger RE, Knox CL, Comstock RD. Epidemiology of 1.6 million pediatric soccer-related injuries presenting to US emergency departments from 1990 to 2003. Am J Sports Med. 2007; 35: 288-93.
9. Majewski M, Susanne H, Klaus S. Epidemiology of athletic knee injuries: a 10-year study. Knee. 2006; 13: 184-8.
10. Emery CA, Meeuwisse WH, McAllister JR. Survey of sport participation and sport injury in Calgary and area high schools. Clin J Sport Med. 2006; 16: 20-6.
11. Moustaki M, Pitsos N, Dalamaga M, *et al.* Home and leisure activities and childhood knee injuries. Injury. 2005; 36: 644-50.
12. Xiang H, Kelleher K, Shields BJ, *et al.* Skiing- and snowboarding-related injuries treated in U.S. emergency departments, 2002. J Trauma. 2005; 58: 112-8.
13. Bales CP, Guettler JH, Moorman CT, III. Anterior cruciate ligament injuries in children with open physes: evolving strategies of treatment. Am J Sports Med. 2004; 32: 1978-85.
14. Mizuta H, Kubota K, Shiraishi M, *et al.* The conservative treatment of complete tears of the anterior cruciate ligament in skeletally immature patients. J Bone Joint Surg Br. 1995; 77: 890-4.
15. Scavenius M, Bak K, Hansen S, *et al.* Isolated total ruptures of the anterior cruciate ligament - a clinical study with long-term follow-up of 7 years. Scand J Med Sci Sports. 1999; 9: 114-9.
16. Aichroth PM, Patel DV, Zorrilla P. The natural history and treatment of rupture of the anterior cruciate ligament in children and adolescents. A prospective review. J Bone Joint Surg Br. 2002; 84: 38-41.
17. Andrews M, Noyes FR, Barber-Westin SD. Anterior cruciate ligament allograft reconstruction in the skeletally immature athlete. Am J Sports Med. 1994; 22: 48-54.
18. Gicquel P, Giacomelli MC, Karger C, *et al.* Development embryonnaire et croisance normale du genou. Rev Chir Orthop. 2007; 93: 35100-2
19. Wilmes P, Lorbach O, Chotel F, *et al.* Ersatzplastik des vorderen kreuzbandes bei of-

fenen wachstumsfugen. Arthroskopie. 2009; 22: 35-44.

20. Sasaki T, Ishibashi Y, Okamura Y, *et al.* MRI evaluation of growth plate closure rate and pattern in the normal knee joint. J Knee Surg. 2002; 15: 72-6.

21. Baxter MP. Assessment of normal pediatric knee ligament laxity using the genucom. J Pediatr Orthop. 1988; 8: 546-50.

22. Moksnes H, Engebretsen L, Risberg MA. Performance-based functional outcome for children 12 years or younger following anterior cruciate ligament injury: a two to nine-year follow-up study. Knee Surg Sports Traumatol Arthrosc. 2008; 16: 214-23.

23. Frosch KH, Stengel D, Brodhun T, *et al.* Outcomes and risks of operative treatment of rupture of the anterior cruciate ligament in children and adolescents. Arthroscopy. 2010; 26: 1539-50.

24. Kocher MS, DiCanzio J, Zurakowski D, *et al.* Diagnostic performance of clinical examination and selective magnetic resonance imaging in the evaluation of intraarticular knee disorders in children and adolescents. Am J Sports Med. 2001; 29: 292-6.

25. Seil R, Pape D, Kohn D. The risk of growth changes during transphyseal drilling in sheep with open physes. Arthroscopy. 2008; 24: 824-33.

26. Stadelmeier DM, Arnocky SP, Dodds J, *et al.* The effect of drilling and soft tissue grafting across open growth plates. Am J Sports Med. 1995; 23: 431-5.

27. Kopf S, Stärke C, Meller R, *et al.* Graft behaviour in open growth plates. Arthroskopie. 2009; 22: 45-50.

28. Sobau C, Ellermann A. [Anterior cruciate ligament reconstruction with hamstring tendons in the young]. Unfallchirurg. 2004; 107: 676-9.

29. Anderson AF. Transepiphyseal replacement of the anterior cruciate ligament in skeletally immature patients. A preliminary report. J Bone Joint Surg Am. 2003; 85: 1255-63.

30. Hoffmann F, Friebel H, Schiller M, *et al.* Versorgung der vorderen Kreuzbandruptur bei offenen Wachstumsfugen. Arthroskopie. 1998; 11: 28-33.

31. Lukas C, Eberhardt O, Wirth T, *et al.* [Results of ACL reconstruction with a periost-patella tendon-periost graft in growth age]. Z Orthop Unfall. 2007; 145: 706-11.

32. Robert H, Bonnard C. The possibilities of using the patellar tendon in the treatment of anterior cruciate ligament tears in children. Arthroscopy. 1999; 15: 73-6.

33. Seil R, Robert H. VKB-plastik bei offenen wachstumsfugen. Arthroskopie. 2005; 18: 48-52.

34. Meller R, Kendoff D, Hankemeier S, *et al.* Hindlimb growth after a transphyseal reconstruction of the anterior cruciate ligament: a study in skeletally immature sheep with wide-open physes. Am J Sports Med. 2008; 36: 2437-43.

35. McIntosh AL, Dahm DL, Stuart MJ. Anterior cruciate ligament reconstruction in the skeletally immature patient. Arthroscopy. 2006; 22: 1325-30.

36. Micheli LJ, Rask B, Gerberg L. Anterior cruciate ligament reconstruction in patients who are prepubescent. Clin Orthop Relat Res. 1999; (364): 40-7.

37. Nakhostine M, Bollen SR, Cross MJ. Reconstruction of mid-substance anterior cruciate rupture in adolescents with open physes. J Pediatr Orthop. 1995; 15: 286-7.

38. Seon JK, Song EK, Yoon TR, *et al.* Transphyseal reconstruction of the anterior cruciate ligament using hamstring autograft in skeletally immature adolescents. J Korean Med Sci. 2005; 20: 1034-8.

39. Koman JD, Sanders JO. Valgus deformity after reconstruction of the anterior cruciate ligament in a skeletally immature patient. A case report. J Bone Joint Surg Am. 1999; 81: 711-5.

Capítulo 6

Laxitud combinada posterolateral y medial

M. Leyes Vence,[1] M. González Salvador,[1] A. Cruz Cámara[2]

[1] Cirugía Ortopédica
Clínica CEMTRO
Madrid

[2] Mutua Montañesa
Santander

Dirección para correspondencia
Dr. Manuel Leyes Vence
leyesm@yahoo.com

Sinopsis

Este capítulo revisa la anatomía funcional, la epidemiología, la clasificación, el mecanismo de lesión, la clínica, el diagnóstico y el tratamiento recomendado de las lesiones combinadas posterolaterales y mediales de la rodilla. El diagnóstico y el tratamiento de este tipo de lesiones puede ser difícil. Se requiere un conocimiento amplio de la anatomía y la biomecánica de estas estructuras para entender el significado de las diferentes maniobras diagnósticas y poder planificar su correcta reparación o reconstrucción. Idealmente las lesiones posterolaterales agudas deben ser tratadas dentro de las tres primeras semanas, mediante reparación o reconstrucción anatómica de las estructuras lesionadas. En las lesiones crónicas posterolaterales es importante valorar la alineación del miembro del paciente, y se recomienda una osteotomía tibial proximal en aquellos con varo de rodilla. En caso de persistir la clínica después de la osteotomía o en los pacientes con correcta alineación del miembro que presentan inestabilidad se recomienda la reconstrucción anatómica del ligamento colateral lateral, el tendón poplíteo y el ligamento popliteoperoneo. Como el tratamiento conservador de las lesiones del ligamento lateral interno tiene un resultado favorable, suele recomendarse en las lesiones de grado III agudas, aisladas, y en las lesiones combinadas con un desgarro del ligamento cruzado anterior. Cuando está lesionado el ligamento oblicuo posterior puede recomendarse el tratamiento quirúrgico, en estos casos una reparación o reconstrucción anatómica. Los resultados obtenidos siguiendo estas indicaciones son esperanzadores, pero se requieren estudios comparativos y a largo plazo.

1 Laxitud posterolateral

Las lesiones de la esquina posterolateral provocan inestabilidad grave, dolor crónico, artrosis secundaria y fracaso de las plastias de ligamentos cruzados. Su tratamiento de elección es quirúrgico.

La incidencia de las lesiones de la esquina posterolateral oscila entre el 5,8 %[1] y el 9 %[2] en las inestabilidades de rodilla. En 1995, Fanelli *et al.*[3] encontraron que el 27 % de los pacientes con hemartros y el 62 % de los que tenían una lesión del ligamento cruzado posterior (LCP) presentaban también una lesión de la esquina posterolateral. Entre un 11 %[2] y un 12 %[3] de las lesiones del ligamento cruzado anterior (LCA) se asocian a lesiones posterolaterales, y un 15 %[4] de los fracasos tras la reconstrucción del LCA se deben a no haber tratado una inestabilidad posterolateral asociada.

Las lesiones posterolaterales combinadas (72 %) son más frecuentes que las aisladas (28 %), y el 15 % se asocian a lesiones del nervio peroneo.[2]

1.1 Anatomía funcional

La esquina posterolateral es una unidad funcional compleja que incluye el tendón poplíteo, el ligamento colateral lateral (LCL), la cápsula posterolateral reforzada por el ligamento arqueado y el ligamento poplíteoperoneo (LPP). La esquina posterolateral resiste la angulación en varo de la tibia, la rotación externa y en menor medida la traslación posterior.

El LCL es el estabilizador primario en varo de la rodilla, aunque también tienen un papel importante el LCA, el LCP, el complejo poplíteo y la cápsula posterolateral. Los ligamentos cruzados son reclutados para resistir el varo en las rodillas con lesión de la esquina posterolateral. Al aplicar fuerzas en varo con rotación interna y externa, las cargas sobre el LCL son máximas a 30° y disminuyen con la flexión de la rodilla, mientras que en el tendón poplíteo aumentan con la flexión.[5]

La esquina posterolateral también desempeña un papel importante en el control rotacional de la rodilla. La sección aislada del LCL, o combinada con la del tendón poplíteo y las estructuras de la esquina posterolateral, aumenta la rotación externa.[6]

El LPP es un estabilizador estático de la rotación externa, y los fascículos poplíteo-meniscales dan estabilidad al cuerno posterior del menisco externo.

En las rodillas con deficiencia del LCA, la esquina posterolateral es un freno secundario a la extensión de la rodilla.[7] La sección aislada de la esquina posterolateral no provoca un aumento en la traslación anterior de la rodilla, salvo en aquellas con un LCA insuficiente, en las cuales aumenta la traslación a 0° y 30°.[7]

La contracción del músculo poplíteo disminuye las fuerzas *in situ* sobre el LCP y la traslación posterior de la tibia en las rodillas con insuficiencia del LCP.

La lesión de la esquina posterolateral aumenta de forma importante la carga sobre la plastia de LCA[8] y la rotación externa tibial (al tensar la plastia de LCA).[9] Carson *et al.*[10] estudiaron 19 pacientes con laxitud residual tras una plastia de LCA y 11 presentaban lesiones no tratadas de la esquina posterolateral. En un estudio,[11] la estabilidad y el resultado funcional tras la reconstrucción del LCA se correlacionaban negativamente con el grado de rotación externa de la tibia a 90°.

También las fuerzas *in situ* sobre la plastia de LCP aumentan cuando no se trata la lesión de la esquina posterolateral, y de hecho puede contribuir al fracaso de la plastia.[12]

En las rodillas en varo se produce un estiramiento crónico de la esquina posterolateral, y la apertura en varo de la rodilla a 30° y a 90° aumenta significativamente tras una lesión en la esquina posterolateral. La osteotomía proximal de apertura disminuye la laxitud en varo y la rotación externa, y aumenta la tensión en el ligamento colateral medial superficial, lo cual en un tercio de los pacientes es suficiente para corregir la inestabilidad[13] (véase la figura 1).

1.2 Mecanismo de lesión

El clásico mecanismo de contusión en la región anteromedial de la rodilla representa sólo el 10 % de los casos. Son más frecuentes la torsión (30 %), la hiperextensión sin contacto (21 %) y la hiperextensión con contacto (16 %).[2]

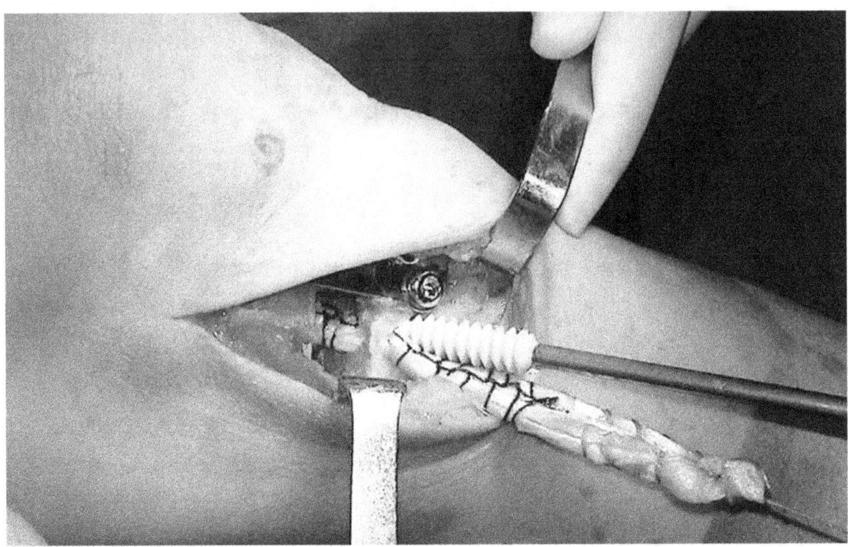

Figura 1. Osteotomía valguizante de apertura tibial y plastia de LCP en paciente con alineación en varo e inestabilidad posterolateral.

1.3   Diagnóstico

Las lesiones de la esquina posterolateral a menudo pasan desapercibidas. En un estudio,[14] el 72 % de los casos no fueron diagnosticados en el momento de la lesión y el retraso medio en el diagnóstico fue de 30 meses.

Es importante distinguir entre las lesiones agudas y las crónicas, y entre las aisladas y las combinadas. La exploración permite valorar las lesiones de la esquina posterolateral mediante pruebas específicas:

- La integridad del LCL se comprueba realizando estrés en varo de la rodilla a 30° de flexión. Si la rodilla se desplaza en rotación externa y *recurvatum* al levantar la pierna tirando del dedo gordo, el paciente tiene una lesión combinada, generalmente del LCA y de la esquina posterolateral. La tibia se subluxa anterior al fémur y da la sensación de aumento del *recurvatum*.[15]

- La prueba del cajón posterolateral con la rodilla a 90° de flexión y el pie en rotación externa de 15° valora la traslación posterior y la rotación posterolateral.

- La prueba de la figura del 4, con la cadera flexionada y el pie sobre la rodilla contralateral, es positiva en las lesiones del fascículo poplíteo meniscal.

- La prueba del marcado *(dial test)* en las rodillas con lesión aislada posterolateral objetiva un aumento de 10° a 15° de la rotación externa a 30° de flexión. Si la rotación externa aumenta a 90° también se han dañado el LCA o el LCP, o ambos.[7] Si se reduce la tibia con un cajón anterior aumenta la habilidad del examinador para detectar una inestabilidad rotatoria de la rodilla.[16] El *dial test* es particularmente útil en las lesiones de tres estructuras posterolaterales o de dos y el LCP.[17] La sección del ligamento colateral medial también provoca un aumento de la rotación externa al realizar el *dial test* a 30° y 90° de flexión.

- El *pivot shift* reverso se realiza con la rodilla flexionada y el pie en rotación externa, y al extender la rodilla se reduce la tibia que está subluxada.[18] Esta prueba es positiva si están dañados el LCL, el tendón poplíteo y el tercio medio del ligamento capsular lateral.[2] En estudios en cadáver, para aumentar la magnitud del *pivot shift* reverso es necesaria la sección combinada del LCP y de la esquina posterolateral.[19] En cualquier caso, esta prueba tiene una gran variabilidad y es positiva hasta en el 35 % de las rodillas normales.[20] La magnitud de la traslación anterior y posterior de la tibia también nos hace sospechar la existencia de una lesión de la esquina posterolateral. La sección de la esquina posterolateral en las rodillas con un LCA insuficiente aumenta la traslación a 0° y 30°.[7] En las lesiones combinadas del LCP y de la esquina posterolateral, el cajón posterior es superior a 12 mm.

- La descoaptación en varo al caminar se asocia a una alineación en varo del miembro e inestabilidad posterolateral, y los pacientes se adaptan caminando con flexo de rodilla.

- La radiografía simple es útil en casos de fractura-avulsión tibial (fractura de Segond) o fractura de la apófisis estiloides del peroné.

- Las telerradiografías ortostáticas nos permiten medir la alineación de la rodilla y son necesarias en la planificación preoperatoria. Una diferencia mayor de 4 mm en las radiografías de estrés en varo o una apertura en varo de 18 mm indican una rotura completa del LCL. Un cajón posterior mayor de 12 mm indica lesión del LCP y de la esquina posterolateral. Los hallazgos de las radiografías de estrés se correlacionan con los de la resonancia magnética.[21]

- La resonancia magnética es particularmente útil en los casos agudos. Sus limitaciones derivan de la gran variabilidad anatómica y de ser una prueba estática.

- En la artroscopia se identifican lesiones intraarticulares, y una apertura mayor de 1 cm al aplicar una fuerza en varo o la presencia de un signo de *drive-through* o paso fácil del artroscopio en el compartimento externo nos hacen sospechar una inestabilidad posterolateral.[22]

1.4 Tratamiento

Los estudios experimentales[23] y los hallazgos clínicos indican que las lesiones posterolaterales de la rodilla apenas curan, y que el tratamiento conservador obtiene malos resultados. Kannus[24] trató de forma conservadora a 12 pacientes con lesión posterolateral y a los ocho años la mitad presentaban artrosis de rodilla y una importante laxitud residual.

En las lesiones agudas, la intervención debe realizarse en las dos primeras semanas para conseguir una reparación primaria.

Las avulsiones del lado femoral representan el 40 % de las lesiones agudas de la esquina posterolateral[25] y pueden afectar al tendón poplíteo, al LCL o a ambos. El tratamiento consiste en el reanclaje mediante túnel lateral ciego y anudado sobre botón medial.

Las avulsiones de la cápsula lateral de la tibia y las del LPP, cabeza larga o corta del bíceps y LCL de la cabeza del peroné se reinsertan con arpones.

Las roturas intrasustancia del ligamento coronario y la lesión de los fascículos popliteomeniscales se tratan mediante reparación directa.

En caso de fractura-avulsión de la estiloides del peroné se reancla el LPP con cerclaje o anclajes. En las roturas intrasustancia del LCL o del tendón poplíteo debe considerarse el refuerzo con bíceps femoral, cintilla iliotibial, isquiotibiales o reconstrucción anatómica.

Es importante una reparación estable para iniciar la movilización precoz. Tras realizar una plastia de LCA y suturar la esquina posterolateral mantenemos a los pacientes en descarga durante seis semanas, permitiendo una amplitud de movimiento en un arco seguro con el fin de conseguir una movilidad de 0° a 120° a las seis semanas.

En el postoperatorio les permitimos realizar elevaciones con la rodilla inmovilizada en extensión en una férula. La bicicleta se inicia a las siete semanas. A partir de las 10 a 12 semanas, la rehabilitación es igual que la del LCA aislado.

Se han obtenido excelentes resultados cuando la reparación primaria de la esquina posterolateral se ha realizado en las primeras seis semanas.[26]

En las lesiones crónicas, la reparación primaria no es eficaz y la mayoría de las técnicas se centran en la reconstrucción del tendón poplíteo, el LPP y el LCL, que permiten controlar mejor el varo y la rotación externa. También es importante corregir la mala alineación en varo o la hiperextensión antes de realizar la reconstrucción de las partes blandas.

En las lesiones multiligamentosas somos partidarios de la reconstrucción en un tiempo de todos los ligamentos lesionados. Nosotros preferimos la reconstrucción anatómica de Oslo-Minneapolis,[27] que obtiene buenos resultados, está comprobada biomecánicamente, no interfiere con la reconstrucción del LCA ni del LCP, y es un procedimiento seguro.

Realizamos un abordaje lateral con la rodilla en 80° de flexión, desde unos 5 cm proximal al epicóndilo lateral hasta el tubérculo de Gerdy, centrando la incisión sobre la mitad de la cintilla iliotibial. Identificamos a continuación la capa superficial de la cintilla iliotibial y realizamos dos incisiones paralelas, anterior y posterior al epicóndilo lateral, en la dirección de las fibras de la cintilla. Alternativamente puede hacerse una osteotomía de la tuberosidad de Gerdy para exponer las estructuras posterolaterales.

Siempre identificamos el nervio ciático poplíteo externo posterior al bíceps femoral y lo disecamos distalmente en un trayecto de unos 8 cm, para evitar dañarlo al realizar el túnel en la cabeza del peroné. A continuación hacemos una incisión horizontal en la bursa del bíceps femoral para localizar el LCL.

Tras exponer subperiósticamente la cabeza del peroné practicamos un túnel de 6 a 7 mm desde la inserción del LCL en la cara lateral del peroné hasta la pendiente posteromedial de la estiloides del peroné en la inserción del LPP en el peroné. La dirección del brocado es de delante atrás, de distal a proximal y de lateral a medial.

A continuación disecamos entre el vientre lateral del gastrocnemio y el sóleo para identificar la unión miotendinosa del tendón poplíteo y el LPP. De forma roma despegamos el vientre muscular del músculo poplíteo de la pared posterior de la tibia. Utilizamos una guía de LCA para realizar el túnel tibial de 10 mm, de anterior a posterior, desde una zona plana justo distal y medial al tubérculo de Gerdy hasta el surco poplíteo en la tibia posterolateral. Este túnel tibial se localiza 1 cm medial y 1 cm proximal al túnel peroneo.

Después efectuamos una artrotomía vertical 1 cm anterior al LCL para identificar las inserciones proximales del LCL y del tendón poplíteo. El LCL se inserta 3,2 mm proximal y posterior al epicóndilo lateral, en una depresión en la cara

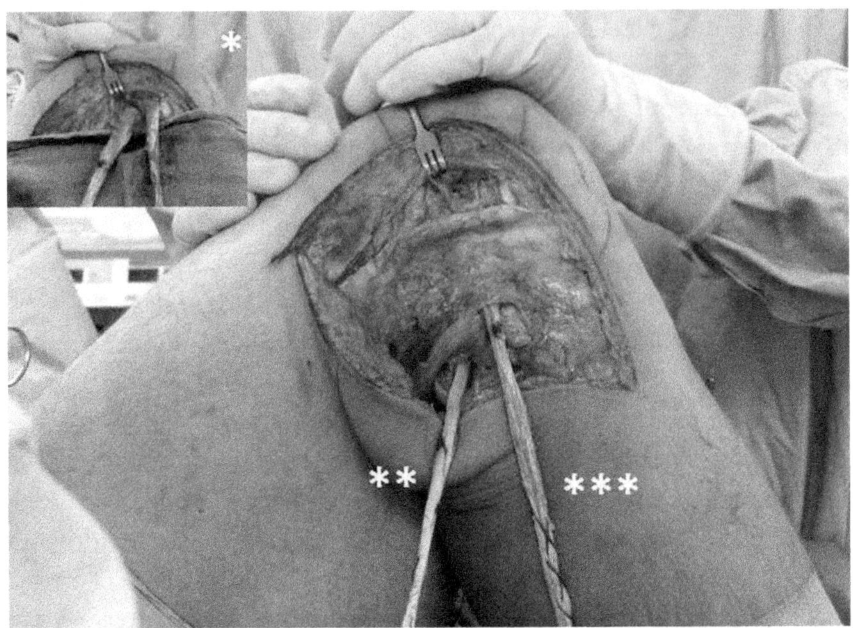

*Figura 2. Después de su fijación en el fémur (*), el fascículo que reconstruye el tendón poplíteo (**)
se pasa por su hiato, y el que reconstruye el LCL (***) por debajo de la cintilla iliotibial.*

lateral del fémur. El tendón poplíteo se inserta 2 cm anterior a la inserción del LCL
en el quinto proximal del surco poplíteo. La distancia entre ambas inserciones es
de 18,5 mm.[28]

Realizamos dos túneles paralelos de 8 × 23 mm en el fémur para el LCL y para
el tendón poplíteo.

Para preparar la plastia utilizamos preferentemente un aloinjerto de tendón
calcáneo que dividimos en dos, y tallamos dos pastillas de 8 × 23 mm que fijamos
proximalmente en el fémur con dos tornillos interferenciales. El fascículo utilizado para reconstruir el tendón poplíteo lo pasamos por su hiato, y el del LCL por
debajo de la cintilla iliotibial (véase la figura 2).

Distalmente pasamos el fascículo del LCL por el túnel en el peroné de anterior
a posterior, y el del poplíteo en el túnel tibial de posterior a anterior.

El LCL lo fijamos con un tornillo interferencial en la cabeza del peroné con
la rodilla en valgo, rotación neutra y 30° de flexión. Después se introducen los
extremos del LCL y del poplíteo de detrás adelante en el túnel tibial. Este resto
del LCL reconstruye así el LPP. Los injertos se fijan en la tibia con tornillo interferencial y grapa, con flexión de 60°, rotación neutra y tracción individual de
ambos injertos.

Si es necesario también movilizamos y reinsertamos los ligamentos capsulares y meniscotibiales.

En las reconstrucciones multiligamentosas fijamos primero el LCP, seguido del LCL y del tendón poplíteo, y dejamos para el final el LCA para evitar una deformidad fija en rotación externa.

Tras la intervención se coloca una férula articulada para prevenir el estrés en varo y máquina de movilización continua pasiva. Se permite la carga parcial y se prescriben ejercicios de potenciación muscular con la férula durante seis semanas. La carga y la movilidad completa se permiten a las 12 semanas, y los pacientes recuperan una actividad normal entre los 6 y 9 meses.

La reconstrucción anatómica de la esquina posterolateral junto con la plastia del LCP permite recuperar las actividades de la vida diaria y obtiene mejores resultados que la plastia de LCP con tenodesis del bíceps (Clancy).[27-29]

Además, los resultados de la reconstrucción del LCL no se deterioran con el tiempo.[30] Jakobsen *et al.*[31] utilizaron isquiotibiales para realizar una reconstrucción anatómica y recuperaron la estabilidad rotatoria y en varo de la rodilla en el 95 % de los pacientes, con un seguimiento de 2 años.

2   Laxitud medial de la rodilla

El ligamento colateral medial (LCM) es el ligamento de la rodilla que con más frecuencia se lesiona. Su tratamiento ha evolucionado desde una aproximación quirúrgica agresiva en la mayoría de los casos, pasando por una fase conservadora no quirúrgica, hasta la tendencia actual a individualizarlo según la presentación clínica de la lesión.

2.1   Anatomía funcional

El complejo meniscocapsular medial es una combinación de estructuras estáticas (ligamentos capsulares y no capsulares) y dinámicas (unidades musculotendinosas y sus aponeurosis asociadas).

Warren y Marshall[32] estratificaron las estructuras mediales de la rodilla en tres capas: la capa I, o superficial, consta de la fascia crural profunda, que envuelve al músculo sartorio y se une al periostio de la tibia; la capa II, o intermedia, comprende el LCM superficial, el ligamento patelofemoral medial y los ligamentos de la esquina posteromedial; y la capa III, o profunda, contiene la cápsula articular y el LCM profundo, que a su vez se divide en dos partes: el ligamento meniscotibial o coronario y el ligamento meniscofemoral. Alternativamente, el lado medial de la rodilla puede dividirse en tercios:[33] el tercio anterior contiene los ligamentos capsulares cubiertos por el retináculo extensor del cuádriceps; el tercio medio incluye el LCM profundo y el LCM superficial; y el tercio posterior o esquina posteromedial contiene el ligamento oblicuo posterior (LOP), las inserciones del semimembranoso y el menisco posteromedial.

El LCM superficial se inserta 3,2 mm proximal y 4,8 mm posterior al epicóndilo medial, y tiene dos inserciones tibiales separadas, una proximal y otra distal, 61,2 mm distal a la línea articular.[34] Las fibras más anteriores se tensan en flexión y las más posteriores se relajan con la flexión, manteniendo siempre alguna fibra en tensión durante la flexión de la rodilla. El LCM profundo se tensa con la flexión y está laxo con la extensión total.

El LOP es un engrosamiento capsular triangular que se origina justo posterior al LCM superficial, 7,7 mm distal y 6,4 mm posterior al tubérculo aductor,[34] y forma el tercio posterior del lado medial. Es una extensión fibrosa de la porción distal del semimembranoso que se fusiona con la cara posteromedial de la cápsula articular y que, junto al semimembranoso, contribuye a la estabilidad posteromedial de la rodilla. Distalmente se extiende en tres brazos o expansiones. El LOP se tensa en extensión y se relaja en flexión. El semimembranoso tiene una función dinamizadora de la esquina posteromedial mediante sus diferentes expansiones de inserción; también aporta sujeción incluso con la rodilla en flexión. Esta esquina posteromedial incluye el LOP, el ligamento meniscotibial, las cinco expansiones del semimembranoso y el menisco posteromedial.

Además de proporcionar resistencia frente a la tensión en valgo, el LCM y el LOP ejercen resistencia frente a la rotación tibial externa anormal.[34]

2.2 Mecanismo de lesión

La mayoría de las lesiones del lado medial se producen por una fuerza valguizante sobre la rodilla, por contacto directo o por una fuerza rotacional, como ocurre en deportes que requieren giros, pivote o cambios bruscos de dirección. Una fuerza en valgo pura provoca la rotura del LCM superficial. Sin embargo, la adición de una fuerza rotacional produce un daño estructural sobre la esquina posteromedial o el LCA antes de que el LCM se lesione.[35]

2.3 Diagnóstico

La exploración física es la mejor prueba diagnóstica para determinar la localización y la extensión de las lesiones del compartimento medial. Debemos valorar posibles áreas de equimosis, derrame o edema que nos permitan localizar la lesión.

A la palpación localizamos los puntos de inserción anatómicos y recorremos todo el trayecto del LCM superficial, el LCM profundo, el LOP y la esquina posteromedial.

Al explorar la estabilidad, es importante conseguir que el paciente esté relajado y usar la rodilla contralateral como control. La prueba de tensión en valgo con la rodilla en 30° de flexión determina la magnitud del daño en las estructuras de soporte medial. Con una rotura de grado I se produce una apertura de la rodilla mínima o nula, pero la manipulación provoca dolor. Una rotura de grado II provoca una cierta apertura, pero con un tope claro. En una rotura de grado III no se aprecia un tope en la apertura.[36] Debemos diferenciar entre un patrón de apertura en libro abierto (lesión del LCM superficial) y uno con componente rotatorio (lesión de la esquina posteromedial). En la prueba del cajón anterior en rotación externa, la subluxación anterior del compartimento medial indica inestabilidad rotatoria anteromedial.

Por último, siempre debemos descartar lesiones asociadas del menisco interno, del LCA y del LCP. Una apertura asimétrica del espacio articular medial al aplicar tensión en valgo en extensión completa es indicativa de lesión combinada del LCM y del LOP, y debe alertar sobre una probable lesión asociada del LCA o del LCP, o de ambos. Si la rodilla es estable en la prueba de tensión en valgo en extensión completa, no hay lesión relevante del LOP.

En ocasiones, incluso para el explorador más experimentado, el dolor y el espasmo muscular impiden una exploración adecuada y debemos recurrir a pruebas de imagen. La radiografía simple es de poca utilidad en las lesiones ligamentosas, salvo en caso de avulsión ósea. La resonancia magnética con o sin contraste es especialmente útil para valorar las lesiones del complejo meniscocapsular medial.

2.4 Tratamiento

En la actualidad se tiende a tratar de forma conservadora las lesiones aisladas del LCM superficial. El tratamiento con una ortesis protectora y rehabilitación funcional de una lesión aislada de grado I o II logra la curación, en la mayoría de los casos, en dos a seis semanas.[37] En las lesiones aisladas de grado III, aunque algunos autores recomendaron cirugía de entrada,[34,38] el tratamiento conservador consigue buenos resultados.[39-41] Si hay una lesión del LOP y del complejo meniscocapsular medial, es necesaria una intervención quirúrgica.

2.4.1   Técnica quirúrgica

Bajo anestesia realizamos una exploración de la rodilla para identificar si hay o no inestabilidad rotatoria posteromedial. A continuación, una artroscopia nos ayuda en la localización específica de la lesión del LCM y a identificar lesiones ligamentosas asociadas. Una rotura del LCM cerca de la inserción femoral se asocia a un aumento en la distancia entre el menisco interno y el cóndilo femoral medial. Por el contrario, una lesión distal aumenta la distancia entre el platillo tibial y el menisco interno.[42] Sims y Jacobson[33] describieron el signo de elevación meniscal para definir la elevación patológica del menisco interno respecto a la tibia al realizar la prueba de tensión en abducción a 30° de flexión en los pacientes con inestabilidad rotatoria anteromedial. Jackson *et al.*[43] describieron el signo del giro artroscópico como la presencia de un excesivo giro rotacional de la tibia bajo el menisco interno en los pacientes con deficiencia del LOP e inserción meniscotibial.

Nosotros realizamos la reconstrucción de todas las estructuras ligamentosas afectadas en un solo tiempo, primero las lesiones del pivote central y a continuación las estructuras del lado medial de la rodilla. Para reparar el sistema medial utilizamos aloinjertos de tendón calcáneo o tibial anterior preparados en doble haz para reproducir los componentes anterior y posterior de las estructuras de soporte medial de la rodilla (véase la figura 3). Los aloinjertos han demostrado su capacidad para restaurar las propiedades biomecánicas del LCM superficial en un modelo canino.[44]

Para la reconstrucción medial utilizamos una incisión longitudinal centrada proximalmente sobre la cara posterior del epicóndilo medial, en el surco entre el tubérculo aductor y el epicóndilo medial. Esta incisión se extiende distalmente hasta la tibia, justo por debajo de la inserción de la pata de ganso, siguiendo el borde posterior del LCM. Prestamos atención a no dañar la vena y el nervio safenos. Abrimos la fascia del sartorio sobre la esquina posteromedial de la rodilla, desde anterior al vasto interno hasta la zona posterior del sartorio, exponiendo la parte posterior de la cápsula medial y el tendón del semimembranoso. A continuación localizamos por palpación la zona débil que representa el intervalo entre

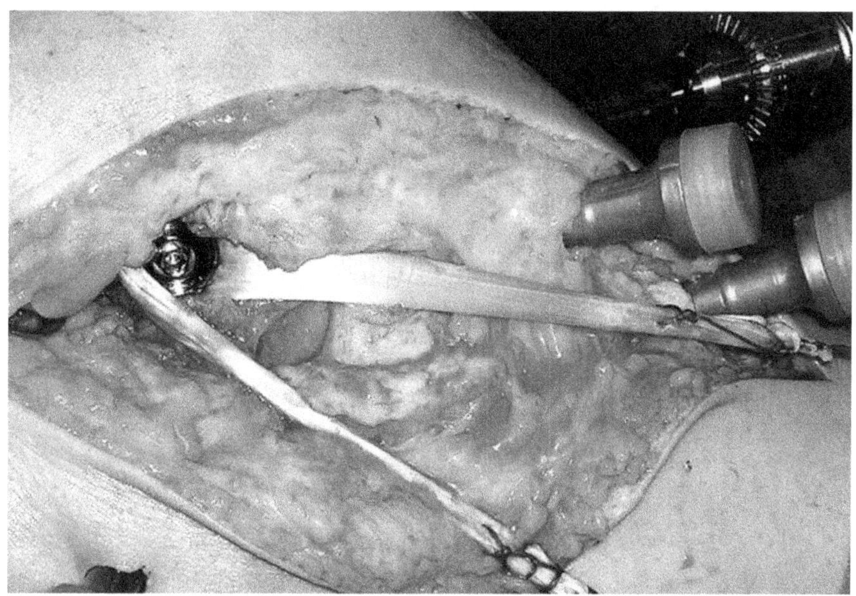

Figura 3. Exposición del lado medial de la rodilla izquierda. Reconstrucción combinada LCA/LCP/LCM. Plastia de LCM con aloinjerto de tendón tibial anterior fijada proximalmente con un tornillo y arandela dentada.

el borde posterior del LCM superficial y el borde anterior del LOP, y lo abrimos longitudinalmente. Los colgajos resultantes nos serán útiles más tarde para el retensado capsular posteromedial. Debemos tener cuidado de no lesionar el menisco interno durante la incisión capsular. Después realizamos el túnel femoral del LCM. En las reconstrucciones combinadas, primero practicamos con broca los túneles óseos femoral y tibial del LCA o del LCP, o ambos, y dejamos dentro un dilatador o una broca para evitar conflicto con los túneles óseos realizados para la reconstrucción del LCM. Localizamos el punto de inserción femoral del LCM sobre el epicóndilo y practicamos con broca un túnel óseo de 25 a 30 mm de profundidad y de 10 a 11 mm de diámetro, en función de la longitud y del calibre de la pastilla ósea del aloinjerto de tendón calcáneo. Fijamos el injerto con un tornillo interferencial de 7-8 mm. Cuando realizamos la técnica con aloinjerto de tendón tibial, para la fijación proximal utilizamos un tornillo con arandela dentada. Localizamos la inserción distal del haz anterior en el borde anterior de la inserción tibial del LCM, y del haz posterior 20 a 25 mm posterior al anterior. Con frecuencia utilizamos una sutura suspendida desde una aguja de Kirschner colocada en el epicóndilo femoral, antes de hacer el túnel, para ayudarnos en la correcta selección de los puntos de isometría tibial.

La fijación distal la realizamos con grapas o tornillo con arandela dentada, o con ambos, en función del calibre de la plastia. Tensamos el haz anterior en rotación interna de la tibia y 30° de flexión, y el haz posterior en rotación interna y 60° de flexión.[45]

Finalmente reforzamos la plastia con una técnica de retensado capsular posteromedial con suturas configuradas a modo de pantalón sobre chaleco, que si es necesario podemos asegurar sobre el aloinjerto de tendón calcáneo.[46] Debido a que la cápsula posteromedial es más redundante que la posterolateral, hay que tener cuidado y evitar un exceso de retensado anterior del LOP, que puede provocar una contractura en flexión posquirúrgica. En los casos en que todavía se aprecie laxitud medial puede realizarse un adelantamiento del brazo capsular del semimembranoso y suturarlo sobre el LOP reparado, consiguiendo con ello restablecer el componente de estabilidad dinámico.[47]

La rodilla se inmoviliza en extensión durante seis semanas, y el miembro se mantiene en descarga. A continuación se retira la inmovilización y se inicia la carga progresiva, según tolerancia, utilizando una ortesis protectora del varo-valgo hasta los tres meses. En nuestra experiencia, la rigidez no ha supuesto un gran problema, pero en algunos casos de recuperación lenta de la movilidad realizamos una movilización bajo anestesia a partir del tercer mes.

2.4.2   *Técnicas quirúrgicas alternativas*

Azar[48] describió la reconstrucción del LCM con tendón semitendinoso, dejando la inserción distal en la pata de ganso intacta y seccionando la unión musculotendinosa proximal. El tendón se pasa sobre un tornillo con arandela a modo de poste en el epicóndilo medial, y luego el extremo libre se sutura a la esquina posteromedial de la rodilla. Nosotros hemos modificado esta técnica y realizamos la fijación en el epicóndilo con tornillo interferencial (véase la figura 4).

La ventaja de esta técnica es la fácil disponibilidad del injerto, aunque en inestabilidades crónicas y combinadas el sacrificio del semitendinoso puede contribuir a la inestabilidad medial, por lo que es probable que sea preferible utilizar aloinjertos.

En la modificación de Kim *et al.*[49] de la técnica de Azar,[48] el extremo libre del tendón semitendinoso, una vez fijado y tensado en el epicóndilo medial, se dirige en sentido oblicuo y posterior, y se pasa a través de la cabeza directa del tendón semimembranoso, con el fin de reconstruir el LCM y el LOP.

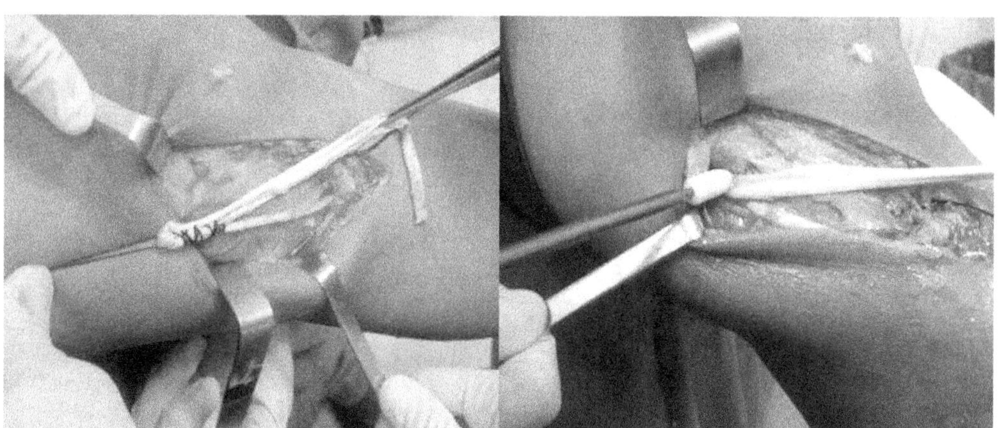

Figura 4. Plastia de reconstrucción del LCM con tendón de semitendinoso autólogo. Fijación proximal en el epicóndilo medial con tornillo interferencial. Distalmente, el extremo libre se fija con grapa.

Adachi *et al.*[50] han descrito la fijación femoral del semitendinoso con un tapón óseo cilíndrico extraído con el sistema de mosaicoplastia desde la inserción del LCM, con lo cual consiguen una mejor fijación del injerto y evitan la interferencia con los túneles óseos en las reconstrucciones múltiples.

Yoshiya *et al.*[51] reproducen sólo el haz longitudinal anterior del LCM, utilizando el tendón semitendinoso y el recto interno en tres o cuatro fascículos para conseguir un injerto robusto. La fijación proximal la realizan con un tornillo interferencial, y la distal con un Endobutton. Una desventaja de la técnica es que no consigue reproducir la forma ancha y plana del LCM en su inserción tibial, ni reconstruye el componente posteromedial antirrotatorio.

Borden *et al.*[45] describieron la reconstrucción del LCM con un aloinjerto del tendón tibial anterior en doble haz anterior y posterior. Nosotros realizamos esta técnica con un aloinjerto de tendón calcáneo, que creemos que aporta más robustez a la estructura y una configuración anatómica ancha y plana más parecida a la del LCM.

Wahl *et al.*[52] utilizaron aloinjerto de tendón calcáneo para reconstruir a la vez el LCM y el LCP. El túnel femoral se perfora de fuera adentro desde el origen femoral del LCM, y se dirige a la huella femoral intraarticular del haz anterolateral del LCP. El aloinjerto se dirige intraarticularmente desde la tibia hacia el fémur para reconstruir el LCP, y el injerto restante se utiliza extraarticularmente para reconstruir el componente anterior del LCM. La fijación la hacen con tornillos interferenciales, colocando la pastilla ósea del injerto en el túnel tibial. Es una técnica que puede simplificar la reconstrucción de las lesiones asociadas de LCP y LCM, pero que no reconstruye el componente posteromedial antirrotatorio del complejo ligamentoso medial.

Bibliografía

1. DeLee JC, Riley MB, Rockwood CA Jr. Acute posterolateral rotatory instability of the knee. Am J Sports Med. 1983; 11: 199-207.
2. LaPrade RF, Terry GC. Injuries to the posterolateral aspect of the knee. Association of anatomic injury patterns with clinical instability. Am J Sports Med. 1997; 25: 433-38.
3. Fanelli GC, Orcutt DR, Edson CJ. The multiple injured knee: evaluation, treatment and results. Arthroscopy. 2005; 21: 471-86.
4. O'Brien SJ, Warren RF, Paulov H, Panariello R, Wickiewicz TL. Reconstruction of the chronically insufficient anterior cruciate ligament with the central third of the patellar ligament. J Bone Joint Surg Am. 1991; 73: 278-86.
5. LaPrade RF, Ly TV, Wentorf FA, Engebretsen L. The posterolateral attachments of the knee: a qualitative and quantitative morphologic analysis of the fibular collateral ligament, popliteus tendon, popliteofibular ligament and lateral gastrocnemius tendon. Am J Sports Med. 2003; 31: 854-60.
6. Veltri DM, Warren RF. Anatomy, biomechanics, and physical findings in posterolateral knee instability. Clin Sports Med. 1994; 13: 599-614.
7. Wroble RR, Grood ES, Cummings JS, Henderson JM, Noyes FR. The role of the lateral extraarticular restraints in the anterior cruciate ligament-deficient knee. Am J Sports Med. 1993; 21: 257-62; discussion 263.
8. LaPrade RF, Resig S, Wentorf F, Lewis JL. The effects of grade III posterolateral analysis. Am J Sports Med. 1999; 27: 469-75.
9. Wentorf FA, LaPrade RF, Lewis JL, Resig S. The influence of the integrity of posterolateral structures on tibiofemoral orientation when an anterior cruciate ligament graft is tensioned. Am J Sports Med. 2002; 30: 796-99.
10. Carson EW, Anisko EM, Restrepo C, Panariello RA, O'Brien SJ, Warren RF. Revision anterior cruciate ligament reconstruction: etiology of failures and clinical results. J Knee Surg. 2004; 17: 127-32.
11. Kim SJ, Choi DH, Mei Y, Hwang BY. Does physiologic posterolateral laxity influence clinical outcomes of anterior cruciate ligament reconstruction? J Bone Joint Surg Am. 2011; 93: 2010-4.
12. LaPrade RF, Muench C, Wentorf F, Lewis JL. The effect of injury to the posterolateral structures of the knee on force in a posterior cruciate ligament graft: a biomechanical study. Am J Sports Med. 2002; 30: 233-8.
13. Arthur A, LaPrade RF, Agel J. Proximal tibial opening wedge osteotomy as the initial treatment for chronic posterolateral corner deficiency in the varus knee: a prospective clinical study. Am J Sports Med. 2007; 35: 1844-50.
14. Pacheco RJ, Ayre CA, Bollen SR. Posterolateral corner injuries of the knee: a serious injury commonly missed. J Bone Joint Surg Br. 2011; 93: 194-7.
15. LaPrade RF, Ly TV, Griffith C. The external rotation recurvatum test revisited: reevaluation of the sagittal plane tibiofemoral relationship. Am J Sports Med. 2008; 36: 709-12.
16. Jung YB, Nam CH, Jung HJ, Lee YS, Ko YB. The influence of tibial positioning on the diagnostic accuracy of combined posterior cruciate ligament and posterolateral rotatory instability of the knee. Clin Orthop Surg. 2009; 1: 68-73.
17. Bae JH, Choi IC, Suh SW, Lim HC, Bae TS, Nha KW, *et al.* Evaluation of the reliability of the dial test for posterolateral rotatory instability: a cadaveric study using an isotonic rotation machine. Arthroscopy. 2008; 24: 593-8.
18. Jakob RP, Hassler H, Staeubli HU. Observations on rotatory instability of the lateral compartment of the knee. Experimental studies on the functional anatomy and the pathomechanism of the true and the reversed pivot shift sign. Acta Orthop Scand Suppl. 1981; 191: 1-32.
19. Petrigliano FA, Lane CG, Suero EM, Allen AA, Pearle AD. Posterior cruciate ligament and posterolateral corner deficiency results

19. in a reverse pivot shift. Clin Orthop Relat Res. 2012; 470: 815-23.

20. Cooper DE. Tests for posterolateral instability of the knee in normal subjects. Results of examination under anesthesia. J Bone Joint Surg Am. 1991; 73: 30-6.

21. Gwathmey FW Jr, Tompkins MA, Gaskin CM, Miller MD. Can stress radiography of the knee help characterize posterolateral corner injury? Clin Orthop Relat Res. 2012; 470: 768-73.

22. LaPrade RF. Arthroscopic evaluation of the lateral compartment of knees with grade 3 posterolateral knee complex injuries. Am J Sports Med. 1997; 25: 596-602.

23. Griffith CJ, Wijdicks CA, Goerke U, Michaeli S, Ellermann J, LaPrade RF. Outcomes of untreated posterolateral knee injuries: an in vivo canine model. Knee Surg Sports Traumatol Arthrosc. 2011; 19: 1192-7.

24. Kannus P. Osteoarthrosis of the knee due to chronic posttraumatic insufficiency of the lateral ligament compartment. Eight-year follow-up. Clin Rheumatol. 1988; 7: 474-80.

25. Feng H, Zhang H, Hong L, Wang XS, Cheng KB, Zhang J. Femoral peel-off lesions in acute posterolateral corner injuries: incidence, classification, and clinical characteristics. Arthroscopy. 2011; 27: 951-8.

26. Geeslin AG, LaPrade RF. Outcomes of acute grade III isolated and combined posterolateral knee injuries: a prospective case series and surgical technique. J Bone Joint Surg Am. 2011; 93: 1672-83.

27. LaPrade RF, Johansen S, Engebretsen L. Outcomes of an anatomic posterolateral knee reconstruction: surgical technique. J Bone Joint Surg Am. 2011; 93 (Suppl 1): 10-20.

28. Kim SJ, Kim HS, Moon HK, Chang WH, Kim SG, Chun YM. A biomechanical comparison of 3 reconstruction techniques for posterolateral instability of the knee in a cadaveric model. Arthroscopy. 2010; 26: 335-41.

29. Zorzi C, Alam M, Iacono V, Madonna V, Rosa D, Maffulli N. Combined PCL and PLC reconstruction in chronic posterolateral instability. Knee Surg Sports Traumatol Arthrosc. 2011; Nov 22 [Epub ahead of print].

30. Noyes FR, Barber-Westin SD. Long-term assessment of posterolateral ligament femoral-fibular reconstruction in chronic multiligament unstable knees. Am J Sports Med. 2011; 39: 497-505.

31. Jakobsen BW, Lund B, Christiansen SE, Lind MC. Anatomic reconstruction of the posterolateral corner of the knee: a case series with isolated reconstructions in 27 patients. Arthroscopy. 2010; 26: 918-25.

32. Warren LF, Marshall JL. The supporting structures and layers on the medial side of the knee: an anatomical analysis. J Bone Joint Surg. 1979; 61A: 56-62.

33. Sims WF, Jacobson KE. The posteromedial corner of the knee. Medial-sided injury patterns revisited. Am J Sports Med. 2004; 32: 337-45.

34. LaPrade RF, Engebrestsen AH, Ly TV, Johansen S, Wentorf FA, Engebretsen L. The anatomy of the medial part of the knee. J Bone Joint Surg. 2007; 89A: 2000-10.

35. Indelicato PA. Isolated medial collateral ligament injuries in the knee. J Am Acad Orthop Surg. 1995; 3: 9-14.

36. Insall & Scott's Surgery of the knee. Section V. Medial ligament injuries of the knee. Philadelphia: Elsevier; 2007.

37. Bergfeld J. First-, second-, and third-degree sprains. Am J Sports Med. 1979; 7: 207-9.

38. O'Donoghue DH. Reconstruction for medial instability of the knee: technique and results in sixty cases. J Bone Joint Surg. 1973; 55A: 941-55.

39. Indelicato PA. Non-operative treatment of complete tears of the medial collateral ligament of the knee. J Bone Joint Surg. 1983; 65A: 323-9.

40. Woo SLY, Ionue M, McGurk-Burleson E, Gomez MA. Treatment of the medial collateral ligament injury II: structures and function of canine knees in response to differing treatment regimens. Am J Sports Med. 1987; 15: 22-9.

41. Jacobson KE, Chi FS. Evaluation and treatment of medial collateral ligament and medial-sided injuries of the knee. Sports Med Arthrosc Rev. 2006; 14: 58-66.

42. Ambrose HD, Simonian PT, Sims WF. Arthroscopic localization of medial collateral ligament injury. Arthroscopy. 2001; 17: 1-2.

43. Jackson JB, Ferguson CM, Martin DF. Surgical treatment of chronic posteromedial instability using capsular procedures. Sports Med Arthrosc Rev. 2006: 14: 91-5.

44. Horibe S, Shino K, Nagano H, Nakamura H, Tanaka M, Ono K. Replacing the medial collateral ligament with an allogenic tendon graft: an experimental canine study. J Bone Joint Surg Br. 1990; 72: 1044-9.

45. Borden PS, Kantaras AT, Caborn DNM. Medial collateral ligament reconstruction with allograft using a double-bundle technique. Arthroscopy. 2002; 18: 1-6.

46. Fanelli GC, Harris JD. Surgical treatment of acute medial collateral ligament and posteromedial corner injuries of the knee. Sports Med Arthrosc Rev. 2006: 14: 78-83.

47. Hughston JC. The importance of the posterior oblique ligaments in repairs of acute tears of the medial ligaments in knees with and without an associated rupture of the anterior cruciate ligament. J Bone Joint Surg. 1994; 76A: 1328-44.

48. Azar FM. Surgical treatment of ACL/PCL/medial-side knee injuries. Oper Tech Sports Med. 2003; 11: 248-56.

49. Kim SJ, Choi NH, Shin SJ. Semitendinosus tenodesis for medial instability of the knee. Arthroscopy. 2001; 17: 660-3.

50. Adachi N, Ochi M, Deie M, Izuta Y, Kazusa H. New hamstring fixation technique for medial collateral ligament or posterolateral corner reconstruction using the mosaicplasty system. Arthroscopy. 2006; 22: 571-5.

51. Yoshiya S, Kuroda R, Mizuno K, Yamamoto T, Kurosaka M. Medial collateral ligament reconstruction using autogenous hamstring tendons: technique and results in initial cases. Am J Sports Med. 2005; 33: 1380-5.

52. Wahl J, Nicandri G. Single-Achilles allograft posterior cruciate ligament and medial collateral ligament reconstruction: a techniques to avoid osseous tunnel intersection, improve construct stiffness, and save on allograft utilization. Arthroscopy. 2008; 24: 486-9.

Capítulo 7

Luxación de rodilla

J.A. Hernández Hermoso, F. Aliaga Orduña, J. Asencio Santotomás

Servicio de Cirugía Ortopédica
y Traumatología
Hospital Universitari
Germans Trias i Pujol
Universitat Autònoma de Barcelona
Badalona (Barcelona)

Correspondencia:
Dr. José A. Hernández Hermoso
jahernandezh.germanstrias@gencat.cat

Sinopsis

La luxación de la rodilla es una lesión grave, cuya verdadera incidencia se desconoce. Suele asociarse a lesiones vasculares o nerviosas. Es importante descartar de forma precoz una lesión vascular, ya que su tratamiento es urgente. La presencia de pulso pedio normal tras la reducción de una luxación no descarta una lesión vascular, por lo que se discute si ha de realizarse una arteriografía de forma sistemática o si es suficiente con la determinación del índice de presión sistólica tobillo-brazo, que cuando es < 0,9 indica lesión vascular. El tratamiento quirúrgico parece proporcionar mejores resultados que el conservador. No obstante, es controvertido cuándo debe realizarse, si es mejor la reparación o la reconstrucción de las lesiones ligamentosas, qué técnica quirúrgica es la más adecuada, qué tipo de injerto debe utilizarse y cuál es la mejor pauta de rehabilitación.

Introducción

La pérdida de congruencia articular o luxación de la rodilla es una lesión grave, por las lesiones neurovasculares a que puede asociarse y por las serias secuelas que pueden derivar del daño de las estructuras estabilizadoras capsuloligamentosas.

Su verdadera incidencia es difícil de establecer, ya que un número no determinado de luxaciones de rodilla pueden reducirse de manera espontánea y simular una apariencia relativamente benigna en las radiografías habituales.[1] Debemos sospechar una luxación de rodilla cuando se aprecia inestabilidad franca de dos o más ligamentos tras un traumatismo de alta energía, a pesar de que la articulación esté reducida en las radiografías. La evaluación posterior del paciente debe realizarse de acuerdo con la sospecha de que se ha producido una luxación.

Estas lesiones pueden ser difíciles de valorar y su tratamiento ideal sigue siendo controvertido. El reconocimiento precoz y una valoración neurovascular apropiada son la clave para el éxito del tratamiento.[1-3] No hay acuerdo sobre si se ha de realizar o no de forma sistemática una arteriografía, o si es suficiente con determinar el índice de presión sistólica tobillo-brazo (IPTB) para descartar lesiones de la arteria poplítea que pueden cursar con pulsos distales.

El tratamiento, quirúrgico o no quirúrgico, la cirugía precoz o tardía, reparar o reconstruir todas o alguna de las estructuras ligamentosas lesionadas, el tipo de técnica o injerto para la reconstrucción, y el programa de rehabilitación postoperatoria, son algunas de las cuestiones que todavía no tienen una respuesta clara. La gran variabilidad y el escaso número de casos de los estudios retrospectivos existentes dificulta esta respuesta.[4,5] A pesar de que algunos estudios prospectivos y revisiones sistemáticas han aportado algo de luz, aún persisten sombras que crean controversia.[1,3]

1 Epidemiología y mecanismo de lesión

La incidencia aproximada de la luxación de rodilla es del 0,001 % al 0,013 % de la población.[6] La verdadera incidencia puede ser mayor,[7] ya que probablemente el 50 % de las luxaciones de rodilla se reducen de manera espontánea e inicialmente quedan sin diagnosticar.[8] La proporción en hombres y mujeres es de 4:1.

En general, las luxaciones de rodilla se producen por un traumatismo intenso directo o indirecto en la rodilla. Un 4 % a 44 % de las luxaciones ocurren en un paciente con politraumatismo.[3,9] El 50 % son consecuencia de accidentes de alta velocidad (tráfico, atropellos o accidentes laborales). El 30 % pueden producirse por traumatismos de baja velocidad, como los deportivos (fútbol, deportes de lucha y carrera), y un 10 % por traumatismos de muy baja velocidad (caída casual). También se han descrito luxaciones espontáneas en personas con obesidad mórbida.[3] Un 5,5 % a 17 % de las luxaciones pueden ser abiertas, y un 5 % pueden ser bilaterales.[9] Un 12 % a 40 % se asocian a fracturas, fundamentalmente de la meseta tibial.[10] El 25 % se asocian a lesiones meniscales y un 9 % a 14 % a arrancamientos del tendón rotuliano.[10] En la resonancia magnética (RM) puede apreciarse una lesión condral asociada en el 75 % de los casos.[10]

2 Lesiones vasculares

La incidencia de lesión vascular asociada a la luxación de rodilla varía entre el 4,6 % y el 80 % según las series,[2,3,7,9] y su tratamiento es prioritario sobre el de las lesiones capsuloligamentosas y osteomusculares. Las luxaciones por traumatismos de alta velocidad se asocian, en un 45 % de los casos, a lesiones vasculares, y las de baja velocidad en un 4,8 %.[11]

El tiempo transcurrido desde la lesión arterial es crítico. A partir de las ocho horas de establecerse la isquemia, más del 86 % de los casos precisarán amputación,[2,3] mientras que si la reparación arterial se realiza en menos de ocho horas sólo el 10 % pueden requerirla.[3]

La presencia de pulso pedio normal tras la reducción de la luxación no descarta una lesión vascular.[2] La ausencia de pulsos distales tras la reducción, o un pie caliente con buen relleno capilar pero con pulsos anormales, se considera una lesión vascular relevante y requiere una arteriografía para confirmarla.

Las lesiones vasculares suelen producirse por tracción con rotura de la íntima, o bien por rotura completa. Las luxaciones posteriores se asocian con mayor frecuencia a rotura arterial completa, y las anteriores a lesiones de la íntima. Después de la lesión de la íntima, la insuficiencia vascular puede ser aguda o diferida, ya que puede formarse un coágulo lentamente, con oclusión en horas o días después de la lesión. En este caso puede estar presente el pulso distal y la lesión de la íntima sólo se objetivará por arteriografía. Se ha demostrado que los desgarros de la íntima rara vez progresan, por lo que en la actualidad no se recomienda cirugía, pero sí una cuidadosa monitorización.[3,7]

Sin embargo, se ha recomendado la realización sistemática de una arteriografía ante la sospecha de una luxación de rodilla, para evitar las graves complicaciones de una lesión vascular desapercibida.[3,12] Algunos autores cuestionan la necesidad de la arteriografía si la exploración vasculonerviosa es normal.[3,7,13] La ecografía Doppler arterial tiene buena sensibilidad y especificidad para descartar una lesión arterial, pero depende de quien la realice.[1,2,14] Las arteriografías por tomografía computarizada (TC)[2,3,12,14] o por RM[3,11,15] son comparables a la arteriografía convencional, pero esta última con menor irradiación. No obstante, pueden incrementar hasta en 3 horas el tiempo de isquemia frente a la arteriografía realizada en la mesa quirúrgica.[3,13]

Mills *et al.*[16] publicaron un estudio sobre la utilidad del IPTB para el diagnóstico de lesión arterial en la luxación de rodilla. Hallaron una sensibilidad, una especificidad y un valor predictivo positivo del 100 %. De este modo, los autores determinaron que no es necesaria la arteriografía en todas las luxaciones de rodilla si la exploración vasculonerviosa inicial es normal, con un IPTB >0,9. Un descenso de 0,15 en el IPTB constituye una prueba más de la existencia de una lesión vascular importante. Este índice puede no ser útil en los pacientes con lesiones de la íntima, shock hipovolémico o enfermedad vascular periférica.[2]

Con independencia de si se realiza o no una arteriografía en todos los casos de luxación de rodilla o sólo de forma selectiva según los hallazgos de la exploración periódica, todos los pacientes con sospecha de luxación requieren una monitorización del estado vascular al menos cada 2 a 4 horas durante las primeras 24 a 48 horas, lo que sí se ha demostrado sensible y específico para el diagnóstico de lesión vascular.[3]

3   Lesión neurológica

La luxación de rodilla se asocia a lesión neurológica en el 16 % al 50 % de los casos.[3,7,9] Aunque es más frecuente en la luxación posterolateral, en las personas obesas o cuando hay una fractura de la cabeza del peroné,[17] cualquier tipo de luxación puede producir una lesión del nervio peroneo o, con menor frecuencia, del tibial posterior. El nervio peroneo tiene más riesgo porque está firmemente adherido a la cabeza del peroné, mientras que el nervio tibial posterior está libre en el espacio poplíteo. El tipo de lesión anatómica del nervio puede objetivarse con un alto grado de especificidad mediante RM.[11] El tipo de lesión neurológica se establece mediante estudio electromiográfico a partir de dos a tres semanas, y va a condicionar el resultado funcional[9] y las opciones terapéuticas.

4   Clasificación

Generalmente se han utilizado dos tipos de clasificaciones, la denominada descriptiva y la anatómica. Estas clasificaciones pueden ayudar a predecir las lesiones asociadas y a planificar la intervención quirúrgica, pero no tienen en cuenta si la luxación es abierta o no, ni si es irreducible o no, aspectos que pueden cambiar la actitud terapéutica y empeorar el pronóstico.

4.1 Clasificación descriptiva

En 1963, Kennedy[18] clasificó las luxaciones en cinco tipos según la dirección del desplazamiento de la tibia en relación con el fémur: anterior, posterior, medial, lateral y rotatoria. Tras la valoración radiográfica inicial con proyecciones anteroposterior y lateral, no siempre es aplicable esta clasificación ya que muchas luxaciones pueden haberse reducido de forma espontánea.

- *Luxación anterior:* supone el 40 % de los casos. Se cree que el mecanismo de producción es una hiperextensión de la rodilla. El ligamento cruzado anterior (LCA) se rompe en todos los casos porque es la resistencia principal al desplazamiento anterior de la tibia. Los estudios biomecánicos han demostrado que en hiperextensión primero se rompe la cápsula posterior, seguida del LCA y del ligamento cruzado posterior (LCP). A unos 50° de hiperextensión se lesiona la arteria poplítea.

- *Luxación posterior:* es algo menos frecuente (33 %) y suele producirse en accidentes de tráfico, al golpear en el salpicadero con la rodilla flexionada. El LCP es el estabilizador principal frente al desplazamiento tibial posterior, por lo que está roto en todos los casos. El LCA se rompe con frecuencia, aunque hay casos de luxación posterior sin rotura del LCA. La lesión del ligamento lateral interno (LLI) y del ligamento lateral externo (LLE) es variable. La lesión de la arteria poplítea se describe tradicionalmente como una sección completa; el desplazamiento posterior rompe la arteria, que se encuentra fija proximalmente en el hiato del aductor y distalmente en la arcada del sóleo.

- *Luxaciones lateral y medial:* son bastante menos frecuentes y representan un 18 % y un 4 %, respectivamente. La mayoría de los casos publicados describen un traumatismo de alta energía en varo o valgo. En muchos casos hay fracturas de la meseta tibial y lesiones neurales asociadas.[3] Suele lesionarse el ligamento colateral correspondiente y al menos uno de los ligamentos cruzados. Las luxaciones laterales pueden ser irreducibles como consecuencia de la interposición del LLI en el intercóndilo femoral.

- *Luxación rotatoria (véase la figura 1):* representa el 5 % de los casos y está causada por una fuerza rotacional. La rotación tiene lugar alrededor de uno de los ligamentos colaterales, con rotura de ambos ligamentos cruzados y del otro ligamento colateral. El tipo más frecuente es la posterolateral. Este tipo de luxación puede ser irreducible como consecuencia del bloqueo del cóndilo femoral medial en un «ojal» formado en la cápsula y la invaginación de ésta en el intercóndilo femoral. La exploración física es llamativa por la palpación subcutánea del cóndilo femoral medial y una arruga o depresión de la piel sobre la línea articular medial.[19,20] El intento de reducción puede acentuar estos hallazgos físicos. En estos casos está indicada una reducción abierta inmediata, porque la afectación vascular prolongada de la piel suprayacente puede provocar necrosis cutánea amplia.

4.2 Clasificación anatómica

En 1994, Shenck[21] propuso una clasificación que se centra en las estructuras ligamentosas lesionadas, con o sin asociación de fracturas. Yu *et al.*[22] la modificaron añadiendo la presencia o no de lesión vascular o nerviosa, mediante los descriptores C y N, respectivamente.

Este tipo de clasificación se encuentra limitada por la dificultad para realizar una exploración precisa en una rodilla con un traumatismo grave, y por no tener en cuenta la lesión del ángulo posteromedial. A menudo, a pesar de la exploración física o de la realización de una RM, no puede conocerse la extensión real de la lesión hasta que se realiza una exploración bajo anestesia. Aunque hay casos de lesión de un ligamento colateral sin rotura de uno de los ligamentos cruzados[3,6,9] (luxación de la rodilla [LR] de tipo I), suelen lesionarse el LCA y LCP (LR de tipo II). Otros patrones de lesión reconocidos consisten en una lesión de los ligamentos cruzados y el LLI, o del LLE/ángulo posterolateral (APL) (LR IIIM o L), los ligamentos cruzados y el LLI/LLE/APE (LR IV), y la lesión ligamentosa asociada a una fractura (LR V, subtipos I, II, III y IV) (véase la figura 1).

La RM puede ser útil para valorar estas lesiones una vez estabilizado el cuadro agudo del paciente.[1,11,23] Con esta técnica se puede visualizar y caracterizar mejor el patrón de lesiones óseas ocultas y de partes blandas. Permite delimitar el lugar real de la lesión de los ligamentos cruzados y colaterales (p. ej., avulsión frente a rotura intraparenquimatosa).[11,23] Asimismo, posibilita la visualización de los trastornos meniscales y el estado del tendón poplíteo cuando se sospecha una lesión del complejo posterolateral. Sin embargo, no basta para apreciar por completo la lesión de todas las estructuras del complejo posterolateral,[2] ni para determinar la necesidad o no de su reparación o reconstrucción quirúrgica.[24]

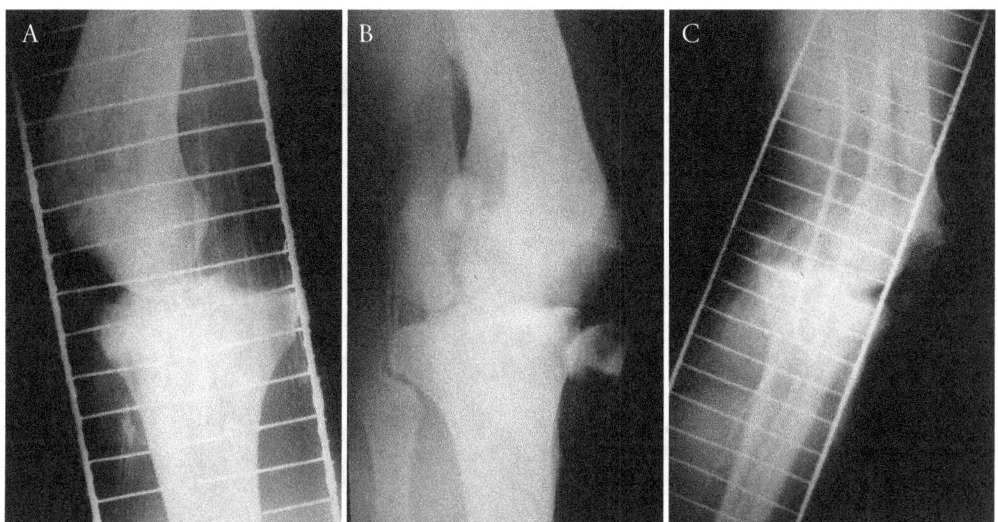

Figura 1. Radiografía anteroposterior (A) y de perfil (B) de una fractura-luxación de rodilla izquierda (LRV, subtipo IV en la clasificación de Shenck, y rotatoria en la clasificación de Kennedy). Se aprecia la fractura unicondílea del cóndilo femoral externo y de la rótula. Arteriografía realizada en quirófano (C) que confirma la ausencia de lesión vascular de la arteria poplítea.

5 Tratamiento

El tratamiento de las luxaciones de rodilla continúa siendo controvertido, y aunque no haya un acuerdo universal sobre cuál es el mejor método, los estudios más recientes recomiendan la estabilización quirúrgica precoz.

5.1 Intervención quirúrgica urgente

En determinadas circunstancias se requiere una intervención quirúrgica urgente. Así, cuando se sospecha una lesión vascular su reparación es urgente y prioritaria sobre las lesiones esqueléticas. En los pacientes con afectación vascular, en especial cuando ésta ha sido prolongada, hay que realizar fasciotomías de los cuatro compartimentos de la pierna después de la revascularización, para prevenir la aparición de un síndrome compartimental.

Si la luxación es abierta (véase la figura 2), lo cual ocurre en un 5 % a 17 % de los casos,[3] debe realizarse tratamiento quirúrgico urgente, mediante irrigación abundante con solución salina fisiológica y desbridamiento amplio de los tejidos necróticos, y con profilaxis antibiótica y antitetánica. La reparación o

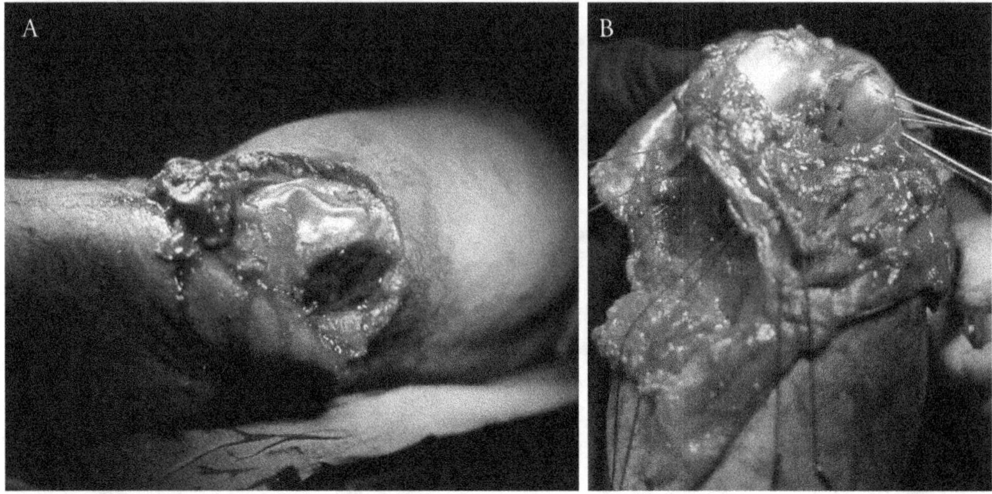

*Figura 2. A) Aspecto clínico preoperatorio en el que puede apreciarse la lesión de partes blandas
y la fractura de rótula y de cóndilo femoral externo; se trata de una luxación abierta. B) Aspecto
preoperatorio una vez realizada la osteosíntesis transitoria con agujas de Kirschner de la fractura
del cóndilo fermoral externo; la rótula se ha utilizado como injerto libre osteocondral para rellenar
un defecto del cóndilo femoral externo. Reparación de las lesiones ligamentosas.*

reconstrucción ligamentosa se difiere hasta tener una buena cobertura de partes blandas.

En caso de lesión vascular o abierta puede ser necesaria una fijación externa temporal de la rodilla. Pueden utilizarse diversas configuraciones de fijadores estáticos o articulados. Si se emplea un fijador monolateral, se recomienda colocarlo anterolateral.[25]

En los raros casos de luxación irreducible (un 4 % de las luxaciones)[10] también se precisa cirugía urgente. Ocurre con más frecuencia en la luxación posterolateral con formación de un ojal en la cápsula,[20] por el que se introduce y queda atrapado el cóndilo femoral medial, y la cápsula articular se invagina en el intercóndilo de la articulación. Se han descrito otras causas menos frecuentes de luxación de rodilla irreducible, como son la interposición del vasto medial,[19] de los tendones de la pata de ganso o de los meniscos.

5.2 Tratamiento conservador

Cuando en 1972 se publicó el artículo de Taylor *et al.*,[5] se consideró que el tratamiento de elección para las luxaciones de rodilla no complicadas era el no quirúrgico. En su estudio analizaron 26 casos de luxación de rodilla sin lesión neurovascular. Tras la reducción inmediata, inmovilizaban la rodilla en flexión ligera durante unas seis semanas y, a continuación, se iniciaba la fisioterapia intensiva. Los resultados de esta estrategia se calificaron como buenos en 18 de los 26 pacientes, definidos por una capacidad de flexión de al menos 90° junto con una rodilla estable e indolora. Según estos criterios, los resultados sólo fueron malos en dos casos, sobre todo como consecuencia de la rigidez.

En la actualidad, muchos trabajos consideran que el tratamiento quirúrgico proporciona mejores resultados[3,6,17,26,27] en parámetros clínicos, subjetivos y objetivos, y en porcentajes más altos de reincorporación al trabajo o al deporte.

5.3 Tratamiento quirúrgico

Se han descrito diferentes técnicas de estabilización quirúrgica para el tratamiento de las luxaciones de rodilla. Los trabajos publicados cuentan habitualmente con pocos pacientes, con luxaciones de rodilla de distinto tipo y gravedad, tratadas con técnicas quirúrgicas y protocolos de rehabilitación diferentes, lo que no ha permitido establecer qué tratamiento es el más adecuado.

5.3.1 Reparación frente a reconstrucción de los ligamentos lesionados

La decisión de reparar o reconstruir depende de varios factores, unos basados en el tipo de lesión, avulsión o rotura intersticial, y otros basados en la evidencia de los resultados obtenidos, en la pericia del cirujano o en el tipo de injertos disponibles.

Aunque hay suficiente literatura que evidencia que la reconstrucción de los ligamentos cruzados da mejores resultados que la reparación si se trata de una lesión aislada, en las lesiones ligamentosas múltiples no hay información suficiente. No obstante, junto al progreso de la tecnología y de las técnicas quirúrgicas, la reconstrucción, en contraposición a la reparación ligamentosa primaria, se ha convertido en el método de referencia que parece obtener mejores resultados funcionales, de movilidad y de estabilidad.[1,3,26,28]

En la lesión del LLI no está claro si es mejor repararlo siempre o sólo cuando hay una gran inestabilidad[3] o una lesión tipo Stenar de la rodilla, en la cual el LLI está por encima de los tendones de la pata de ganso.[1]

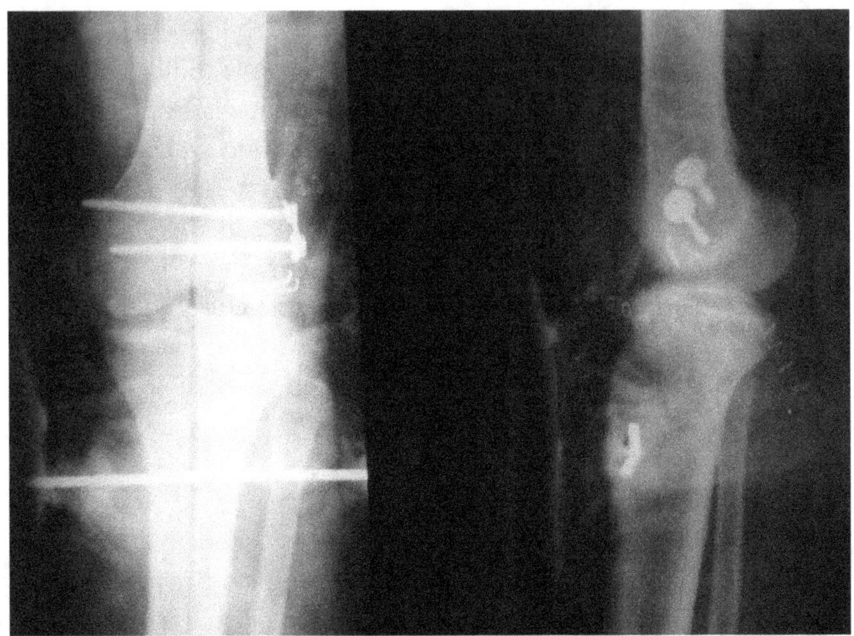

Figura 3. Radiografías anteroposterior y de perfil que muestran el aspecto postoperatorio inmediato tras la reducción de la fractura. Se aprecia un clavo transtibial incluido en el yeso para mantener la reducción de la articulación.

Las lesiones por avulsión pueden repararse más fácilmente que las roturas intersticiales. En estas últimas puede ser útil reforzar la reparación con una plastia de semitendinoso o de recto interno.[1,3]

Parece que las reparaciones del LLE y del complejo posterolateral dan peores resultados que la reconstrucción en cuanto a estabilidad y reincorporación a las actividades deportivas y laborales.[1,3,26,27] Se han descrito varias técnicas para la reconstrucción de este complejo, lo que dificulta la valoración y la comparación de los resultados.

5.3.2 *Tratamiento quirúrgico precoz frente a diferido*

Algunos autores[3,9] recomiendan la reconstrucción exclusiva del LCP, con autoinjerto o aloinjerto, en combinación con una reparación ligamentosa primaria medial o lateral. La reconstrucción del LCA se difiere, y se aconseja cuando persiste un problema de estabilidad. Al abordar las luxaciones de rodilla de este modo, el riesgo de fibrosis articular posquirúrgica parece ser menor. Los partidarios de esta

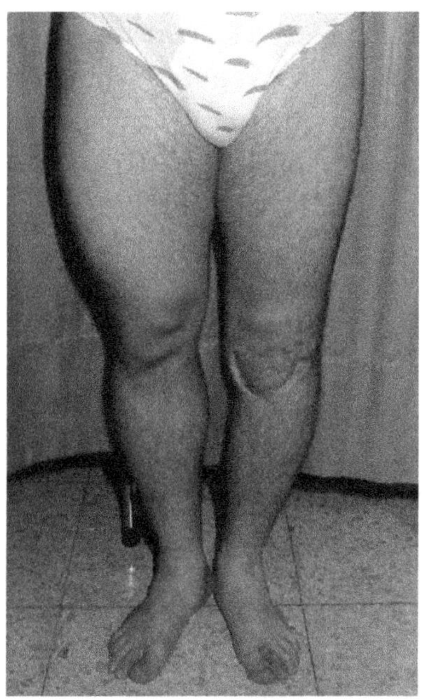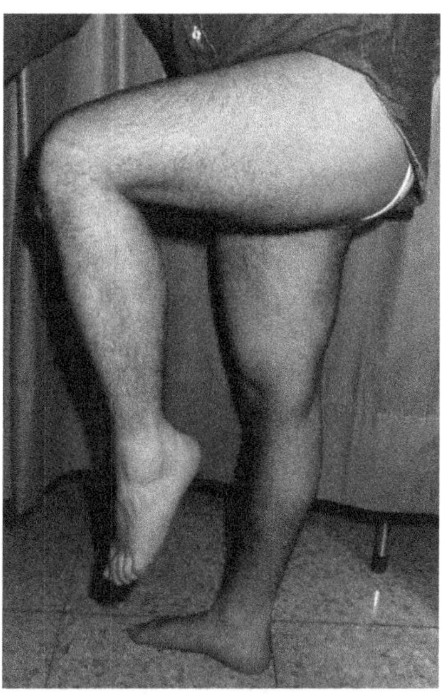

Figura 4. Aspecto clínico del resultado funcional de la rodilla al año de la intervención. Se aprecian extensión completa y flexión de 100° en la rodilla, y el estado de la cobertura cutánea después de cubrir el defecto existente con un injerto de vasto medial.

teoría afirman que la estabilidad es un problema mucho menor que la rigidez y el dolor de la rodilla. Esto se basa en la experiencia de Hughston de tratar primero el LCP cuando los dos ligamentos cruzados están rotos.[23] Al hacerlo así, se restablece el centro de rotación sobre el que se basan todas las reparaciones posteriores.

Otros autores defienden la reconstrucción simultánea del LCA y el LCP, con reparación o reconstrucción de los ligamentos colaterales, como una opción razonable en la fase aguda (menos de tres semanas) sin aumentar el riesgo de artrofibrosis tardía.[1,3,27-29] La calidad de los tejidos, la gravedad de la lesión y la estabilidad determinan la posibilidad de reparación del LLI, el LLE y el LCP. Si la reparación es insuficiente o imposible, se practica un refuerzo o una reconstrucción. Esta técnica en un tiempo elimina la morbilidad de una segunda intervención quirúrgica.

En caso de lesión vascular, lesión abierta o fractura-luxación es aconsejable diferir el tratamiento.[27] En la fractura-luxación (LR V) puede hacerse la reparación de los ligamentos lesionados al mismo tiempo que se trata la fractura, pero la reconstrucción ligamentosa en fase precoz se ve dificultada por la reducción y la fijación previa de la fractura, por lo que se recomienda diferirla hasta que se ha obtenido la consolidación de las fracturas[1] (véanse las figuras 2 a 4).

La decisión de cuándo operar debe individualizarse, y a los beneficios de realizar una cirugía precoz deben contraponerse los riesgos de artrofibrosis e infección que aumentan cuando hay problemas de partes blandas primarios o derivados de la colocación previa de un fijador externo. Algún autor[6] no encuentra diferencias en la incidencia de estos problemas entre los pacientes tratados de forma precoz o tardía.

5.3.3 Tipo de injerto

Hay diversas opciones de injerto para las lesiones multiligamentosas de rodilla, y ninguna de ellas ha demostrado ser superior a la otra. La elección del injerto se basa en la extensión de la lesión, el momento de la cirugía y la experiencia del cirujano. Puede obtenerse autoinjerto del mismo miembro o del contralateral,[30] que tiene la ventaja de su mejor incorporación y remodelación, pero las desventajas de incrementar el daño de las partes blandas y el tiempo quirúrgico, y la posible morbilidad de la zona dadora.

Las ventajas del aloinjerto[1,3] y de los nuevos injertos sintéticos[31] son una menor duración de la intervención, un menor número de incisiones cutáneas en una rodilla que ya ha sufrido un traumatismo y la ausencia de morbilidad en la zona donante. También puede que el uso de aloinjerto disminuya el dolor y la rigidez postoperatorios. No obstante, hay que estar dispuestos a asumir inconvenientes, como la dificultad de su disposición inmediata, una osteointegración más lenta, el riesgo de transmisión de enfermedades y el mayor coste.

5.4 Lesiones vasculares

Habitualmente, el tratamiento de una lesión de la arteria poplítea requiere su reparación. El método más utilizado es la resección de la porción dañada del vaso, con interposición inversa de un injerto de vena safena contralateral o de politetrafluoroetileno. Después de esta intervención debe hacerse una fasciotomía de los cuatro compartimentos de la pierna. El edema ocasionado por la reconstrucción vascular y el restablecimiento agudo del flujo, junto con la magnitud de la lesión que suele ir asociada a estos procesos, hacen que el síndrome compartimental sea una complicación frecuente si no se realiza la fasciotomía.

La lesión simultánea de la vena poplítea no empeora el pronóstico y se discute si es mejor la reconstrucción o la ligadura, pero parece que las dos opciones proporcionan resultados similares.[13] En esta fase no es necesario reparar las estructuras ligamentosas, ya que la prolongación del tiempo quirúrgico y la manipulación podrían afectar a la reparación arterial. Sin embargo, la reducción y estabilización de la articulación de la rodilla resulta imprescindible. A menudo puede colocarse un fijador externo, articulado[32] o no,[7] antes[13] o después de la revascularización, para garantizar la estabilidad ósea y proteger la reparación vascular. No está claro qué es mejor realizar primero, la estabilización de la fractura o la reparación vascular, y no parece que haya diferencias en los resultados.[2] La fijación externa puede hacerse mientras se obtiene el injerto de safena del miembro contralateral.

Una vez restablecido el aporte vascular, la reparación o la reconstrucción ligamentosa definitiva puede llevarse a cabo en 10 a 14 días sin que las estructuras vasculares corran un peligro importante.

5.5 *Lesiones nerviosas*

El tratamiento de las lesiones nerviosas sigue siendo controvertido y el pronóstico es malo, con independencia del tipo de lesión. En general, la recuperación es imprevisible y en más del 50 % de los casos queda un daño nervioso residual.[3,7,9] Las lesiones incompletas[9] y las de pacientes jóvenes[17] tienen un mejor pronóstico. La reparación inmediata o diferida de la lesión no modifica los resultados.

La reparación en fase aguda es difícil debido a la naturaleza difusa de la lesión nerviosa. No obstante, cuando en la fase aguda se aborda quirúrgicamente el complejo capsuloligamentoso lateral es conveniente disecar el ciático poplíteo externo, con la intención de evitar lesionarlo, de objetivar el tipo de lesión y de repararlo cuando sea posible.[9]

En los casos de lesión del ciático poplíteo externo debe colocarse una ortesis de tobillo y pie que evite la contractura en equino. Si no se produce la recuperación espontánea, a partir del tercer mes de evolución hay que pensar en procedimientos de reconstrucción, como los injertos nerviosos intrafasciculares o las transferencias tendinosas. Los resultados son mejores si el injerto nervioso es menor de 6 cm y se realiza durante los seis primeros meses desde la lesión.[3]

6 Pronóstico

Aunque no disponemos de estudios a largo plazo de calidad suficiente, parece que el tratamiento quirúrgico actual ha mejorado el resultado y el pronóstico de este tipo de lesiones, con unos resultados buenos a excelentes en el 33 % al 58 % de los pacientes, y con un 86 % que presentan algún tipo de déficit.[1,3,6,29] Resultados similares se obtienen en atletas de élite.[28] La persistencia de algún grado de inestabilidad oscila entre el 18 % y el 100 %, con una media del 42 % de los pacientes tratados con cirugía.[1] La persistencia del dolor en reposo es relativamente frecuente[10] (70 %), y quizás más después del tratamiento conservador.

Si no se producen complicaciones neurovasculares, el principal problema es la rigidez articular secundaria a artrofibrosis, que se presenta en un 5 % a 71 % de las ocasiones.[1] Las osificaciones heterotópicas también son una complicación frecuente que aparece en el 26 % al 44 % de los pacientes.[10] La artrosis postraumática se aprecia en el 50 % de los casos; suele consistir en cambios degenerativos moderados o avanzados a los cinco años de evolución.[3,10,29]

Las luxaciones por traumatismo de alta velocidad, las que tienen más de cuatro ligamentos afectados[1,31] y las abiertas o asociadas a fracturas tienen peor pronóstico.[1] El riesgo de infección de una luxación abierta es del 43 %, y el de amputación de un 17 %.[3,10,20]

7   Método de los autores

El objetivo del tratamiento de la luxación de rodilla es restablecer la movilidad y la estabilidad de la articulación. Las lesiones asociadas, la edad del paciente y el grado funcional preoperatorio influyen a menudo en la decisión terapéutica y en el resultado definitivo. Desde una perspectiva técnica, variables como el momento de la intervención, la técnica quirúrgica, la selección del injerto y la rehabilitación postoperatoria son elementos esenciales del plan terapéutico global.

7.1   Momento de la intervención

Si la rodilla está luxada, después de la valoración con radiografía simple inicial debe realizarse su reducción urgente bajo sedación. Tras la reducción se explora el patrón de lesión ligamentosa y debe confirmarse la integridad vascular; si no hay lesión vascular se coloca una rodillera larga articulada y pasadas 48 a 72 horas se inician los ejercicios de movilidad e isométricos del cuádriceps.

El momento óptimo para la reparación es entre 10 y 14 días después del traumatismo, cuando ha disminuido el edema de las partes blandas y ha cicatrizado la cápsula articular, lo que facilita la contención del líquido si se planifica una reconstrucción mediante técnica artroscópica. Tras este periodo de tiempo, todavía es posible visualizar y definir las estructuras capsuloligamentosas lesionadas y puede llevarse a cabo su correcta reparación anatómica.

Pasadas dos semanas, el tratamiento quirúrgico es más difícil por la abundante fibrosis y retracción, que complica mucho la reinserción anatómica de los ligamentos colaterales. En tal caso aconsejamos mantener la rodillera seis semanas y permitir la recuperación completa de la movilidad antes de tomar decisiones sobre el tratamiento quirúrgico.

En caso de ausencia de pulso se traslada al paciente al quirófano para una arteriografía en la mesa quirúrgica y fijación externa de la rodilla antes de la reparación vascular. Si el pie está perfundido con un pulso anómalo o un IPBT < 0,9 se realiza una arteriografía en quirófano o por TC. La reparación vascular es prioritaria sobre la de las lesiones capsuloligamentosas de la rodilla. Una vez restablecida la perfusión vascular, suele ser razonable y seguro realizar la reparación ligamentosa definitiva a los 10 a 14 días de la reparación vascular. No es aconsejable utilizar manguito de isquemia por el riego de trombosis iatrogénica.

La luxación abierta requiere lavado, desbridamiento amplio y fijación externa de la rodilla. Puede intentarse reparar las lesiones ligamentosas periféricas, pero es mejor retrasar la reconstrucción ligamentosa hasta que el estado de las partes blandas lo permita. En las lesiones graves de partes blandas en que sea imposible una reconstrucción en las tres primeras semanas, es mejor seguir un tratamiento conservador hasta que el paciente recupere la movilidad.

7.2 Colocación y abordajes quirúrgicos

Se coloca al paciente en posición supina sobre la mesa quirúrgica, con un soporte de muslo que mantenga la rodilla en fijación estática en 80° a 90° de flexión sin ayuda manual, y permita tener una amplitud de movimiento completo durante la intervención. Se practica el portal artroscópico anterolateral y anteromedial. El portal posteromedial, si es necesario, se crea bajo visión directa con una técnica de fuera adentro. Es necesario un portal posteromedial para ver por completo la inserción tibial del LCP.

Se hace una incisión longitudinal sobre la región anteromedial de la tibia proximal para el túnel tibial del LCA, proximal al del LCP y con 2 cm de separación. Además, se practica una incisión junto al intervalo subvasto para el túnel femoral del LCP. Si el LLI está dañado, la incisión distal para los túneles tibiales se prolonga proximal al epicóndilo medial y se extiende y curva hasta la altura del vasto medial. La incisión para las lesiones laterales y posterolaterales es una incisión curva entre el tubérculo de Gerdy y la cabeza del peroné, y se dirige en sentido proximal justo inferior al epicóndilo lateral. Cuando están dañados ambos ligamentos colaterales preferimos estas dos incisiones a una sola en la línea media, que debería ser muy extensa y podría tener complicaciones de dehiscencia cutánea.

7.3   Técnica quirúrgica

Aconsejamos la reconstrucción o reparación de todas las estructuras dañadas.[33,34] La decisión de reparar o reconstruir las estructuras dañadas depende de numerosos factores. Respecto a las lesiones de los ligamentos cruzados, la mayoría son roturas en el espesor del ligamento que no son apropiadas para reparación quirúrgica, por lo que realizamos su reconstrucción. Recomendamos la reparación primaria de las avulsiones tibiales del LCA o del LCP si el fragmento óseo es grande. La reparación primaria se realiza con suturas gruesas no reabsorbibles en el fragmento óseo introducidas a través de túneles óseos en la tibia o el fémur.

Respecto al LLI, el LLE y el APL, creemos que es razonable una reparación primaria si se realiza en las tres semanas siguientes a la lesión. Las lesiones crónicas presentan abundante fibrosis y contracturas de partes blandas, por lo que es necesaria una reconstrucción. El LLI puede repararse directamente con suturas en su espesor o con anclajes con sutura si presenta una avulsión ósea. La reparación de las estructuras del APL y del LLE puede ser directa con suturas o a través de orificios en el hueso o anclajes con sutura. Si resulta imposible la reparación directa por la calidad del tejido, hay que reforzar las estructuras implicadas con tendón isquiotibial, bíceps femoral, cintilla iliotibial o aloinjerto. Además, se corrigen quirúrgicamente las lesiones asociadas del cartílago articular y el menisco.

7.4   Selección del injerto

Para reconstruir el LCA preferimos utilizar aloinjerto de hueso-tendón rotuliano-hueso. Este aloinjerto tiene una resistencia biomecánica apropiada con fijación ósea rígida en la inserción femoral y tibial. Para la reconstrucción del LCP recomendamos el aloinjerto de tendón calcáneo, por su longitud, superficie transversal amplia y más fácil introducción a través del túnel tibial.

El LLE se reconstruye con aloinjerto de tendón calcáneo con taco óseo, que se introduce en el túnel óseo en la inserción del LLE en el cóndilo femoral y en la cabeza del peroné. En los casos de lesión del APL se divide el tendón en dos fascículos y el segundo fascículo se dirige a la parte posterior de la tibia para reproducir el ligamento poplíteoperoneo según la técnica de Veltri *et al.*[35]

7.5 Preparación intraarticular

Mediante artroscopia se exploran todos los compartimentos de la rodilla. Cuando se confirma una afección intraarticular se corrige la lesión meniscal o del cartílago. Se hacen todos los esfuerzos para conservar el tejido meniscal. Las roturas meniscales periféricas se reparan con técnica de dentro afuera, mientras que las roturas centrales o irreparables se desbridan hasta conseguir un muro estable. Si es necesaria una reparación meniscal, las suturas se anudan directamente sobre la cápsula a 30° de flexión, al final de la intervención, después de pasar y fijar los injertos.

7.6 Tensado y fijación

Después de pasar y fijar al fémur todos los injertos con tornillos de interposición, pueden acometerse el tensado y la fijación distal definitivos de los injertos. De forma escalonada, preferimos tensar y fijar primero el LCP y después el LCA, las estructuras laterales y las estructuras mediales. Para el LCP se coloca la rodilla en 90° de flexión y se pone un apoyo bajo la tibia para soportar su peso contra la gravedad. Se reduce el escalón medial con una maniobra de cajón anterior, de modo que el borde anterior de la meseta tibial medial quede aproximadamente 10 mm anterior al cóndilo femoral medial. El injerto del LCA se tensa y fija en extensión completa. Se reduce el APL de la rodilla mediante fuerza de rotación interna a la tibia respecto al fémur fijo, y se tensan el LLE y el ligamento poplíteoperoneo a 30° de flexión. El LLI se fija también a 30° de flexión de la rodilla y el ligamento oblicuo posterior (LOP) se fija cerca de la extensión completa en rotación externa. Esta secuencia evita una tensión excesiva de la rodilla durante la reparación/reconstrucción.

Tras un tensado y fijación adecuados, se mueve la rodilla y se explora bajo anestesia para comprobar que la movilidad y la fijación son adecuadas. Se realiza una radiografía para confirmar que todo el material de fijación está intacto y que la rodilla está bien reducida. Después de la cirugía debe comprobarse la presencia de pulso pedio y tibial posterior, y si hay dudas se emplea una sonda Doppler para confirmarlo.

7.7 Tratamiento postoperatorio

La pauta de rehabilitación ha de ser a la carta, según el tipo de lesión y de reconstrucción realizada. Creemos que debe protegerse la reparación quirúrgica,[3] por lo que no utilizamos las pautas aceleradas de las plastias ligamentosas aisladas, también aconsejadas en las lesiones multiligamentosas.[30]

Bloqueamos el miembro en ligera flexión (10°) para evitar la extensión completa durante las cuatro primeras semanas y proteger la reconstrucción del LCP, aunque otros autores prefieren la extensión completa.[1] Inmediatamente tras la cirugía comienzan tandas de ejercicios isométricos de cuádriceps con la rodilla en ligera flexión. No utilizamos movilización pasiva continua en el postoperatorio inmediato, para proteger la reconstrucción. A las dos semanas empezamos la flexión pasiva limitada a 90°, y hay que evitar la subluxación tibial posterior aplicando una fuerza anterior a la tibia proximal. Durante las seis primeras semanas no se realiza flexión activa para evitar la traslación tibial posterior por contracción de los isquiotibiales. Se retira la rodillera a las seis semanas y se inicia la flexoextensión entre 0° y 120°.

Los ejercicios de isquiotibiales de cadena abierta deben evitarse durante 12 semanas para prevenir la traslación tibial posterior y una tensión excesiva en el injerto de LCP. El apoyo en carga con muletas progresa a una carga parcial según tolerancia durante las cuatro primeras semanas, a menos que se haya realizado una reparación/reconstrucción lateral, que se mantiene en descarga. Se permite la carrera a los seis meses si se alcanza el 80 % de la potencia del cuádriceps. Los pacientes pueden reanudar un trabajo sedentario en dos a tres semanas, pesado en seis a nueve meses, y la actividad deportiva en nueve a doce meses.

Si a pesar de esta rehabilitación intensiva se requiere manipulación por rigidez articular, ésta se plantea entre las semanas 10 y 12, y si se aprecia excesiva resistencia se realiza una artrólisis artroscópica.

8   Conclusiones

Las luxaciones de rodilla son lesiones infrecuentes, pero graves, con un alto porcentaje de lesiones neurovasculares asociadas y de complicaciones. El diagnóstico, la evaluación y el tratamiento precoz por un cirujano experto son fundamentales para mejorar su pronóstico; para ello se requiere un alto grado de sospecha en un paciente con lesión multiligamentosa de la rodilla. La determinación del IPTB en cada paciente es primordial para descartar lesiones vasculares. El tratamiento vigente consiste en la reconstrucción temprana (antes de tres semanas), con autoinjerto o aloinjerto, de los ligamentos cruzados y del complejo posterolateral, combinada con reconstrucción o reparación de las estructuras colaterales mediales, y con una rehabilitación intensa.

Bibliografía

1. Fanelli GC, Stannard JP, Stuart MJ, MacDoald PB, Marx RG, Whelan DB, *et al.* Management of complex knee ligament injuries. J Bone Jt Surg. 2010; 92: 2235-46.
2. Halvorson JJ, Anz A, Langfitt M, Deonanan JK, Scott A, Teasdall RD, *et al.* Vascular injury associated with extremity trauma: initial diagnosis and management. J Am Acad Orthop Surg. 2011; 19: 495-504.
3. Howells NR, Brunton LR, Robinson J, Porteus AJ, Eldridge JD, Murray JR. Acute knee dislocation: an evidence based approach to the management of multiligament injuried knee. Injury. 2011; 42: 1198-204.
4. Peskun CJ, Chahal J, Steinfeld ZY, Whelan DB. Risk factors for peroneal nerve injury and recovery in knee dislocation. Clin Orthop Relat Res. 2012; 470: 774-8.
5. Taylor AR, Arden GP, Rainey HA. Traumatic dislocation of the knee: report of 43 cases with special reference to conservative treatment. J Bone Joint Surg Br. 1972; 54: 96-102.
6. Wong CH, Tan JL, Chang HC, Khin LW, Low CO. Knee dislocations – a retrospective study comparing operative versus closed immobilization treatment outcomes. Knee Surg Sports Traumatol Arthrosc. 2004; 12: 540-4.
7. Helgeson MD, Lehman RA Jr, Murphy KP. Initial evaluation of the acute and chronic multiple ligament injured knee. J Knee Surg. 2005; 18: 213-9.
8. Washer DC. High-velocity dislocation with vascular injury. Treatment principles. Clin Sports Med. 2000; 19: 457-77.
9. Lustig S, Leray E, Boisrenoult P, Trojani C, Laffarque P, Saragaglia D, *et al.;* French Society of Orthopedic Surgery and Traumatology. Dislocation and bicruciate lesions of the knee: epidemiology and acute stage assessment in a prospective series. Orthop Traumatol Surg Res. 2009; 95: 614-20.
10. Tay AK, MacDonald PB. Complications associated with treatment of multiple ligament injured (dislocated) knee. Sports Med Arthrosc. 2011; 19: 153-61.
11. Potter HG, Weinstein M, Allen AA, Wickiewicz TL, Helfet DL. Magnetic resonance imaging of the multiple-ligament injured knee. J Orthop Trauma. 2002; 16: 330-9.
12. Boisrenoult P, Lustig S, Bonneviale P, Leray E, Versier G, Neyret P, *et al.;* French Society of Orthopedic Surgery and Traumatology (SOFCOT). Vascular lesions associated with bicruciate and knee dislocation ligamentous injury. Orthop Traumatol Surg Res. 2009; 95: 621-6.
13. Gray JL, Cindric M. Management of arterial and venous injuries in the dislocated knee. Sports Med Arthrosc Rev. 2011; 19: 131-8.
14. Merritt AL, Wahl C. Initial assessment of the acute and chronic multiple-ligament injured (dislocated) knee. Sports Med Arthrosc. 2011; 19: 93-103.
15. Tocci SL, Heard WM, Fadale PD, Brody JM, Born C. Magnetic resonance angiography for the evaluation of vascular injury in knee dislocations. J Knee Surg. 2010; 23: 201-7.
16. Mills WJ, Barei DP, McNair P. The value of the ankle-brachial index for diagnosing arte-

rial injury after knee dislocation: a prospective study. J Trauma. 2004; 5: 1261-5.

17. Peskun CJ, Whelan DB. Outcomes of operative and nonoperative treatment of multiligament knee injuries: an evidence-based review. Sports Med Arthrosc. 2011; 19: 167-73.

18. Kennedy JC. Complete dislocation of the knee joint. J Bone Joint Surg. 1963; 4: 889-904.

19. Bistolfi A, Massazza G, Rosso F, Ventura S, Cenna E, Drocco L, *et al.* Non-reducible knee dislocation with interposition of the vastus medialis muscle. J Orthopaed Traumatol. 2011; 12: 115-8.

20. Cinar M, Derincek A, Akpinar S. Irreductible dislocation of the knee joint: two-stage treatment. Acta Orthop Traumatol Turc. 2011; 45: 280-3.

21. Shenck RC Jr. The dislocated knee. Instr Course Lect. 1994; 43: 127-36.

22. Yu JS, Goodwing D, Salonen D, Pathria MN, Resnick D, Dardani M, *et al.* Complete dislocaton of the knee: spectrum of associated soft-tissue injuries depicted by MR imaging. AJR Am J Roentgenol 1995; 164: 135-9.

23. Chahal J, Al-Taki M, Pearce D, Leibenberg A, Whelan DB. Injury patterns to the posteromedial corner of the knee in high-grade multiligament knee injuries: a MRI study. Knee Surg Sports Traumatol Arthrosc. 2010; 18: 1098-104.

24. Nicandri GT, Slaney SL, Neradilek MB, Larson RV, Green JR, Wahl CJ. Can magnetic resonance imaging predict posterior drawer laxity at the time of surgery in patients with knee dislocation or multiple-ligament knee injury? Am J Sports Med. 2011; 39: 1053-8.

25. Mercer D, Firoozbakhsh K, Prevost M, Mulkey P, DeCoster TA, Schenck R. Stiffness of knee-spanning external fixation systems for traumatic knee dislocations: a biomechanical study. J Orthop Trauma. 2010; 24: 693-6.

26. Levy BA, Dajani KA, Morgan JA, Shah JP, Dahm DL, Stuart MJ. Repair versus reconstruction of the fibular collateral ligament and posterolateral corner in the multiligament-injured knee. Am J Sports Med. 2010; 38: 804-9.

27. Levy BA, Krych AJ, Shah JP, Morgan JA, Stuart MJ. Staged protocol for initial management of the dislocated knee. Knee Surg Sports Traumatol Arthrosc. 2010; 18: 1630-7.

28. Hirschmann MT, Iranpour F, Müller W, Friederich NF. Surgical treatment of complex bicruciate knee ligament injuries in elite athletes: what long-term outcome can we expect? Am J Sports Med. 2010; 38: 1103-9.

29. Hirschman MT, Zimmermann N, Rychen T, Candrian Ch, Hudetz D, Lorez LG, *et al.* Clinical and radiological outcomes after management of traumatic knee dislocations by open single stage complete reconstruction/repair. BMC Musculoesqueletal/Disorders. 2010; 11: 102-13.

30. Kinzer A, Jenkins W, Urch SE, Shelbourne KD. Rehabilitation following knee dislocation with lateral side injury: implementation of the knee symmetry model. North Am J Sports Phy Therapy. 2010; 5: 155-65.

31. Ranger P, Renaud A, Phan P, Dahan P, De Oliveira E Jr, Delisle J. Evaluation of reconstructive surgery using artificial ligaments in 71 acute knee dislocations. Int Orthop. 2011; 35: 1477-82.

32. Marcacci M, Zaffagnini S, Bonanzinga T, Pizzoli A, Manca M, Caiaffa E. Articulated external fixator for treatment of complex knee dislocations. Clin Orthop Relat Res. 2012; 470: 869-76.

33. Hernández Hermoso JA, Val Lechuz M, Jimeno Urban F. Resultados del tratamiento quirúrgico de las luxaciones de rodilla. Rev Ortop Traum. 1993; 37: 36-42.

34. Hernández Hermoso JA, Jimeno Urban F. Luxaciones de rodilla. En: Lesiones traumáticas del niño. Madrid: Panamericana; 1995. p. 681-8.

35. Veltri DM, Deng XH, Torzilli PA, Maynard MJ, Warren RF. The role of the poplieteofibular ligament in stability of the human knee. A biomechanical study. Am J Sports Med. 1996; 24: 19-27.

Chapter 8

Long term outcomes of combined anterior cruciate ligament and allograft meniscus transplantation

R. Verdonk, P. Verdonk, F. Steenbrugge

Department of Orthopaedic Surgery
and Traumatology
Ghent University Hospital
Ghent
Belgium

Correspondence
Dr. René Verdonk
rene.verdonk@ugent.be

Synopsis

In recent history clinicians have become aware of the importance of joint homeostasis and the meniscus as well as anterior cruciate ligament (ACL) integrity. The human meniscus is a highly complex tissue with very specific characteristics in biological and biomechanical fields. This is still not very well understood. Different approaches and techniques have been tried in order to replace this lost valuable tissue. These can be categorised into three groups: *1)* replacement by human tissue as meniscus allografts, quadriceps tendon, Hoffa fat pad, etc.; *2)* replacement by prosthetic devices; and *3)* substitution by developed tissue based on scaffolds, cells and growth factors, or a combination of these. Most physicians see the substitution of the meniscus as a valuable therapeutic option in the treatment of the (sub)total meniscectomized knee. Repair is now a prerequisite as a treatment approach, especially even when the knee is ACL deficient. This chapter looks into the combined approach of ACL repair and meniscal allografting and substitution.

1   Introduction

The whole idea of knee reconstruction is to avoid progressive osteoarthrosis.

Osteoarthrosis can be regarded as an organ failure. Like other organ failures, e.g. of the lung or liver, osteoarthrosis is a final common pathway induced by several causes.

Biomechanical and biochemical causes can be distinguished. How they interact is not clear. Since the meniscus and the anterior cruciate ligament perform several functions in the knee, the removal of the semilunar cartilage or not repairing the anterior cruciate deficient knee will promote degradation. It should, however, be stressed that the activity level of the patient may aggravate the evolution. Indeed, the intensity of this load and weight bearing, which can induce changes in the expected periods of progressive degeneration is usually uncontrollable.

Even though posttraumatic conditions predominate in meniscal pathology, the aetiology of osteoarticular degeneration following meniscectomy is more complex than a 'wear and tear' mechanism.

In healthy individuals, it is only after the age of 40 that some degree of degeneration of the load bearing surface is observed. These degenerative changes affect the meniscal body and the load bearing cartilage of the femur and the tibia to almost the same degree.

Consequently, it may be stated that trauma produces changes in the semilunar cartilage and compromises a biomechanical homeostasis of the knee joint even more so in the anterior cruciate ligament (ACL) deficient knee joint.

1.1 Historical review

"By arterial injection with an opaque medium, one can discern a network of fine vessels from the capsule, entering the convex border of the meniscus but disappearing almost immediately. Because of this, one might expect healing in peripheral meniscus detachments, but none in tears limited to the semilunar cartilage itself".

These were the opening sentences of King's paper[1] at the annual meeting of the American Academy of Orthopaedic Surgeons in Saint-Louis, Missouri on January 13, 1936. This author conducted several clinical tests to assess the healing capacity of the internal semilunar cartilage of the knee of dogs. The incisions made in and around the semilunar cartilages seemed to heal to a varying degree insofar as there was contact with the synovial membrane on the outer edge of the meniscus.

1.2 Why save the meniscus?

Since then, arthrotomy and meniscectomy have become common orthopaedic procedures. In the 1950s and the 1960s total meniscectomy was performed for almost any meniscal tear that was positive upon clinical examination. In the last two decades, however, arthroscopy of the knee joint has provided us with a means of performing adequate meniscectomy following the technical rules laid down by several authors such as Jackson (1974),[2] Sprague (1981)[3] and Rand (1985).[4]

The period between 1970 and 1980 showed that with a carefully executed arthroscopic meniscectomy for a torn medial meniscus, functional restoration was achieved in more than 90 % of cases.

The short-term results of these resections are comparable to those of open meniscectomy as far as the medial compartment of the knee is concerned.

In the longer term and in the event of medial meniscectomy, factors such as varus malalignment and mechanical overload increase the risk of degeneration of the load bearing cartilage in the medial compartment. Not only will the buffer function of the semilunar cartilage be absent between the femoral condyle and the medial tibial plateau, but the stabilising factor, i.e. the meniscal wall, will also be lacking.

Any ligamentous laxity produced by the initial trauma and to a greater extent in ACL deficient knees, will increase the degenerative changes in the load bearing area.

If one accepts that chondral congruity is improved by the presence of the medial meniscus under loading conditions, then this certainly applies to the lateral compartment. Indeed, the convex lateral femoral condyle articulates with an almost convex lateral tibial plateau.

The contact area between both cartilaginous elements is flattened and widened only because of the presence of the O-shaped lateral meniscus. One should be even more cautious in the treatment of lateral meniscal lesions than when confronted with a torn medial meniscus.

1.3　Why substitute the removed meniscus?

The integrity of the semilunar cartilages has proved to be the best safeguard against mechanical degenerative changes.

One can postulate that restoring normal congruency between the femur and tibia with intact menisci would be the ideal solution to many mechanical knee problems.

However, this form of chondroprotection in the loadbearing area of the femur and tibia can only be properly evaluated after 10 to 20 years of follow-up.

In order to obtain functional results, meniscal allografts have to be incorporated in the knee joint by intimate meniscofemoral synovial bonding. The synovial fibroblasts must grow into the collagen mesh work of the meniscal allograft.

Over the years a satisfactory incorporation of meniscal allografts was obtained with fresh allografts.[5-7]

1.4   Why repair/replace the ACL deficient knee?

Over the years it has dawned on the sports orthopaedic community that ACL replacement was required in ACL deficient knee joints for the long-term prevention of degenerative osteoarthrosis. The consensus in literature shows that these satisfactory results also depend on meniscal integrity.[8-15]

Total meniscal replacement (using allografts) in the case of previous total meniscectomy improves stability results and thus the clinical outcome of these patients.

These findings are supported by recent in-vitro set-up investigations[16] illustrating reciprocal protection ACL replacement vs. meniscal integrity and meniscal replacement vs. ACL replacement.

2   Surgical technique

2.1   Technique of meniscal transplantation with preoperative considerations

2.1.1   Introduction

The purpose of this technical chapter is to present medial and lateral meniscal allograft transplantation[1] as an open procedure or[2] as an arthroscopically assisted procedure. Both techniques use primarily soft tissue fixation of the allograft to the native meniscal rim. Additional transosseous fixation of the anterior and posterior horn is used in the arthroscopic technique, while a tag on the anterior horn is used in the open procedure for soft tissue-bone fixation.

ACL replacement using allografts (tibialis anterior tendon/tibialis posterior tendon) is obviously arthroscopic-assisted and can easily be combined with meniscal allografting both in combined or separate surgical settings.

2.1.2   Anaesthesia and surgical preparation

These items are identical for the open and arthroscopic procedure.

The choice of anaesthesia is made in consultation between the surgeon, the anaesthesiologist and the patient and depends on the patient's age, comorbidity and history with regard to previous anaesthesia. General anaesthesia is preferred at our institution.

The patient is then placed in the supine position on the operating table. A lateral leg-holder is positioned at the height of the tourniquet with the leg positioned at 90° of flexion. A foot holder is used to hold the leg at 90° and 110° of flexion as needed. Previous skin incisions are marked. The limb is exsanguinated and the tourniquet is inflated. The limb is then prepared with chlorhexidine gluconate-alcohol solution and draped at the mid-thigh level.

2.1.3   Allograft preparation for the open procedure

As previously described elsewhere, the allograft is positioned and fixed on a specially designed cork board with three 25 gauge needles.[17] With a scalpel, the residual synovial tissue is dissected from the allograft meniscus at the menisco-synovial junction level and discarded.

The upper side of the allograft is marked with a methylene blue skin marker. Horizontal 2/0 polydioxanone surgical sutures (PDS II® mounted on a double small needle, Ethicon, Somerville, NJ, USA) or 2/0 non-absorbable polypropyl-ene sutures (Prolene® mounted on a double small needle, Ethicon, Somerville, NJ, USA) are placed every 3 to 5 mm through the posterior horn, the body and the anterior horn of the allograft and fixed onto a specially designed suture holder (holder A). The senior surgeon (RV) prefers the use of 2/0 Prolene® sutures for the posterior horn since this suture material comes with slightly smaller needles and therefore has easier surgical handling in the more narrow posterior joint space. The sutures are fixed onto the suture holder in sequence from posterior to anterior. Generally 6 to 8 sutures are needed to cover the complete allograft.

2.1.4   Open meniscal allograft transplantation

A medial or lateral parapatellar incision of approximately 8 cm is made with the knee in 90° of flexion to gain access to the involved compartment of the knee joint. The joint capsule is then opened and the anterior horn of the meniscus remnant is transected.

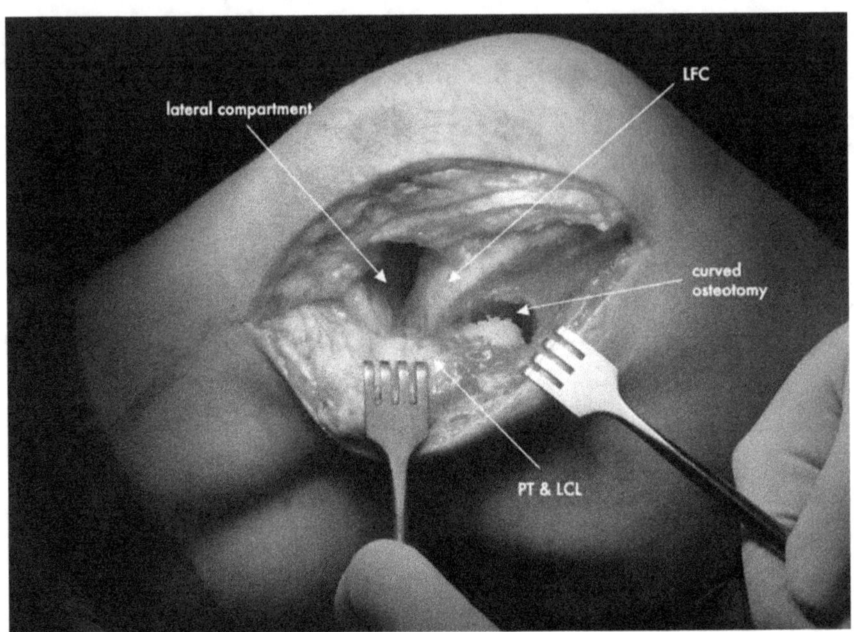

Figure 1. Open meniscal allograft transplantation. To further open the lateral compartment, the LCL and PT are detached with a curved osteotomy on the femoral side.

For the lateral procedure, the iliotibial band is released subperiosteally from its distal attachment. To further open up the lateral compartment, the insertion of the lateral collateral ligament (LCL) and popliteus tendon (PT) is detached with a curved osteotomy on the femoral side (see figure 1). The centre of the osteotomy bone block is first predrilled with a 2.7 mm drill. This facilitates subsequent refixation with a screw and washer. The osteotomy is carried out in a clockwise direction from the 8 o'clock position to the 4 o'clock position and is approximately 1.5 cm deep and conically shaped. The bone block is gently folded out using a bone clamp and then the osteotomy is completed inferiorly from the 4 o'clock to the 8 o'clock position using the osteotome. The lateral joint space can now be opened up easily from 1 to 2 cm by placing the knee in the figure of 4 position at 70° to 90° of flexion with the index foot positioned across the contralateral limb.

For the medial procedure, the medial collateral ligament is detached on the femoral side with an osteotomy.[18] A flake osteotomy (0.5 to 1 cm in thickness) is done with a straight osteotome at the level of the medial femoral epicondyle. The soft tissues posterior to the medial collateral ligament are left in continuity. By gently placing the knee in a valgus position, the medial compartment can now be opened up in a controlled fashion.

The meniscus remnant is trimmed preferably to a stable meniscal rim with a basket in the anterior and with arthroscopic instruments in the posterior horn. Most often, the insertion of the posterior horn is still intact and in continuity with the tibial plateau. The insertion of the posterior horn is also trimmed to fit the allograft. The meniscal rim deserves surgical attention, as it serves as a strong envelope encapsulating the medial or lateral compartment of the knee.

The meniscal remnant level is then marked with a small mosquito clamp in the anterior horn as a landmark for the correct level of subsequent fixation of the allograft. Next, the previously prepared viable meniscal allograft is introduced into the knee compartment. The sutures are taken from the holder in the correct sequence from posterior to anterior and driven through the meniscal rim one by one in an all-inside fashion from inferior to superior and transferred to a second suture holder (holder B), again in a sequence from posterior to anterior. The lateral allograft is also sutured to the popliteus tendon. We have found on follow-up arthroscopies that the popliteal hiatus will recreate itself naturally. The insertion of the anterior horn of the meniscus is not yet sutured at this stage of the operation. Once the sequence of suture transfer from holder A through the meniscal rim (and popliteal tendon) to holder B is completed, the allograft is introduced into the compartment by gently pulling on each suture in a sequence from posterior to anterior. Generally, this procedure has to be performed progressively to establish a secure fit of the allograft to the meniscal rim. The suture knots are then securely tied and cut. A fine-tipped suture driver and knot pusher are frequently required to securely tighten the posterior sutures. The knee is now positioned again at a normal 90° flexed position. The bone block of the collateral ligament and popliteus tendon is repositioned and fixed using a 35 or 40 mm 2.9 AO cancellous screw with a spiked washer. The anterior horn of the allograft is then fixed to the tibia using an anchor (GII®, Depuy Mitek, Raynham, Massachussetts, USA). The Hoffa fat pad and knee capsule are closed using interrupted Vicryl® 1/0 (Ethicon, Somerville, NJ, USA) cross stitches after haemostasis.

2.1.5 *Allograft preparation for the arthroscopic procedure*

The allograft is positioned and fixed on a specially designed cork board with three 25 gauge needles. With a scalpel, the residual synovial tissue is dissected from the allograft meniscus at the meniscosynovial junction level and discarded.

The upper side of the allograft is marked with a methylene blue skin marker. Non-resorbable high-strength (Fibrewire®, Arthrex, Naples, USA) sutures are

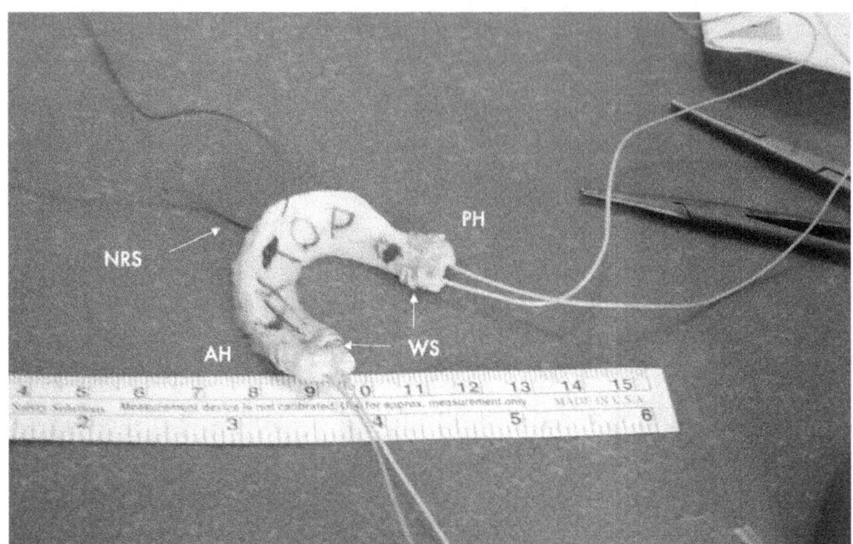

*Figure 2. Prepared lateral meniscal allograft for arthroscopic meniscal transplantation.
Whipstiches (WS) on inner and outer rim of anterior (AH) and posterior horn (PH). A vertical
non-resorbable suture (NRS) is placed on the posterolateral corner, slightly anterior to the PT hiatus.*

placed in the anterior and posterior horn of the allograft. Generally, three whip-stitches are placed on the inner and outer rim of the horn of the allograft. An additional vertical non-resorbable suture (Ethibond® 2/0, Somerville, NJ, USA) is placed at the posteromedial or posterolateral corner of the medial or lateral allograft, respectively. For the lateral allograft, the posterolateral suture is positioned slightly anterior to the popliteus tendon hiatus as this will serve as a landmark during arthroscopy (see figure 2).

2.1.5.1 Arthroscopically assisted lateral meniscal allograft transplantation

The classic anteromedial and anterolateral portals are made. An additional antero-medial portal is positioned very medially to gain easy instrumental access for the de-bridement and resection of the anterior portion of the native lateral meniscus. Using shaver and punch the remnant meniscus is debrided to the level of the meniscal rim.

A modified ACL aiming device, with a low profile tip, is inserted through the medial portal and positioned at the anatomical posterior horn of the lateral me-niscus slightly posterior to the ACL (see figure 3). A guide pin is drilled first and subsequently overdrilled by a 4.5 mm cannulated drill. A double loop metal wire

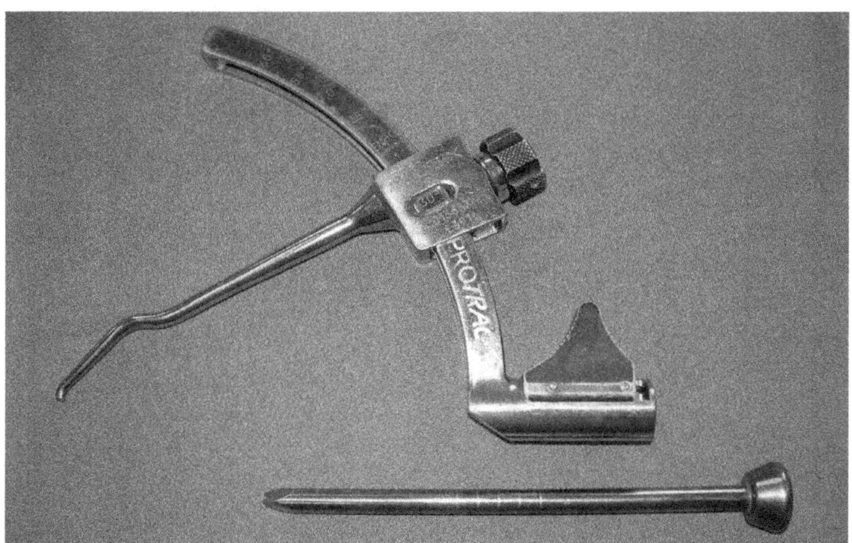

Figure 3. Modified ACL aiming device, with low profile tip. This device is positioned at the anatomical posterior horn of the lateral meniscus, just posterior to the ACL.

is introduced through the tunnel from outside-in and picked up intra-articularly with an arthroscopical grasper and pulled out through the lateral portal. Subsequently, a suture passer (Acupass®, Smith and Nephew, Memphis, Tennessee, USA) is introduced twice from outside-in just anterior to the lateral collateral ligament and the popliteus tendon into the joint: one just below and the second above the native meniscal rim (see figure 4). The looped wires are picked up and pulled out again through the lateral portal. Next, the posterior horn pull suture and the posterolateral pull suture are pulled through using the double looped metal wire and the double looped suture pass wire. The prepared lateral allograft is subsequently introduced into the lateral compartment through an enlarged lateral portal by pulling progressively on the posterolateral pull suture and the posterior horn pull suture. Care should be taken that the graft does not flip upon introduction and that pull wires do not intertwine. Risk for intertwining wires is greatly reduced by using a double loop metal wire for the posterior horn.

The posterior horn is now positioned correctly. Its position can be slightly modified more towards the posterolateral corner or more towards the posterior horn by pulling more on the posterolateral or posterior horn traction wire. One or two all-inside meniscal fixation devices (Fastfix®, Smith and Nephew, Memphis, Tennessee, USA) are used to fix the allograft to the meniscal rim. Fixation should be started in the posterolateral corner. Subsequently inside out horizontal

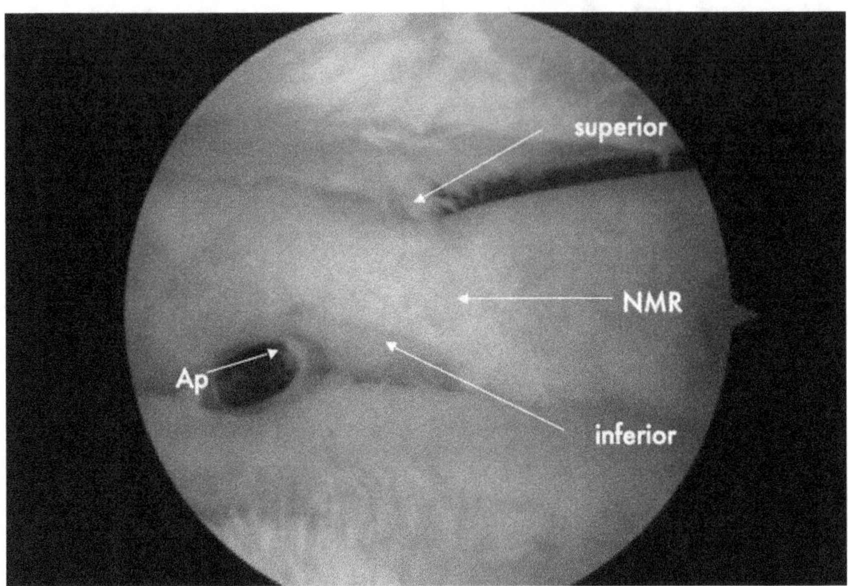

Figure 4. A suture passer (Acupass® Ap) is introduced twice from outside-in, just anterior to the LCL and the PT, superior and inferior of the native meniscal rim (NMR).

Ethibond® 2/0 sutures are used for fixing the body of the allograft. The anterior horn is fixed using outside in PDS or Ethibond® 2/0 sutures.

Prior to making the suture knots, the anterior horn is introduced into the knee joint and the anatomical insertion site is identified and prepared in the same manner as for the posterior tunnel. If necessary, its position can be slightly adapted to the graft position. Similarly to the procedure of the posterior horn, the anterior tunnel is prepared and the traction suture is pulled through.

First, the meniscal inside out sutures are knotted. Subsequently, the anterior and posterior horn traction sutures are knotted to each other over a bone bridge on the anteromedial side of the tibia. This procedure reduces the possibly stretched capsule and native meniscal rim tied to the meniscal allograft, by pulling on the anterior and posterior horn by a transosseous suture fixation.

2.1.5.2 Arthroscopically assisted medial meniscal allograft transplantation

A similar procedure as for the lateral allograft transplantation is performed for the medial allograft transplantation. However, some steps are different and will be highlighted in this section.

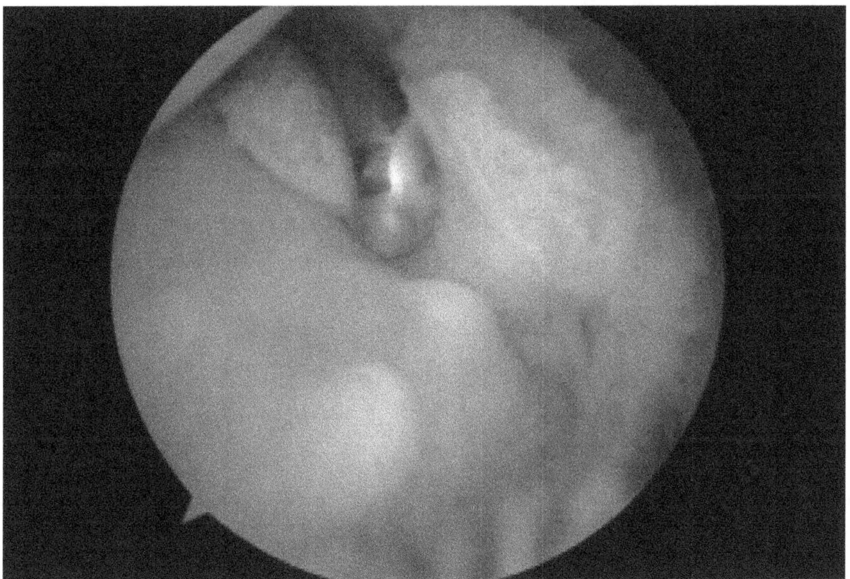

Figure 5. Arthroscopic view of the posteromedial portal used in arthroscopically assisted medial meniscal allograft transplantation. The custom ACL guide is introduced through the intercondylar notch on the anatomical posterior horn insertion of the native medial meniscus.

In addition to the classic anteromedial and anterolateral portal, a posteromedial portal should be used to identify the original posterior horn attachments of the native meniscus (see figure 5). Using the same drill guide, the transosseous tunnels can be prepared. These tunnels should be prepared starting on the anterolateral side of the tibia. This direction is more in line with the forces on the traction sutures.

A posteromedial traction suture is used, as in accordance with the lateral allograft. On the medial side, however, we lack a clear anatomical landmark such as the popliteal hiatus on the lateral side.

The anterior horn of the native medial meniscus may in some cases be very anterior on the tibial plateau resulting in a very short transosseous anterior tunnel.

2.2   Technique for ACL replacement

A systematic review of ACL replacement techniques is beyond the scope of this chapter.

Most techniques now use arthroscopic-assisted implantation approaches both using autograft and allograft ACL replacement.

The authors' experience is concentrated on allograft replacement using both tibialis anterior and tibialis posterior tendons perfectly fitting surgical requirements in allograft length (looped) and diameter (7-9 mm) allowing for successful knee stabilisation. It may be considered to combine both surgical settings at the same time (meniscal allografting/ACL replacement) or perform surgeries separately within three months.

Performing both surgeries concomitantly may prove difficult because of the limited view in the posteromedial corner of the knee (due to medial condyle subluxation in ACL deficient knees) as is the authors' experience. Therefore, a double staged procedure can be considered: first performing the ACL replacement, and second, at three months delay, performing the meniscal allografting in a stable knee construct without laxity impact on correct posterior horn positioning and fixation.

3   Discussion

It is the authors' experience that in symptomatic meniscus and ACL deficient knees in young patients meniscal replacement and ACL stabilisation is a prerequisite for correct treatment.

Limited long-term (>15 years) experience supports this finding.[17]

This experience is limited due to the original selection criteria for patient inclusion. Based on Noyes and Barber-Westin's[19] experience combining ACL stabilisation techniques with meniscal allografting produced excellent results, however it does not clarify whether these results were due to one implant or the other at the time.

Steenbrugge *et al.*[20-25] mentions similar findings.

Claes *et al.* (manuscript in preparation) has performed a meta-analysis on the subject illustrating comparable results.

We are now far better informed that correct results can only be obtained when all elements from the knee (as an organ) are properly reconstructed.

These thoughts make it possible to proceed not only to ACL replacement and meniscal allografting, but also to ACL replacement and partial meniscal replacement in symptomatic knees in young patients.

Zaffagnini *et al.*[26] and Monllau *et al.*[27] have demonstrated better outcomes in the long-term (>10 years) after partial meniscal replacement in stable knees using CMI meniscal implants (ReGen Biologics, NJ, USA).

The authors have similar long-term results. In addition, they have obtained similar short-term beneficial results when performing ACL replacement combined with partial meniscal implantation using the Actifit® (Orteq, London England) device in the medial compartment.[28]

4   Conclusion

Spang *et al.*[16] have reported satisfactory reciprocal protection from meniscal allografts towards ACL strain illustrating the impact of both anatomical elements on normal knee function in vitro. Pernin *et al.*[8] have suggested the same finding on clinical grounds on long-term follow-up in ACL replacement knees and the impact of meniscal resection or integrity on late osteoarthrosis at the 25 year follow-up.

All of this tends to support the consideration of the knee joint as an 'organ' in which all factors of potential failure need to be considered together for appropriate treatment.

References

1. King D. The healing of semilunar cartilages. J Bone Joint Surg. 1936; 18: 333-42.
2. Jackson RW. The role of arthroscopy in the management of the arthritic knee. Clin Orthop. 1974; 10: 28-35.
3. Sprague NF, 3rd. Arthroscopic debridement for degenerative knee joint disease. Clin Orthop. 1981; 160: 118-23.
4. Rand JA. Arthroscopic management of degenerative meniscus tears in patients with degenerative arthritis. Arthroscopy. 1985; 1: 253-8.
5. Elattar M, Dhollander A, Verdonk R, Almqvist KF, Verdonk P. Twenty-six years of meniscal allograft transplantation: is it still experimental? A meta-analysis of 44 trials. Knee Surg Sports Traumatol Arthrosc. 2011; 19: 147-57.
6. Verdonk R. Meniscal transplantation. Acta Orthop Bel. 2002; 68: 118-27.
7. Lubowitz JH, Verdonk PCM, Reid JB III, Verdonk R. Meniscus allograft transplantation: a current concepts review. Knee Surg Sports Traumatol Arthrosc. 2007; 15: 476-92.
8. Pernin J, Verdonk P, Aït Si Selmi T, Massin Ph, Neyret Ph. Long-term follow-up of 24.5 years after intra-articular anterior cruciate ligament reconstruction with lateral extra-articular augmentation. Am J Sports Med. 2010; 38: 1094-102.
9. Aït Si Selmi T, Fithian D, Neyret Ph. The evolution of osteoarthritis in 103 patients with ACL reconstruction at 17 years follow-up. Knee. 2006; 13: 353-8.
10. Cohen M, Amaro JT, Ejnisman B, Carvalho RT, Nakano KK, Peccin MS, *et al.* Anterior cruciate ligament reconstruction after 10 to 15 years: association between meniscectomy and osteoarthritis. Arthroscopy. 2007; 23: 629-34.
11. Dejour H, Dejour D, Aït Si Selmi T. Chronic anterior laxity of the knee treated with free patellar graft and extra-articular lateral plasty: 10-year follow-up of 148 cases. Rev Chir Orthop Reparatrice Appar Mot. 1999; 85: 777-89.
12. Drogset JO, Grontvedt T. Anterior cruciate ligament reconstruction with and without

a ligament augmentation device: results at 8-year follow-up. Am J Sports Med. 2002; 30: 851-6.

13. Hertel P, Behrend H, Cierpinski T, Musahl V, Widjaja G. ACL reconstruction using bone-patellar tendon-bone press-fit fixation: 10-year clinical results. Knee Surg Sports Traumatol Arthrosc. 2005; 13: 248-55.

14. Keene GC, Bickerstaff D, Rae PJ, Paterson RS. The natural history of meniscal tears in anterior cruciate ligament insufficiency. Am J Sports Med. 1993; 21: 627-79.

15. Neyret P, Donell ST, Dejour H. Results of partial meniscectomy related to the state of the anterior cruciate ligament: review at 20 to 35 years. J Bone Joint Surg Br. 1993; 75: 36-40.

16. Spang JT, Dang ABC, Mazzocca A, Rincon L, Obopilwe E, Beynnon B, *et al.* The effect of medial meniscectomy and meniscal allograft transplantation on knee and anterior cruciate ligament biomechanics. Arthroscopy. 2010; 26: 192-201.

17. Verdonk PC, Demurie A, Almqvist KF, Veys EM, Verbruggen G, Verdonk R. Transplantation of viable meniscal allograft. Surgical technique. J Bone Joint Surg Am. 2006; 88: 109-18.

18. Goble EM, Verdonk R, Kohn D. Arthroscopic and open surgical techniques for meniscus replacement - meniscal allograft transplantation and tendon autograft transplantation. Scand J Med Sci Sports. 1999; 9: 168-76.

19. Noyes FR, Barber-Westin SD. Irradiated meniscus allografts in the human knee: a two to five year follow-up. Orthop Trans. 1995; 19: 417.

20. Steenbrugge F, Corteel J, Verdonk R, Verstraete K. Evaluation à long-terme de la réparation arthroscopique du ménisque. Rev Chir Orthop. 2003; 89: 699-706.

21. Steenbrugge F, Van Nieuwenhuyse W, Verdonk R, Vertstraete K. Arthroscopic meniscus repair in the ACL-deficient knee. Int Orthop. 2005; 29: 109-12.

22. Steenbrugge F, Verstraete K, Verdonk R. Magnetic resonance imaging of the surgically repaired meniscus. A 13-year follow-up study of 13 knees. Aca Orthop Scand. 2004; 75: 323-7.

23. Steenbrugge F, Verdonk R, Hürel C, Verstraete K. Arthroscopic meniscus repair: inside-out technique vs. Biofix meniscus arrow. Knee Surg Sports Traumatol Arthrosc. 2004; 12: 43-9.

24. Steenbrugge F, Verdonk R, Vorlat P, Mortier F, Vertstraete K. Repair of chronic ruptures of the anterior cruciate ligament using allograft reconstruction and a ligament augmentation device. Acta Orthop Belg. 2001; 67: 252-8.

25. Steenbrugge F, Verdonk R, Vertstraete K. Allograft reconstructions for chronic ruptures of the anterior cruciate ligament: augmentation versus non-augmentation. Eur J Orthop Surg Traumatol. 2002; 12: 8-13.

26. Zaffagnini S, Muccioli GMM, Lopomo N, Bruni D, Giordano G, Ravazzolo G, *et al.* Prospective long-term outcomes of the medial collagen meniscus implant versus partial medial meniscectomy: a minimum 10-year follow-up study. Am J Sports Med. 2011; 39: 977-85.

27. Monllau JC, Gelber PE, Abat F, Pelfort X, Abad R, Hinarejos P, *et al.* Outcome after partial medial meniscus substitution with the collagen meniscal implant at a minimum of 10 years' follow-up. Arthroscopy. 2011; 27: 933-43.

28. Verdonk R, Verdonk P, Heinrichs EL. Polyurethane meniscus implant: technique. In: Beaufils Ph, Verdonk R, editors. The meniscus. Berlin: Springer-Verlag; 2010. p. 389-94.

Capítulo 9

Algoritmo de actuación y resultados en la infección tras la cirugía del ligamento cruzado anterior de la rodilla

J. Leal-Blanquet, R. Torres-Claramunt, X. Pelfort

Servicio de Cirugía Ortopédica
y Traumatología
Parc de Salut Mar
Hospital Mar/Esperanza
Barcelona

Dirección para correspondencia
Dr. Joan Leal-Blanquet
jleal@hospitaldelmar.cat

Sinopsis

La reconstrucción de los ligamentos en la rodilla es un método efectivo para restablecer la estabilidad de la articulación después de una lesión. La artritis séptica en el postoperatorio de una reconstrucción del ligamento cruzado anterior es poco común, pero de consecuencias potencialmente devastadoras. En presencia de una infección, es fundamental realizar un rápido diagnóstico para poder actuar terapéuticamente con la máxima celeridad posible. El hecho de no tener un protocolo de actuación claro puede llevar al cirujano a encontrarse con una situación de pérdida irreversible de la plastia realizada y deterioro articular. Las guías clínicas para esta complicación no están, por el momento, del todo establecidas, y en ocasiones los criterios utilizados son contradictorios. Así, por ejemplo, hay una importante discrepancia a la hora de decidir si se mantiene o no la plastia, si realizamos un lavado quirúrgico abierto o por vía artroscópica, el tipo y la duración de la antibioticoterapia que es preciso administrar, o cuánto tiempo debe esperarse hasta indicar el lavado articular. Es preciso ser extremadamente ordenado y minucioso a la hora de plantear el algoritmo de actuación frente a una posible artritis posquirúrgica. Las decisiones que se tomen y los momentos en que se ejecuten van a ser clave para la correcta evolución del proceso infeccioso. El objetivo de este capítulo es revisar el conocimiento actual sobre el tema, así como exponer la propia experiencia de los autores, para establecer un algoritmo de actuación frente a la sospecha de artritis séptica tras la reconstrucción del ligamento cruzado anterior de la rodilla.

Introducción

Las infecciones óseas y articulares siguen siendo un importante desafío para el cirujano ortopédico. La alta tasa de éxitos obtenida con el tratamiento antibiótico en la mayoría de las enfermedades infecciosas no se ha conseguido en las infecciones que afectan al sistema óseo y articular, a causa de las características fisiológicas y anatómicas de dichos sistemas.[1]

La infección articular se produce cuando un número determinado de patógenos, suficientemente virulentos, supera las defensas naturales del huésped (respuestas inflamatoria e inmunitaria) y establece un foco de infección. La artritis séptica aguda se debe a la invasión bacteriana de un espacio articular, lo que puede producirse por diseminación hematógena, inoculación directa por un traumatismo, intervención quirúrgica o extensión contigua desde una osteomielitis o celulitis próximas. A pesar de haber investigado en profundidad la fisiopatología y el tratamiento de la artritis séptica aguda, la morbilidad y la mortalidad son todavía significativas, en especial en los pacientes en los extremos de edad. Incluso con los antibióticos y los regímenes terapéuticos disponibles en la actualidad, pueden producirse complicaciones graves.[2]

Específicamente, la artritis séptica de la rodilla tras una reconstrucción ligamentosa realizada por vía artroscópica es una complicación poco frecuente.[3] A pesar de su rareza, puede dejar importantes secuelas articulares, por lo que resulta fundamental que el cirujano ortopédico conozca sus factores predisponentes y su evolución.[3] La incidencia de infección postoperatoria tras un procedimiento artroscópico se sitúa entre el 0,1 % y el 0,48 %.[4] En la literatura médica, la prevalencia de infección tras la reconstrucción del ligamento cruzado anterior (LCA), la ligamentoplastia más frecuente en la articulación de la rodilla, suele estar por debajo del 1 %, aunque éste también es un aspecto controvertido sobre el que no hay consenso entre los diferentes autores.[5]

En los últimos años, la creciente utilización de aloinjertos para la reconstrucción de los ligamentos en la rodilla ha suscitado dudas respecto a si este tipo de injerto condiciona un mayor riesgo de infección en el postoperatorio. Sin embargo, no se han encontrado diferencias, en cuanto a la tasa de infección, entre autoinjertos y aloinjertos cuando se utilizan con este propósito.[6,7] Es importante puntualizar que todas estas consideraciones se refieren a reconstrucciones artroscópicas, y que podrían verse alteradas en caso de considerar reconstrucciones realizadas mediante cirugía abierta. Esta última técnica, en general poco utilizada, probablemente debería ocupar un capítulo independiente puesto que la incidencia y la prevalencia de la infección podrían ser muy diferentes.

En este escenario es prioritario realizar un precoz y correcto diagnóstico para establecer un tratamiento eficaz. No existe, en la actualidad, un protocolo claro y uniforme para el tratamiento de la infección articular después de una plastia ligamentosa. El objetivo de este capítulo es establecer un algoritmo de diagnóstico y tratamiento para la artritis séptica secundaria a cirugía del LCA, basado en la información obtenida de la literatura médica y en la propia experiencia de los autores.

1   Etiología y profilaxis

La artritis séptica aguda tras una reconstrucción ligamentosa en la rodilla puede aparecer a cualquier edad. Puesto que la cirugía en sí misma ya es un agente causal, un sistema inmunitario inmaduro, una afectación de la inmunidad por cualquier causa, las neoplasias, el alcoholismo, la diabetes mellitus, la artritis reumatoide, el lupus eritematoso sistémico, la malnutrición, la insuficiencia hepática o renal crónica, el consumo de drogas por vía parenteral y la artritis previa pueden ser factores que contribuyan o potencien la instauración de una infección articular y alteren la etiología bacteriana normal.[1,2]

La artritis séptica aguda posquirúrgica es más frecuente en los adultos, probablemente debido a que la cirugía de reconstrucción ligamentosa se realiza con mayor frecuencia en este grupo de edad. Las secuelas más graves, no obstante, se producen en los niños, puesto que el daño cartilaginoso puede aumentar con los años. Las variables anatómicas dependientes de la edad pueden ser causa de complicaciones graves, como la destrucción de la epífisis y la necrosis avascular asociada al aumento de la presión intracapsular y el derrame séptico.[8]

No se ha estudiado específicamente la frecuencia de infección según la edad o el sexo, pero sí encontramos ciertos factores predisponentes que pueden justificar una mayor incidencia de esta grave complicación. Estos factores, unidos al estímulo basal inicial, que es la agresión quirúrgica, pueden ayudar a desencadenar una artritis séptica. En este sentido, pueden dividirse en factores dependientes del paciente y dependientes del cirujano.[1]

De los factores dependientes del paciente, el estado nutricional y la respuesta inmunitaria parecen ser muy importantes.[9] Si el paciente está malnutrido o es inmunodeficiente y no puede organizar una respuesta a la infección, disminuirán los efectos de cualquier tratamiento. La malnutrición influye de un modo adverso en la inmunidad humoral y celular, afecta a la quimiotaxis de los neutrófilos, disminuye la eliminación de bacterias, y reduce la función bactericida de los neutrófilos, el aporte de células inflamatorias a los focos infecciosos y los componentes séricos del complemento.[10] Además, los requerimientos séricos basales de un paciente con una infección aumentan desde un 30 % a un 55 % con respecto a lo observado en condiciones normales.[9] Ciertos autores[11,12] recomiendan un soporte nutricional antes de la cirugía electiva para pacientes con pérdidas de peso recientes superiores a 4,5 kg, concentraciones de seroalbúmina por debajo de 3,4 g/dl o cifras de linfocitos inferiores a 1500/mm³. Entre otros factores dependientes del paciente también se encuentra el estado inmunitario. Para combatir la infección inicial, el paciente debe organizar las respuestas inflamatoria e inmunitaria, que en este estado subclínico detendrán la difusión de la infección y luego, en el caso ideal, destruirán a los patógenos infectantes.[1] Los principales mecanismos de defensa del cuerpo son la respuesta de los neutrófilos, la inmunidad humoral, la inmunidad celular y las células reticuloendoteliales.[1] Una deficiencia en la producción o la función de cualquiera de estos factores predispone al huésped a la infección por grupos específicos de patógenos oportunistas.[5]

Entre los factores dependientes del cirujano, en general, se encuentran la preparación de la piel, el ambiente del quirófano y el tratamiento antibiótico profiláctico. Respecto a la primera, es obvio que siempre que se rompe la barrera cutánea hay contaminación de la herida. Una preparación adecuada de la piel disminuye la contaminación producida por las bacterias allí presentes. Aunque la piel nunca puede desinfectarse por completo, el número de bacterias presentes puede disminuir de un modo importante antes de la cirugía. La piel y el pelo pueden quedar asépticos con alcohol, yodo o clorhexidina, pero es casi imposible esterilizar los folículos pilosos y las glándulas sebáceas, donde normalmente residen y se reproducen las bacterias.[13] Por otro lado, no se recomienda el afeitado del campo operatorio, a no ser que se realice en el propio quirófano. El afeitado el día anterior a la cirugía puede producir un traumatismo local y crear un medio favorable para la multiplicación bacteriana.[14]

El ambiente del quirófano es otro de los factores importantes a tener en cuenta a la hora de prevenir una posible infección articular. Las bacterias vehiculadas por el aire pueden ser fuente de contaminación de la herida quirúrgica. Estas bacterias suelen ser grampositivas y tienen su origen, casi en exclusiva, en el personal que está en el quirófano.[11] Las concentraciones de bacterias vehiculadas por el aire en el quirófano pueden reducirse por lo menos un 80 % mediante sistemas de flujo de aire laminar, e incluso más con sistemas de aislamiento del personal.[15]

Los microorganismos aerobios grampositivos son los que se relacionan, en un mayor porcentaje, con la etiología de este tipo de infecciones. Según las series consultadas, el microorganismo más frecuente varía entre *Staphylococcus aureus* y estafilococos coagulasa negativos.[3,16-19] Otros microorganismos habitualmente implicados incluyen diversos aerobios grampositivos: *Corynebacterium, Propionibacterium,* enterococos y estreptococos, entre otros. En pocos casos se han descrito como causantes de la infección microorganismos anaerobios.[4] Dentro del grupo de los aerobios grampositivos hay que tener en cuenta que en las series más recientes no es infrecuente encontrar especies de *S. aureus* resistentes a la meticilina (SARM), por lo que deberá considerarse esta posibilidad a la hora de iniciar el tratamiento antimicrobiano empírico.

Varios estudios han demostrado la eficacia de la administración profiláctica preoperatoria de antibióticos para reducir las tasas de infección tras una intervención quirúrgica.[1,9,12,13,20,21] Durante las primeras 24 horas, la infección depende del número de bacterias presentes. En las primeras dos horas, los mecanismos defensivos del huésped trabajan para disminuir el número total de bacterias. Durante las siguientes cuatro horas, este número permanece bastante constante, y las bacterias que se multiplican se equilibran con aquellas que son destruidas por las defensas del huésped. Estas primeras seis horas se denominan el «periodo de oro», tras el cual la flora bacteriana se multiplica de manera exponencial.[1] Los antibióticos disminuyen el crecimiento bacteriano geométricamente y retardan la reproducción de los patógenos. Por lo tanto, la administración profiláctica de antibióticos alarga este periodo dorado. Un antibiótico profiláctico debería ser seguro, bactericida y eficaz, a la vez que debería ir dirigido contra los patógenos más frecuentemente encontrados en este tipo de cirugía. En general se recomiendan las cefalosporinas por diversas razones.[22] Entre sus ventajas destacan que son relativamente poco tóxicas, baratas y eficaces frente a la mayoría de los posibles patógenos. La profilaxis antibiótica está claramente indicada cuando se trata de la colocación de implantes, si se prevé una desvascularización importante, si las defensas del huésped están disminuidas o si se sospecha la contaminación de la herida o de la plastia implantada.[23]

El tratamiento profiláctico deberá empezarse inmediatamente antes de la cirugía (en la hora previa a la cirugía o al inflado del torniquete de isquemia). En este momento se dará una dosis máxima del antibiótico, que se repetirá durante la operación cada dos horas o siempre que la pérdida de sangre supere los 1000 ml.[24] Clásicamente se creía que la administración de antibióticos en las primeras 24 horas tras la cirugía aportaba algún beneficio. Sin embargo, en la actualidad diversos estudios han cuestionado esta opinión, afirmando que la única antibioticoterapia que ha demostrado su eficacia es la preoperatoria inmediata.[24]

Desde un punto de vista más específico, no parece haber evidencia alguna respecto al tipo de plastia como posible factor predisponente en la infección articular.[4] Por el contrario, algunos autores han encontrado cierta relación entre el aumento de la incidencia de infección y el material de fijación utilizado. Materiales más porosos e hidrófilos tienen cierta tendencia a favorecer el crecimiento bacteriano anómalo.[7] También parecen encontrarse diferencias en los pacientes intervenidos con plastias sintéticas, en cuyo caso la tasa de infección se eleva hasta un 4 %.[22]

Aunque algunos autores observan diferencias en la tasa de infección en los pacientes que portan un drenaje articular después de la cirugía, otros no consideran que este hecho tenga relevancia clínica.[4] Tampoco se han hallado diferencias entre los procedimientos de reconstrucción del LCA realizados con dos incisiones o con una simple.[22]

2 Diagnóstico

El diagnóstico de una infección articular tras la reconstrucción del LCA viene determinado por la aparición de unos signos clínicos y analíticos sugestivos. En ocasiones, los signos clínicos típicos de una infección pueden confundirse con el postoperatorio normal, pero la aparición de eritema en la herida quirúrgica, aumento de la tumefacción de la rodilla, calor local, dolor a la movilización de la rodilla o drenaje por las heridas quirúrgicas, junto con sintomatología general (febrícula, malestar general, o fiebre franca) nos debe hacer sospechar esta complicación.

Van Tongel *et al.*[12] publicaron una serie de 1736 reconstrucciones de LCA con 11 infecciones articulares posquirúrgicas. Los autores clasificaron estas infecciones en agudas (menos de dos semanas), subagudas (entre dos semanas y dos meses) y crónicas (más de dos meses). Tanto en esta serie como en muchas otras publicadas, la mayoría de las artritis posquirúrgicas son agudas o subagudas, y es infrecuente que una infección articular tras una reconstrucción del LCA aparezca pasados dos meses.[3-5,7,8,12,15-19,23,25-31] Contrariamente a la mayoría de las series, en las cuales el periodo de presentación de los síntomas es el primer mes del postoperatorio, Shulz *et al.*[15] publicaron una serie de 24 infecciones en reconstrucciones del LCA con un tiempo medio desde la intervención hasta la aparición de los síntomas de 61,7 días. En este trabajo se describe una alta tasa de fracaso de la plastia, probablemente por la demora en el diagnóstico de la infección articular. Por lo tanto, es importante una correcta monitorización de la evolución articular en los primeros días del postoperatorio para detectar la aparición de signos sugestivos de infección, ya que en su gran mayoría se pondrán de manifiesto durante el primer mes tras la reconstrucción del ligamento.

El primer paso ante la sospecha clínica de infección articular es realizar un análisis de sangre que incluya recuento leucocitario en sangre periférica, velocidad de sedimentación globular (VSG) y proteína C reactiva (PCR). Es importante, en este momento, tener en cuenta la correcta interpretación de estos parámetros, puesto que la cercanía de la cirugía hace que estén elevados, sin que ello nos permita asegurar la presencia de un proceso infeccioso subyacente. Calvisi *et al.*[29] estudiaron la evolución postoperatoria de los valores de la PCR en 58 pacientes intervenidos de una reconstrucción del LCA utilizando como injerto los tendones isquiotibiales o el tercio central del tendón rotuliano. Realizaron determinaciones seriadas de la PCR en los días 1, 3, 7, 15 y 30 del postoperatorio. Los picos máximos de este reactante de fase aguda se encontraron al tercer día del postoperatorio, mientras que el séptimo día descendían a valores prácticamente normales, y eran totalmente normales entre los días 15 y 30. Además, los valores de la PCR no diferían en función del injerto utilizado. Así pues, el estudio sugiere que la normalización de la PCR se produce durante el periodo comprendido entre los días 7 y 15 del postoperatorio. En un estudio similar, Margheritini *et al.*[18] evaluaron la PCR y la VSG en el postoperatorio de 45 pacientes consecutivos intervenidos de reconstrucción aislada del LCA. En cuanto a la PCR, las conclusiones fueron similares a las obtenidas en el estudio de Calvisi *et al.*,[29] con un pico máximo el tercer día del postoperatorio y una normalización completa el día 15 tras la intervención. Respecto a los valores de la VSG, el pico máximo se obtuvo el día 7 y a partir de entonces se iniciaba un descenso progresivo, aunque el día 30 todavía no se había normalizado. En estos dos estudios, los pacientes no sufrieron infección articular alguna en los primeros seis meses de seguimiento. Teniendo en cuenta que estas infecciones se producen mayoritariamente en el primer mes del postoperatorio, parece que la PCR es el marcador analítico más fiable y precoz de que disponemos actualmente para valorar una artritis séptica posquirúrgica, puesto que su normalización se produce dentro de los primeros 15 días tras la reconstrucción del LCA.

Con unos signos clínicos y analíticos sugestivos de infección articular, el diagnóstico definitivo vendrá determinado por los resultados del aspirado articular.

Para ello debe obtenerse una muestra de líquido articular que se remitirá al laboratorio en diferentes frascos: uno para obtener las características bioquímicas del líquido y otro para su análisis microbiológico y tinción de Gram, y otros dos para cultivo en medios aerobio y anaerobio. Si los resultados bioquímicos también sugieren una infección articular (glucosa disminuida, proteínas elevadas, recuento celular o de polimorfonucleares aumentado), aunque el resultado de la tinción de Gram no la confirme deberá sospecharse una infección articular y, por tanto, se procederá a realizar un tratamiento urgente que incluya lavado articular y antibioticoterapia empírica de amplio espectro por vía intravenosa (siempre que previamente se hayan obtenido muestras suficientes). Si antes de realizar el lavado no se han podido extraer muestras suficientes para su posterior análisis, es posible demorar el tratamiento antibiótico hasta la obtención intraoperatoria de las muestras. En ocasiones, la cantidad de líquido articular extraído no es suficiente para el estudio microbiológico y de laboratorio. El frasco de cultivo aerobio debe ser el primero en obtenerse, pues en un mayor porcentaje de los casos el microorganismo causante será aerobio; se asume, con esta acción de primar el cultivo aerobio sobre el resto de las muestras, que los resultados no serán inmediatos y deberá esperarse un plazo de unos días para obtener el diagnóstico definitivo. Por el contrario, los valores de la bioquímica nos pueden proporcionar una información muy valiosa que, en apenas una hora, nos permitirá realizar un diagnóstico aproximado de la infección. Un recuento leucocitario $> 100.000/mm^3$, con valores de polimorfonucleares superiores a un 75% del total de leucocitos, una glucosa inferior al 50% del valor sanguíneo o unas proteínas > 3 g/dl son indicativos de un proceso infeccioso.[30] Estos valores no siempre son de fácil interpretación por el carácter hemorrágico del líquido articular en los primeros días del postoperatorio. Paci *et al.*[31] evaluaron el líquido articular de 31 pacientes que habían sido intervenidos de una reconstrucción del LCA sin complicaciones posteriores. La aspiración del líquido se efectuó a los 5,5 días de media. El valor medio de los leucocitos en el líquido articular fue de $9.600/mm^3$ (desviación estándar [DE]: 15.200), con un porcentaje medio de polimorfonucleares del 66% (DE: 34). Los autores sugieren que un recuento de leucocitos superior a $16.200/mm^3$ es un buen punto de corte para considerar el líquido como infectado, con una sensibilidad del 86% y una especificidad del 92%. Si se considera un punto de corte de $25.000/mm^3$, la sensibilidad se sitúa en el 95% y la especificidad en el 87%. En las diferentes series publicadas de infección articular tras la reconstrucción del LCA, el recuento de leucocitos está entre $49.400/mm^3$ y $114.720/mm^3$,[19,32] y los polimorfonucleares entre el 85% y el 94%[5,31] (véase la tabla 1).

	McAllister et al.[17]	Viola et al.[7]	Schollin-Borg et al.[19]	Burks et al.[5]	Van Tongel et al.[12]	Shulz et al.[15]	Sonnery-Cottet et al.[3]	Wang et al.[16]
Periodo (años)	11	6	3	11	9	10	6	11
N.º pacientes	831	1.794	575	1.918	1.736	513	1.957	4.068
N.º infectados (%)	7 (0,28%)	4 (0,48%)	10 (1,7%)	8 (0,42%)	9 (0,51%)	4 (0,78%)	12 (0,61%)	21 (0,52%)
Días hasta el diagnóstico	11,25	7,7	9,5	19	10,9	61,7	15,6	16,4
N.º lavados	2,75	–	–	–	1,9	2,2	1,25	–
Tiempo antibiótico intravenoso (días)	33,25	–	–	–	24,6	–	3	19,4
Tiempo antibiótico total (semanas)	7,75	–	4-12	6	13	–	6	–

Tabla 1. Resumen de las series publicadas.

Muy recientemente se ha sugerido que los valores de la gelatinasa sinovial o metaloproteinasa 9, junto con el incremento de la relación con su inhibidor específico TIMP-1 en el líquido sinovial, con independencia del recuento de neutrófilos, pueden ser indicativos de infección.[33]

3   Tratamiento

La rapidez de actuación es básica en el tratamiento de la infección articular tras una reconstrucción del LCA. Una vez confirmado el diagnóstico, el primer paso es realizar un lavado articular de manera urgente. Si se ha obtenido suficiente líquido articular para realizar el cultivo, puede iniciarse un tratamiento antibiótico intravenoso empírico y de amplio espectro incluso antes del lavado articular. Como en cualquier proceso infeccioso osteoarticular, es primordial obtener una muestra suficiente de tejido a cultivar para identificar el patógeno infectante, y sólo en caso de afección sistémica grave estaría justificado iniciar la antibioticoterapia sin haber obtenido previamente una muestra para cultivo. El pronóstico del procedimiento estará en relación con la rapidez en identificar la complicación,[15] así como con la premura en la instauración del tratamiento, pues tiene relación directa con la digestión del cartílago articular por las enzimas contenidas en el pus.

El tratamiento intravenoso podría iniciarse sin conocer todavía el microorganismo implicado, pero sólo tras haber obtenido muestras de líquido articular suficiente; de no ser así, no debe iniciarse hasta obtener dichas muestras durante el lavado articular. En cuanto al tratamiento antibiótico empírico inicial, la cloxacilina, que cubre una gran parte de los microorganismos grampositivos, tradicionalmente se ha considerado como tratamiento de elección junto con un aminoglucósido.[12] Sin embargo, el aumento de las resistencias de algunos de estos microorganismos ha llevado a que en los protocolos actuales se haya modificado esta combinación terapéutica. La irrupción de SARM como causa de esta infección[12] ha llevado a cambiar la antibioticoterapia empírica para poder cubrir este tipo de microorganismos, y en este caso la vancomicina es el actual tratamiento de elección.[3] En opinión de los autores, a pesar del bajo número de gramnegativos causantes de esta infección, estos microorganismos deberían ser cubiertos de entrada con una cefalosporina de tercera generación, como ceftazidima o ceftriaxona. Por lo tanto, el protocolo antibiótico empírico de elección que se propone en este capítulo consiste en la combinación de vancomicina y una cefalosporina de tercera generación.

En cuanto al tratamiento quirúrgico, tradicionalmente estas infecciones se trataban mediante cirugía abierta,[34] pero con el avance de la cirugía artroscópica en la actualidad se hace por esta vía.[35] Una vez decidido el desbridamiento artroscópico, la primera duda que se plantea es la conveniencia o no de mantener la plastia. Diversos autores han defendido la necesidad de retirarla durante el primer lavado articular sin tener en cuenta su estado o funcionalidad,[36,37] mientras que otros optan por extirparla sólo si persiste la infección después del lavado articular inicial.[22] Matava *et al.*[4] remitieron una encuesta a 74 cirujanos expertos en medicina deportiva de Estados Unidos, en la cual les planteaban el tratamiento a realizar ante una infección de este tipo. La mayoría optaron por mantener la plastia y sólo retirarla en caso de persistencia de la infección. En la serie publicada por Shulz *et al.*,[15] únicamente en siete de los 24 pacientes infectados pudo conservarse la plastia, mientras que en nueve tuvo que ser retirada durante los diferentes lavados artroscópicos; en otros ocho pacientes la plastia fue «digerida» por la propia infección. Es posible que este proceso se debiera a una demora en el diagnóstico de la artritis, puesto que es la única serie en que el tiempo transcurrido desde la reconstrucción del LCA hasta el primer lavado fue superior a 30 días.

En opinión de los autores de este capítulo, la plastia debe mantenerse mientras sea funcional, y realizar más de un lavado articular si es preciso. Se examinará minuciosamente su estado en cada lavado articular y habrá que plantearse su retirada siempre que no sea funcional o que la infección persista a pesar de sucesivos lavados articulares y de la antibioticoterapia intravenosa adecuada. Por lo tanto, es obvio que no puede adoptarse una postura rígida a priori en cuanto al número de lavados a realizar (serán los que el cirujano considere oportunos para solucionar la infección) ni sobre mantener o no la plastia (dependerá de su estado y de la evolución de la rodilla).

Si se decide mantener la plastia, tal como ya se ha comentado, uno de los factores pronósticos en cuanto a su viabilidad será el tiempo que se precise para diagnosticar la infección e iniciar el tratamiento, tanto quirúrgico como antibiótico. La mayoría de las series publicadas describen un tiempo desde la reconstrucción del LCA hasta la aparición de los síntomas de 9,2 días a 3,5 semanas.[14,33] Sólo en la serie publicada por Shulz *et al.*[15] este tiempo se alarga hasta 61,7 días de media, con unos resultados muy inferiores a otras series en relación tanto a la conservación de la plastia como al estado final del cartílago articular.

Los parámetros clínicos y analíticos deberían mejorar inmediatamente después de iniciar el tratamiento antibiótico y tras el procedimiento artroscópico de lavado. La PCR es un dato más fiable que la VSG para la monitorización analítica de la respuesta al tratamiento, pues se normaliza más rápidamente que esta última tras un procedimiento quirúrgico.[18,29] Se aconseja realizar análisis seriados de la PCR para poder objetivar un descenso claro de sus valores en los días posteriores al inicio del tratamiento. Esta mejora debe ir acompañada de una normalización de los signos clínicos que guiaron el diagnóstico de infección articular: fiebre o febrícula y drenaje o eritema de las heridas quirúrgicas. La ausencia de normalización de cualquiera de estos parámetros a las 48 o 72 horas posteriores al acto quirúrgico debería ser motivo para realizar un nuevo lavado articular, y mientras no muestren una clara mejoría deberían realizarse sucesivos lavados artroscópicos (véase la figura 1).

En cuanto al tratamiento antibiótico, tan pronto como se obtengan los resultados del cultivo articular debe adaptarse al microorganismo identificado y sustituir al tratamiento empírico inicial si es necesario. El paso de la vía intravenosa a la oral también se discute en la literatura. Mientras algunos autores describen una duración de la vía intravenosa de 4,75 semanas,[17] en otras series más recientes se

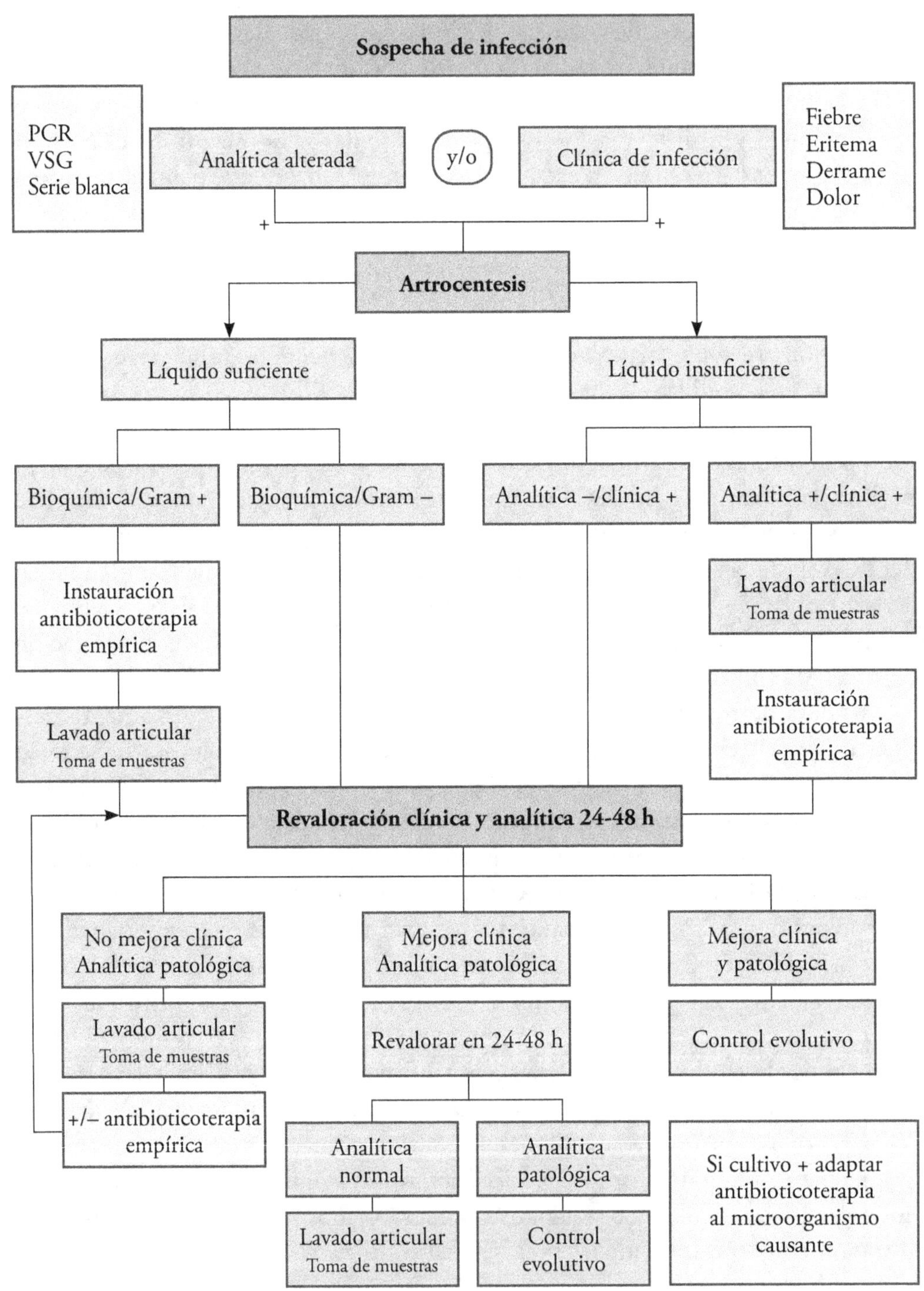

Figura 1. Algoritmo de actuación.

mantiene esta vía sólo durante tres días, con buenas tasas de curación.[3] Tras pasar a la vía oral, la duración del tratamiento también varía de forma importante de unas series a otras: Van Tongel *et al.*[12] la mantienen 3,2 meses, pero en las series más recientes se administra entre seis[3] y doce[19] semanas.

En el protocolo propuesto por los autores se opta por mantener el antibiótico durante seis semanas, manteniendo la vía intravenosa aproximadamente siete a diez días, hasta la práctica normalización de la PCR. Sólo en caso de una lenta evolución o si son necesarios varios lavados articulares que retrasasen la vía oral, se aconseja seguir con la antibioticoterapia durante un periodo más prolongado.

Varias series han estudiado los resultados funcionales de las rodillas en que se ha producido una infección articular tras la reconstrucción del LCA, y pueden considerarse como buenos tras haber sufrido una complicación tan grave como ésta. La estabilidad anteroposterior objetivada con KT-1000™ y comparada con la rodilla contralateral no intervenida es inferior a 2 mm en algunas de estas series.[12,17] Monaco *et al.*[38] encontraron que gran parte de sus pacientes con complicación séptica posquirúrgica fueron capaces de volver a las actividades deportivas que realizaban antes de la lesión del LCA. Sin embargo, los valores hallados por muchos autores[12,15,19] en las escalas funcionales del International Knee Documentation Committee (IKDC) y de Lysholm son sensiblemente inferiores a los que se obtienen en pacientes intervenidos de una lesión del LCA que no han sufrido esta complicación.

Los autores de este capítulo revisaron recientemente su experiencia en una serie consecutiva de 810 rodillas intervenidas por rotura del LCA, ya fuera mediante plastia tetrafascicular de isquiotibiales o procedente del tercio central del tendón rotuliano, por vía artroscópica. En este estudio se diagnosticaron de infección articular posquirúrgica 15 rodillas (1,85 %), pero sólo en una fue necesario retirar la plastia. En todos los casos se realizó al menos un lavado articular artroscópico y se instauró tratamiento antibiótico empírico hasta tener los resultados del cultivo, momento en que se modificó de acuerdo con el microorganismo causante. Los patógenos identificados fueron estafilococos coagulasa negativos (diez casos), *S. aureus* sensible a la meticilina (dos casos), SARM (un caso) y *Propionibacterium* spp. (un caso). En un solo caso no se llegó a aislar ningún microorganismo. El protocolo antibiótico empírico utilizado fue el anteriormente expuesto. Todas las rodillas curaron de la infección, aunque el resultado funcional final, al igual que en muchos estudios previos,[12,15,19] resultó algo inferior al conseguido en un grupo control de pacientes no infectados (datos no publicados).

En conclusión, la infección articular después de una plastia de reconstrucción del LCA es una complicación infrecuente pero muy seria, por lo que debe ser abordada con un protocolo de actuación claro y estructurado. Es preciso saber que la mayoría de estas infecciones aparecerán en el primer mes del postoperatorio, y que es imperativo realizar un diagnóstico rápido para así poder iniciar el tratamiento lo antes posible. Este tratamiento debe incluir un exhaustivo lavado articular artroscópico junto con una correcta antibioticoterapia. El lavado articular se repetirá tantas veces como sea necesario si a las 48 o 72 horas los parámetros analíticos o clínicos no empiezan a normalizarse. Es importante considerar que la plastia puede mantenerse mientras sea funcional, y sólo en caso de persistencia de la infección o de afuncionalidad debería ser retirada.

En la figura 1 se presenta el algoritmo de actuación inicial que proponen los autores ante la sospecha de una infección articular tras una reconstrucción ligamentosa en la rodilla.

Bibliografía

1. Canale ST, Beaty JH, editores. Campbell Cirugía ortopédica. 9.ª ed. Madrid: Harcourt-Brace; 2001.
2. Gillespie WJ. Epidemiology in bone and joint infection. Infect Dis Clin North Am. 1990; 4: 361.
3. Sonnery-Cottet B, Archbold P, Zayni R, Bortolletto J, Thaunat M, Prost T, *et al.* Prevalence of septic arthritis after anterior cruciate ligament reconstruction among professional athletes. Am J Sports Med. 2011; 39: 2371-6.
4. Matava MJ, Evans TA, Wright RW, Shively RA. Septic arthritis of the knee following anterior cruciate ligament reconstruction: results of a survey of sports medicine fellowship directors. Arthroscopy. 1998; 14: 717-25.
5. Burks RT, Friederichs MG, Fink B, Luker MG, West HS, Greis PE. Treatment of postoperative anterior cruciate ligament infections with graft removal and early reimplantation. Am J Sports Med. 2003; 31: 414-8.
6. Guelich DR, Lowe WR, Wilson B. The routine culture of allograft tissue in anterior cruciate ligament reconstruction. Am J Sport Med. 2007; 35:1495.
7. Viola R, Marzano N, Vianello R. An unusual epidemic: staphylococcus negative infections involving anterior cruciate ligament reconstruction with salvage of the graft and function. Arthroscopy. 2000; 16: 173-7.
8. Oishi CS, Carrion WV, Haglund FT. Use of parenteral prophylactic antibiotics in clean orthopaedic surgery. Clin Orthop. 1993; 296: 249-55.
9. Christou N. Perioperative nutritional support: immunologic defects. J Parenter Enter Nutr. 1990; 14(5 Suppl): 186S-92S.
10. Ross SC, Densen P. Complement deficiency states and infection: epidemiology, pathogenesis, and consequences of neisserial and other infections in an immune deficiency. Medicine. 1984; 63: 243-73.
11. Greenberg DD, Robertson M, Vallurupalli S, White RA, Allen WC. Allograft compared with autograft infection rates in primary anterior cruciate ligament reconstruction. J Bone Joint Surg Am. 2010; 92: 2402-8.
12. Van Tongel A, Stuyck J, Bellemans J, Vandenneucker H. Septic arthritis after arthroscopic anterior cruciate ligament reconstruction: a retrospective analysis of incidence, manage-

ment and outcome. Am J Sports Med. 2007; 35: 1059-63.

13. O'Riordan C, Adler JL, Banks HH, Finland M. Wound infections on an orthopaedic service: a prospective study. Am J Epidemiol. 1972; 95: 442-50.

14. Howorth FH. Prevention of airborne infection during surgery. Lancet. 1985; 1: 386-8.

15. Shulz AP, Götze S, Schmidt HD, Jürgens C, Faschingbauer M. Septic arthritis of the knee after anterior cruciate ligament surgery: a stage-adapted treatment regimen. Am J Sports Med. 2007; 35: 1064-9.

16. Wang C, Ao Y, Wang J, Hu Y, Cui G, Yu J. Septic arthritis after arthroscopic anterior cruciate ligament reconstruction: a retrospective analysis of incidence, presentation, treatment, and cause. Arthroscopy. 2009; 25: 243-9.

17. McAllister DR, Parker RD, Cooper AE, Recht MP, Abate J. Outcomes of postoperative septic arthritis after anterior cruciate ligament reconstruction. Am J Sports Med. 1999; 27: 562-70.

18. Margheritini F, Carnillieri G, Mancini L, Mariani PP. C-reactive protein and erythrocyte sedimentation rate changes following arthroscopically assisted anterior cruciate ligament reconstruction. Knee Surg Sports Traumatol Arthrosc. 2001; 9: 343-5.

19. Schollin-Borg M, Michaelsson K, Rahme H. Presentation, outcome, and cause of septic arthritis alter anterior cruciate ligament reconstruction: a case control study. Arthroscopy. 2003; 19: 941-7.

20. Pratt WB, Veitch JM, McRoberts RL. Nutritional status of orthopaedic patients with surgical complications. Clin Orthop. 1981; 155: 81.

21. Rainey-McDonald CG, Holliday RL, Wells GA, Donner AP. Validity of two-variable nutritional index for use in electing candidates for nutritional support. J Parenter Enter Nutr. 1983; 7: 15-20.

22. Zalavras CC, Patzakis MJ, Tibone J, Welsman N, Holtom P. Treatment of persistent infection after anterior cruciate ligament surgery. Clin Orthop. 2005; 439; 52-5.

23. Norden CW. Antibiotic prophylaxis in orthopaedic surgery. Rev Infect Dis. 1991; 13 (Suppl 10): S842-6.

24. Jahoda D, Nvc O, Pokorný D, Landor I, Sosna A. Antibiotic treatment for prevention of infection complications in joint replacement. Acta Chir Orthop Cech. 2006; 73: 108-14.

25. Ludwig KA, Carlson MA, Condon RE. Prophylactic antibiotics in surgery. Annu Rev Med. 1993; 44: 385-93.

26. Nelson CL. Prevention of infection. En: Evarts CM, editor. Surgery of the musculoskeletal system. 2nd ed. New York: Churchill Livingstone; 1990.

27. Pavel A, Smith RL, Ballard A, Larsen IJ. Prophylactic antibiotics in clean orthopaedic surgery. J Bone Joint Surg. 1974; 56: 777-82.

28. Gérard R, Tandé D, Hery G, Stindel E, Dubrana F. Septic arthritis after arthroscopic cruciate ligament reconstruction: in vitro comparison of the behavior of two types of interference screws towards the Staphylococcus aureus adherence. Rev Chir Orthop Reparatrice Appar Mot. 2008; 94: 541-5.

29. Calvisi V, Lupparelli S. C-reactive protein changes in the uncomplicated course of arthroscopic anterior cruciate ligament reconstruction. Int J Inmunopathol. 2008; 21: 603-7.

30. Insall JN, Scott WN. Surgery of the knee. 3rd ed. Philadelphia: Churchill/Livingstone; 2006.

31. Paci SM, Schweizer SK, Wibur DM, Sutton LG, Werner FW, Scuderi MG, *et al.* Results of laboratory evaluation of acute knee effusion after anterior cruciate ligament reconstruction: what is found in patients with a noninfected, painful postoperative knee? Am J Sports Med. 2010; 38: 2267-72.

32. Barker JU, Drakos MC, Maak TG, Warren RF, Williams RJ 3rd, Allen AA. Effect of graft selection on the incident of postoperative infection in anterior cruciate ligament reconstruction. Am J Sports Med. 2010; 38: 281-6.

33. Fotopoulos VC, Tzinia A, Tzurbakis M, Kalfakakou V, Levidiotou-Stefanou S, Georgoulis A. Expression levels of matrix metalloproteinase (MMP)-9 and its specific inhibitor TIMP-1, in septic and aseptic arthritis of the knee. Knee Surg Sports Trau-

matol Arthrosc. 2011 Sep 24. [Epub ahead of print]

34. Ballard A, Burkhalter WE, Mayfield GW, Dehne E, Brown PW. The functional treatment of pyogenic arthritis of the adult knee. J Bone Joint Surg Am. 1975; 57: 1119-23.

35. Riel KA, Primbs J, Bernett P. Arthroscopic distension irrigation in acute postoperative infection of the knee joint – long-term follow-up. Chirurg. 1994; 65: 1023-7.

36. Williams RJ III, Laurencin CT, Warren RF, Speciale AC, Brause BD, O'Brien S. Septic arthritis after arthroscopic anterior cruciate ligament reconstruction. Am J Sports Med. 1997; 25: 261-7.

37. Fong SY, Tan JL. Septic arthritis after arthroscopic anterior cruciate ligament reconstruction. Ann Acad Med Singapore. 2004; 33: 228-34.

38. Monaco E, Maestri B, Vadalà A, Iorio R, Ferretti A. Return to sports activity after postoperative septic arthritis in ACL reconstruction. Phys Sportsmed. 2010; 38: 69-76.

Capítulo 10

Tratamiento de la artrofibrosis tras la cirugía ligamentosa

D. Popescu, F. Maculé

Sección de Rodilla
Servicio de Cirugía Ortopédica
y Traumatología
Hospital Clínic de Barcelona
Barcelona

Dirección para correspondencia
Dr. Francisco Maculé Beneyto
fmacule@clinic.ub.es

Sinopsis

La artrofibrosis después de una cirugía de reconstrucción ligamentosa puede ser una complicación devastadora. Aunque su incidencia ha disminuido con el mejor conocimiento de su fisiopatología, sigue siendo un problema importante. Su etiología es multifactorial, como también sus formas de presentación, desde una lesión única hasta una difusa, implicando estructuras intraarticulares, extraarticulares o ambas.

Introducción

La pérdida de movilidad de la rodilla puede ser una complicación muy grave después de una intervención quirúrgica de reconstrucción ligamentosa, tanto por una lesión única como por una múltiple. Los avances en la prevención y el tratamiento de esta complicación han disminuido sus efectos, pero aun así sigue siendo un problema importante, con una frecuencia de un 4 % a un 35 % de los casos,[1-3] y a veces genera una situación más incapacitante que la inestabilidad que presentaba el paciente antes de operarse.[4] La incidencia de la rigidez varía según el grado de la lesión, y es menos grave en las lesiones ligamentosas únicas, de baja energía, que en las múltiples de alta energía. Sus causas son multifactoriales, implicando una combinación de factores mecánicos y biológicos. Abarca desde una lesión localizada articular hasta una lesión difusa, tanto de las estructuras articulares como de las extraarticulares.

1   Clasificación de la rigidez

Shelbourne *et al.*[5] clasifican la rigidez posquirúrgica, según los grados de pérdida de movilidad, en cuatro tipos:

- Tipo 1: < 10° de pérdida de extensión y flexión normal.
- Tipo 2: > 10° de pérdida de extensión y flexión normal.
- Tipo 3: > 10° de pérdida de extensión y > 25° de pérdida de flexión con rótula tensa.
- Tipo 4: > 10° de pérdida de extensión, > 30° de pérdida de flexión con rótula baja y marcada pérdida de tensión de la rótula.

2   Tipos de rigidez

2.1   *Déficit de extensión*

La pérdida de extensión es más incapacitante y de peor tratamiento que el déficit de flexión. Un déficit de sólo 5° de extensión genera una cojera visible, debilidad del cuádriceps y dolor femoropatelar.[6] A medida que el déficit aumenta se incrementa la presión de contacto femoropatelar, lo que da lugar a más debilidad del cuádriceps y aparición de artrosis femoropatelar.

2.2   *Déficit de flexión*

Los efectos funcionales del déficit de flexión varían según el grado de actividad del paciente. En general, una flexión de 125° permite realizar las actividades cotidianas y no afecta la marcha; menos de 125° resultaría en una incapacidad para arrodillarse. En cambio, un mínimo déficit de flexión en un atleta podría generar grandes repercusiones en su actividad. Una pérdida > 10° disminuiría la velocidad al correr. Una flexión menor de 90° afectaría incluso a los pacientes mayores y sedentarios, impidiéndoles sentarse o subir escaleras.

3 Fisiopatología

El mejor conocimiento de la patogénesis de la artrofibrosis permitiría su mejor tratamiento. La homeostasis y la reorganización tisular dependen de las señales que reciben de los factores de crecimiento y de las citocinas.

El factor de crecimiento transformante beta (TGF-β), que es liberado por las plaquetas, tiene un papel muy importante en el proceso de reparación tisular.[7] Éste y otros factores de crecimiento plaquetario inician una cascada de acontecimientos que determinan la producción de proteínas de la matriz extracelular y de inhibidores de las proteasas, y la inhibición de la producción de enzimas proteolíticas. Una sobreexpresión de TGF-β determinaría un aumento de la fibrosis.

4 Factores de riesgo

4.1 Errores técnicos

Es fundamental, para evitar la rigidez, una correcta posición de los túneles en la reconstrucción ligamentosa.[8] En los casos de plastia del ligamento cruzado anterior (LCA), una posición tibial demasiado anterior causaría un choque o contacto con el techo intercondíleo en extensión, lo que podría determinar una limitación de la extensión y un fallo precoz de la plastia. Una posición demasiado lateral o medial causaría un contacto con la pared lateral o medial de la zona intercondílea. Respecto al fémur, se sabe que la causa más frecuente de fallo de la plastia de LCA es una posición no anatómica del túnel femoral.[9] La trocleoplastia (muy frecuente con la técnica transtibial para evitar el atrapamiento de la plastia) prácticamente no es necesaria con la reconstrucción anatómica del LCA. Sólo estaría indicada ante la presencia de un osteofito en la escotadura intercondílea. También se ha descrito el choque o contacto del injerto del LCA contra el ligamento cruzado posterior,[10] que limita la flexión. Esta complicación, casi inexistente con la técnica anatómica, se ha observado con la técnica transtibial cuando el túnel tibial es demasiado posterior y está realizado con una angulación excesiva (80°).[11]

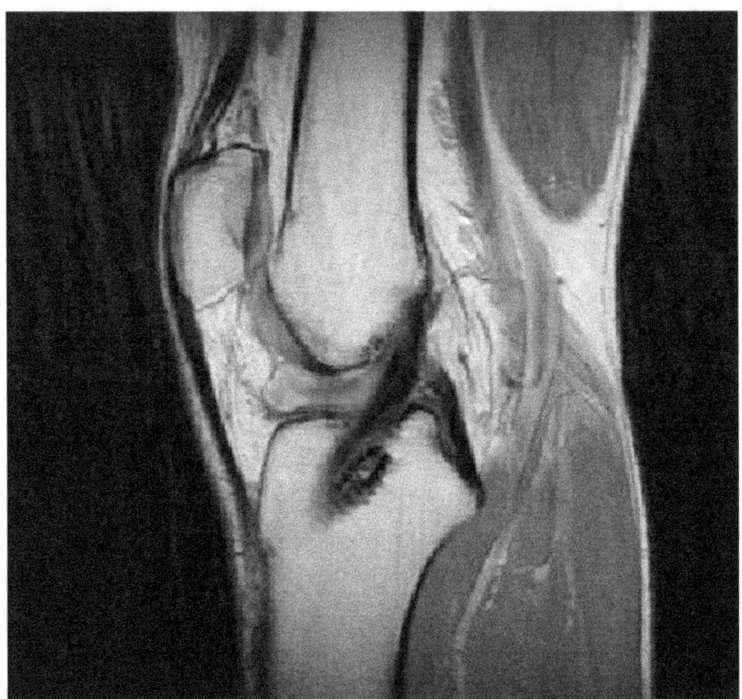

*Figura 1. Imagen de resonancia magnética de una lesión tipo cíclope
tras una reconstrucción del ligamento cruzado anterior.*

El síndrome de cíclope fue descrito por Jackson y Schaefer en 1990 tras la cirugía del LCA usando plastias de tendón rotuliano.[12] Otros autores han observado el mismo síndrome utilizando tendones de la pata de ganso, fascia lata o plastias artificiales.[13,14] Supone una pérdida de extensión de la rodilla por la formación de un nódulo fibroso en situación anterolateral a la entrada del túnel tibial (véase la figura 1). Su formación se ha atribuido a la presencia de restos óseos y cartílago tras el fresado del túnel tibial, roce de la plastia con el intercóndilo, microtraumatismos y micromovimiento entre el túnel óseo tibial y la plastia; otros lo atribuyen a una suma de múltiples factores.[12-14] La mala posición de los implantes, con protrusión en el espacio articular, puede provocar la aparición de tejido fibroso que también limita la movilidad.

4.2   Tensión de la plastia

La relación entre la rigidez y la tensión de la plastia es controvertida. Se ha sugerido que el sobretensado en el momento de fijar la plastia podría causar una limitación de la movilidad.[15] De todas formas, en un estudio biomecánico, Markolf *et al.*[16] demostraron que una tensión excesiva aplicada a la plastia no determinaba un déficit de extensión; al contrario, una tensión insuficiente produciría una laxitud anteroposterior, inestabilidad y fallo de la plastia con el tiempo.

4.3 Tipo de plastia

La relación entre el tipo de plastia y la aparición de la rigidez es también un tema controvertido. En un estudio prospectivo no aleatorizado, comparando el tendón rotuliano y los isquiotibiales, Pinczewski *et al.*[17] reportaron una mayor tasa de déficit de extensión a los cinco años en el grupo de tendón rotuliano (31 % y 19 %, respectivamente). Sin embargo, Sajovic *et al.*[18] no encontraron ninguna diferencia en un estudio prospectivo y aleatorizado, y concluyeron que el tipo de plastia no está relacionado con la aparición de rigidez.

4.4 Lesiones extraarticulares

También se han citado como factores de riesgo para la aparición de rigidez los procedimientos abiertos simultáneos extraarticulares. La reconstrucción del ligamento colateral medial junto con la del LCA podría causar rigidez al aumentar la respuesta inflamatoria fibrótica por la mayor agresión a las partes blandas.[19] Una disección extensa y traumática podría dar lugar a osificaciones heterotópicas o miositis osificante.[20]

4.5 Tiempo de la cirugía

El momento en que se realiza la cirugía es otro factor cuestionado. Muchos autores establecen la diferencia entre reconstrucción aguda y diferida a las tres semanas. Se han encontrado diferencias significativas en la rigidez después de la cirugía de LCA entre las intervenciones practicadas de forma aguda (una semana) o diferida (más allá de tres semanas), resultando esta última con una menor tasa de rigidez y de reintervenciones.[19,21,22] Todos recomiendan la reconstrucción electiva subaguda, siempre y cuando la movilidad, el dolor y el derrame estén controlados de manera aceptable.

En el caso de la cirugía multiligamentosa la situación es aún más controvertida y en la literatura no se encuentra una respuesta sobre el momento ideal para realizarla. Levy *et al.*,[23] en una revisión, encontraron mejores resultados funcionales en las cirugías realizadas precozmente, antes de tres semanas. Por el contrario, Miller[24] observó que la cirugía precoz se asociaba a mayores tasas de artrofibrosis.

Debido a la multitud de técnicas usadas en la reconstrucción, a los diversos tipos de clasificación de la lesión, a la variabilidad en definir el mejor momento para la intervención, y sobre todo a la falta de estudios prospectivos, es imposible sacar conclusiones definitivas. La clave consiste en evaluar el mecanismo y la gravedad de la lesión, y actuar según su repercusión articular.

4.6 Inmovilización

La inmovilización postoperatoria sigue siendo un factor de riesgo para la rigidez. Hooper y Walton[25] encontraron un 46% de pacientes con rigidez después de dos semanas de inmovilización tras una intervención quirúrgica de LCA. Zarins y Rowe[26] no encontraron déficit de extensión tras inmovilizar la rodilla operada con yeso durante una semana. Las complicaciones derivadas de la inmovilización prolongada han generado protocolos que recomiendan un menor tiempo de inmovilización y la realización de movilización precoz.

4.7 Infección

Debido a la reacción inflamatoria causada por la infección, con la generación de abundante tejido fibrótico, por una parte, y por otra al dolor y el derrame que impiden la movilización de la articulación, es muy frecuente la aparición de rigidez en estas circunstancias.

4.8 Factores genéticos

Algunos pacientes presentan esta complicación a pesar de todas las medidas tomadas para evitarla. Esto ha determinado que los investigadores consideren la posibilidad de una predisposición genética. Skutek *et al.*[27] evaluaron 17 pacientes con rigidez tras la reconstrucción del LCA. Se analizaron muestras de sangre y encontraron una mayor probabilidad de tener el grupo HLA Cw*08 en comparación con un grupo control. Se desconoce, sin embargo, si este grupo HLA tiene una predisposición especial o riesgo de desarrollar artrofibrosis.

5   Tratamiento

5.1   Movilización precoz

La prevención es la mejor manera para evitar la aparición de esta complicación tan devastadora. Los protocolos de rehabilitación mejorados, que incluyan movilización pasiva y activa progresiva inmediata, están destinados a impedir los efectos de la inmovilización prolongada.[28]

5.2   Tratamiento médico

Aunque poco utilizados, ciertos tratamientos médicos podrían ayudar a mejorar la movilidad durante los primeros meses de rehabilitación. Rue *et al.*,[29] en una serie de 23 pacientes con rigidez tras una reconstrucción del LCA, administraron una pauta descendente de metilprednisolona oral durante seis días, seis semanas después de la cirugía. El criterio de indicación era un déficit de flexión mayor de 30° respecto a la rodilla contralateral. Se consiguió una mejoría, tanto de la flexión como de la extensión, en el 78 % de los pacientes. No apareció ninguna complicación tras el tratamiento y sólo cinco pacientes (22 %) requirieron una intervención quirúrgica después de la tanda de corticosteroides.

5.3   Ortesis

Aunque es bastante controvertida, la utilización de una ortesis en el postoperatorio de una reconstrucción ligamentosa es frecuente. En una encuesta realizada por la American Orthopaedic Society for Sports Medicine, el 85 % de los encuestados utilizaban una ortesis durante tres a cuatro semanas en el postoperatorio de una reconstrucción de LCA.[30] Tampoco está claro si la utilización de una ortesis bloqueada en extensión podría prevenir el déficit de extensión. En un estudio prospectivo que comparó el uso de una rodillera bloqueada en extensión y el de una rodillera libre de 0° a 90° se halló que había menos déficit de extensión a las cuatro y a las ocho semanas en el grupo con la rodilla bloqueada en extensión.[31] Por otro lado, Feller *et al.*[32] no encontraron ninguna ventaja en la utilización de una rodillera bloqueada para recuperar la extensión completa.

5.4 Manipulación bajo anestesia

Varios estudios recomiendan la manipulación bajo anestesia entre cuatro y 12 semanas después de la intervención cuando hay un déficit de flexión menor de 90°.[28,33] La manipulación extremadamente agresiva o tardía deberá evitarse, ya que podría causar lesiones condrales, fracturas de rotula o fémur, roturas del tendón rotuliano u osificaciones periarticulares.

5.5 Artrólisis artroscópica

En caso de detección tardía de un déficit de flexión (más de seis semanas), la manipulación bajo anestesia es más efectiva cuando se realiza en combinación con una artrólisis artroscópica. Mediante artroscopia pueden manejarse lesiones focales (nódulos, cuerpos libres, adherencias, etc.). De todas formas, antes de la cirugía hay que realizar una evaluación del tipo y del grado de déficit. Por ejemplo, si se trata de un déficit de flexión deberían liberarse los fondos de saco suprapatelares, la articulación femoropatelar o el compartimento anterior. La zona intercondílea limitaría tanto la flexión como la extensión. Un déficit de extensión estaría causado por nódulos adyacentes a la inserción tibial de la plastia o por retracción de la cápsula posterior.

La artrólisis artroscópica debería producir la liberación sistemática de todos los compartimentos. Se empezaría por el fondo de saco suprapatelar, para continuar por el compartimento anterior, la zona intercondílea, los recesos laterales y, por último, en caso de persistir un déficit de extensión, se procedería a la liberación limitada de la cápsula posterior.[34]

5.6 Cirugía abierta

La cirugía abierta se reservaría para los casos que no pueden resolverse mediante tratamiento cerrado y artroscópico. En un estudio sobre 207 pacientes con rigidez

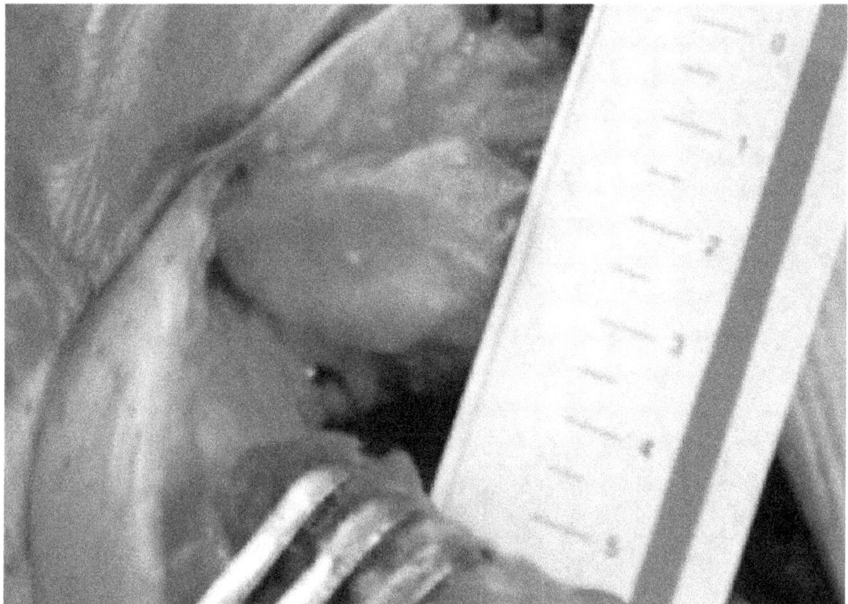

Figura 2. Engrosamiento de la cápsula en la artrofibrosis.

de rodilla después de una cirugía ligamentosa, 202 respondieron a rehabilitación precoz, manipulación bajo anestesia o artrólisis artroscópica, y sólo un 2 % precisaron cirugía abierta.[35] Este tipo de intervención requiere incisiones y artrotomías amplias, siguiendo la misma sistemática que en la cirugía artroscópica, con la liberación de todos los compartimentos. Finalmente se realiza la liberación de la cápsula posterior, despegándola con cuidado subperiósticamente, tanto en el fémur como en la tibia. Deberían eliminarse también las causas periarticulares, como son la miositis osificante y las osificaciones heterotópicas o de partes blandas (véase la figura 2).

5.7   Cirugía de salvamento

Son procedimientos que se realizan en situaciones extremas. En casos de patela baja por retracción del tendón rotuliano puede hacerse una osteotomía de ascenso de la tuberosidad tibial anterior (véase la figura 3). Si se trata de un déficit de flexión extremo podría realizarse una plastia de alargamiento de cuádriceps.[36] Estos procedimientos mejoran significativamente la flexión, pero pueden causar un déficit de extensión activa si se corrigen en exceso los déficit.

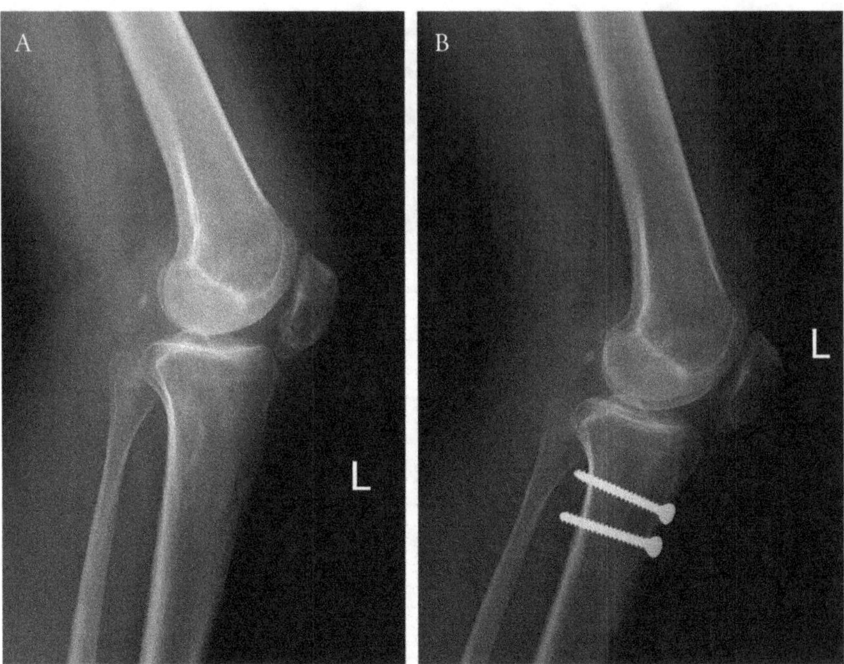

*Figura 3. Osteotomía de ascenso de la tuberosidad tibial anterior.
A) Imagen preoperatoria. B) Imagen postosteotomía de ascenso.*

Como último recurso, para los casos que no responden y sobre todo en aquellos que asocian infecciones de mal control, puede pensarse en una artrodesis de la articulación de la rodilla.

6 Conclusiones

La incidencia de la rigidez en la cirugía ligamentosa de la rodilla ha disminuido sustancialmente debido a un mejor conocimiento del momento adecuado para realizar la intervención, a la mejoría de las técnicas quirúrgicas y a los protocolos de rehabilitación avanzados. De todas formas, en los traumatismos de alta energía y en las lesiones multiligamentosas la rigidez continúa siendo un problema frecuente. La prevención mediante movilización precoz es la clave para evitarla. Aun así, la manipulación bajo anestesia junto con la artrólisis artroscópica son técnicas fiables. La cirugía abierta raramente es necesaria y debe considerarse como una última alternativa. Aparte del mejor conocimiento sobre la fisiopatología de la artrofibrosis, el control de las citocinas inflamatorias, como el TGF-β, podría determinar la aparición de novedosos tratamientos para este problema tan difícil.

Bibliografía

1. Fisher SE, Shelbourne KD. Arthroscopic treatment of symptomatic extension block complicating anterior cruciate ligament reconstruction. Am J Sports Med. 1993; 21: 558-64.
2. Shelbourne KD, Nitz P. Accelerated rehabilitation after anterior cruciate ligament reconstruction. Am J Sports Med. 1990; 18: 292-9.
3. Strum GM, Friedman MJ, Fox JM, Ferkel RD, Dorey FH, Del Pizzo W, *et al*. Acute anterior cruciate ligament reconstruction. Analysis of complications. Clin Orthop Relat Res. 1990; 253: 184-9.
4. DeHaven KE, Cosgarea AJ, Sebastianelli WJ. Arthrofibrosis of the knee following ligament surgery. Instr Course Lect. 2003; 52: 369-81.
5. Shelbourne KD, Patel DV, Martini DJ. Classification and management of arthrofibrosis of the knee after anterior cruciate ligament reconstruction. Am J Sports Med. 1996; 24: 857-62.
6. Perry J, Antonelli D, Ford W. Analysis of knee-joint forces during flexed knee stance. J Bone Joint Surg Am. 1975; 57: 961-7.
7. Border WA, Noble NA. Transforming growth factor beta in tissue fibrosis. N Engl J Med. 1994; 331: 1286-92.
8. Yaru NC, Daniel DM, Penner D. The effect of tibial attachment site on graft impingement in an anterior cruciate ligament reconstruction. Am J Sports Med. 1992; 20: 217-20.
9. Shelbourne KD, Patel DV. Treatment of limited motion after anterior cruciate ligament reconstruction. Knee Surg Sports Traumatol Arthrosc. 1999; 7: 85-92.
10. Howell SM, Taylor MA. Failure of reconstruction of the anterior cruciate ligament due to impingement by the intercondylar roof. J Bone Joint Surg Am. 1993; 75: 1044-55.
11. Simmons R, Howell SM, Hull ML. Effect of the angle of the femoral and tibial tunnels in the coronal plane and incremental excision of the posterior cruciate ligament on tension of an anterior cruciate ligament graft: an in vitro study. J Bone Joint Surg Am. 2003; 85: 1018-29.
12. Jackson DW, Schaefer RK. Cyclops syndrome: loss of extension following intra-articular anterior cruciate ligament reconstruction. Arthroscopy. 1990; 6: 171-8.
13. Delincé P, Krallis P, Descamps PY, Fabeck L, Hardy D. Different aspects of the cyclops lesion following anterior cruciate ligament reconstruction: a multifactorial etiopathogenesis. Arthroscopy. 1998; 14: 869-76.
14. Greenfield MA, Scott WN. The cyclops syndrome in anterior cruciate reconstruction using an iliotibial band: a case report. Am J Knee Surg. 1994; 7: 39-41.
15. Bach BR Jr, Jones GT, Sweet FA, Hager CA. Arthroscopy-assisted anterior cruciate ligament reconstruction using patellar tendon substitution: two to four-year follow-up results. Am J Sports Med. 1994; 22: 758-67.
16. Markolf KL, Burchfield DM, Shapiro MM, Davis BR, Finerman GA, Slauterbeck JL. Biomechanical consequences of replacement of the anterior cruciate ligament with a patellar ligament allograft. I. Insertion of the graft and anterior-posterior testing. J Bone Joint Surg Am. 1996; 78: 1720-7.
17. Pinczewski LA, Deehan DJ, Salmon LJ, Russell VJ, Clingeleffer A. A five-year comparison of patellar tendon versus four-strand hamstring tendon autograft for arthroscopic reconstruction of the anterior cruciate ligament. Am J Sports Med. 2002; 30: 523-36.
18. Sajovic M, Vengust V, Komadina R, Tavcar R, Skaza K. A prospective, randomized comparison of semitendinosus and gracilis

tendon versus patellar tendon autografts for anterior cruciate ligament reconstruction: five-year follow-up. Am J Sports Med. 2006; 34: 1933-40.

19. Harner CD, Irrgang JJ, Paul J, Dearwater S, Fu FH. Loss of motion after anterior cruciate ligament reconstruction. Am J Sports Med. 1992; 20: 499-506.

20. Patton WC, Tew WM. Periarticular heterotopic ossification after multiple knee ligament reconstructions: a report of three cases. Am J Sports Med. 2000; 28: 398-401.

21. Shelbourne KD, Wilckens JH, Mollabashy A, DeCarlo M. Arthrofibrosis in acute anterior cruciate ligament reconstruction: the effect of timing of reconstruction and rehabilitation. Am J Sports Med. 1991; 19: 332-6.

22. Wasilewski SA, Covall DJ, Cohen S. Effect of surgical timing on recovery and associated injuries after anterior cruciate ligament reconstruction. Am J Sports Med. 1993; 21: 338-42.

23. Levy BA, Dajani KA, Whelan DB, Stannard JP, Fanelli GC, Stuart MJ, *et al.* Decision making in the multiligament-injured knee: an evidence-based systematic review. Arthroscopy. 2009; 25: 430-8.

24. Miller MD. Re: Primary repair of knee dislocations: results in 25 patients (28 knees) at a mean follow-up of four years. J Orthop Trauma. 2007; 21: 97. Discussion 97-8.

25. Hooper GJ, Walton DI. Reconstruction of the anterior cruciate ligament using the bone-block iliotibial-tract transfer. J Bone Joint Surg Am. 1987; 69: 1150-4.

26. Zarins B, Rowe CR. Combined anterior cruciate-ligament reconstruction using semitendinosus tendon and iliotibial tract. J Bone Joint Surg Am. 1986; 68: 160-77.

27. Skutek M, Elsner HA, Slateva K, Mayr HO, Weig TG, van Griensven M, *et al.* Screening for arthrofibrosis after anterior cruciate ligament reconstruction: analysis of association with human leukocyte antigen. Arthroscopy. 2004; 20: 469-73.

28. Noyes FR, Berrios-Torres S, Barber-Westin SD, Heckmann TP. Prevention of permanent arthrofibrosis after anterior cruciate ligament reconstruction alone or combined with associated procedures: a prospective study in 443 knees. Knee Surg Sports Traumatol Arthrosc. 2000; 8: 196-206.

29. Rue JPH, Ferry AT, Lewis PB, Bach BR Jr. Oral corticosteroid use for loss of flexion after primary anterior cruciate ligament reconstruction. Arthroscopy. 2008; 24: 554-9.

30. Delay BS, Smolinski RJ, Wind WM, Bowman DS. Current practices and opinions in ACL reconstruction and rehabilitation: results of a survey of the American Orthopaedic Society for Sports Medicine. Am J Knee Surg. 2001; 14: 85-91.

31. Melegati G, Tornese D, Bandi M, Volpi P, Schonhuber H, Denti M. The role of the rehabilitation brace in restoring knee extension after anterior cruciate ligament reconstruction: a prospective controlled study. Knee Surg Sports Traumatol Arthrosc. 2003; 11: 322-6.

32. Feller J, Bartlett J, Chapman S, Delahunt M. Use of an extension assisting brace following anterior cruciate ligament reconstruction. Knee Surg Sports Traumatol Arthrosc. 1997; 5: 6-9.

33. Dodds JA, Keene JS, Graf BK, Lange RH. Results of knee manipulations after anterior cruciate ligament reconstructions. Am J Sports Med. 1991; 19: 283-7.

34. Kim DH, Gill TJ, Millett PJ. Arthroscopic treatment of the arthrofibrotic knee. Arthroscopy. 2004; 20 (Suppl 2): 187-94.

35. Noyes FR, Mangine RE, Barber SD. The early treatment of motion complications after reconstruction of the anterior cruciate ligament. Clin Orthop Relat Res. 1992; 277: 217-28.

36. Wang JH, Zhao JZ, He YH. A new treatment strategy for severe arthrofibrosis of the knee: a review of twenty-two cases. J Bone Joint Surg Am. 2006; 88: 1245-50.

Capítulo 11

Cirugía de revisión del ligamento cruzado anterior

J.C. Monllau,[1,2] P.E. Gelber,[1,2] X. Pelfort,[1,3] M. Tey,[2] J. Erquicia[2]

[1] Unidad de Rodilla
Servicio de Cirugía Ortopédica
y Traumatología
Hospital de la Santa Creu i Sant Pau
Universitat Autònoma
de Barcelona
Barcelona

[3] Unidad de Rodilla
Servicio de Cirugía Ortopédica
y Traumatología
Parc de Salut Mar
Universitat Autònoma
de Barcelona
Barcelona

[2] Institut Català de Traumatologia
i Medicina de l'Esport (ICATME)
Institut Universitari Dexeus
Universitat Autònoma
de Barcelona
Barcelona

Dirección para correspondencia
Dr. Joan Carles Monllau
jmonllau@santpau.cat

Sinopsis

En los últimos años se ha incrementado el número de intervenciones quirúrgicas de revisión del ligamento cruzado anterior (LCA) de la rodilla. Aunque han podido identificarse diversos factores, los errores técnicos siguen siendo la principal causa de fracaso de las plastias del LCA. Identificar la causa del fracaso en cada paciente continúa siendo un ejercicio complejo que exige rigor clínico y exploraciones complementarias adecuadas. La reintervención está indicada en aquellos pacientes con inestabilidad objetiva tras la cirugía primaria. Este procedimiento debe ser cuidadosamente planificado, atendiendo a una variedad de detalles tales como si la cirugía se realiza en uno o dos tiempos, la extracción del material de osteosíntesis, la elección del injerto, el método de fijación, si hay lesiones condrales o meniscales, las lesiones ligamentosas asociadas y la alineación del miembro.

El objetivo principal de la cirugía es obtener una rodilla funcional, estable para las actividades de la vida diaria. Los pacientes deberían ser bien informados acerca de los peores resultados de la cirugía de revisión.

Introducción

La incidencia de lesión del ligamento cruzado anterior (LCA) es alta. En Estados Unidos se estima que cada año ocurren unas 200.000 roturas de LCA.[1] Este ligamento se reconstruye desde principios del siglo pasado y su cirugía se ha ido refinando con los años, hasta obtener resultados satisfactorios en un alto porcentaje de los casos.[1-4] Sin embargo, un número significativo de pacientes no quedan por completo satisfechos tras la intervención, bien sea por inestabilidad de la rodilla, dolor persistente, limitación de la movilidad o combinaciones de estos aspectos. El cirujano que se enfrenta a una rodilla operada del LCA con mal resultado debe definir primero el tipo de fracaso para luego establecer una estrategia de tratamiento en uno o dos tiempos. También debe tener en cuenta que los resultados de esta nueva reconstrucción serán menos satisfactorios que los de la cirugía primaria.[2,4,5] Este capítulo intentará describir las causas comunes de fracaso, su diagnóstico y las estrategias habituales de tratamiento, así como la opinión personal de los autores sobre este tema.

1   Tipos de fracaso en la reconstrucción del ligamento cruzado anterior

La idea de fracaso de la plastia del LCA se asocia principalmente con inestabilidad recurrente de la rodilla operada. Sin embargo, otras situaciones, como dolor persistente o déficit de movilidad (sobre todo por artrofibrosis), también son consideradas como fracaso.[2] Las causas más comunes del fracaso pueden clasificarse en técnicas, biológicas y traumáticas, y puede suceder de forma precoz o tardía.[3-5]

La inestabilidad recurrente, probablemente la manifestación clínica más habitual de fracaso del LCA, se define por una diferencia en el desplazamiento anterior de la tibia sobre el fémur, medido a 25° de flexión (test de Lachman), de 5 mm o más entre la rodilla operada y su control contralateral.[1,2,4,6] En general esta inestabilidad se mide con un artrómetro, como el KT-1000™ (MEDmetric®, San Diego, California, EE.UU.), o bien con radiografías forzadas usando un dispositivo del tipo Telos (Medizinisch Technische Geräte GmbH, Griesheim, Alemania). Para el componente de estabilidad rotacional, quizá más importante en la percepción subjetiva de estabilidad, en la actualidad no existe más instrumento validado de medida que el manual, aunque los acelerómetros, de invención reciente, pueden ser una solución para el futuro.[7]

La inestabilidad puede producirse tanto por un fallo o error en la reconstrucción primaria como por una laxitud no tratada de los estabilizadores secundarios.[2,4,5,8] Curiosamente, no siempre esta laxitud anteroposterior objetiva es percibida por el paciente como franca inestabilidad, e incluso en ocasiones coexiste con resultados subjetivos considerados como satisfactorios.[1] De nuevo, la falta de métodos objetivos para evaluar el componente rotacional de la estabilidad de la rodilla puede contribuir a explicar este hecho, al menos en parte.

El dolor postoperatorio puede deberse a una degeneración artrósica de la rodilla intervenida, y por ello la elección de los candidatos a cirugía tiene que ser cuidadosa también en este aspecto. Una articulación estable después de la cirugía, pero más dolorosa que antes, puede ser peor que cierta inestabilidad. El dolor femoropatelar, una de las causas más frecuentes de queja, suele estar causado por protocolos intensivos de rehabilitación posquirúrgica. Puede esperarse que estas molestias mejoren en los primeros dos años tras la cirugía con un protocolo de rehabilitación específico y modificación de la actividad, a menos que se deban a una artrosis femoropatelar ya establecida.[1]

La pérdida de movilidad postoperatoria suele estar relacionada con la artrofibrosis. Se denomina así aquella situación en que, por activación exagerada de ciertos mecanismos de la cascada inflamatoria, la articulación produce un exceso de tejido cicatrizal en el postoperatorio inmediato.[1,9-11] La consecuencia es una restricción grave de la movilidad postoperatoria. En el pasado se atribuyó a la reconstrucción del LCA en situación aguda (menos de tres semanas desde el traumatismo) y a la inmovilización postoperatoria prolongada,[12,13] pero más recientemente se ha relacionado también con el grado de contusión ósea en el momento del traumatismo, que se evidencia en las imágenes de resonancia magnética (RM) por la aparición de edema o hemorragia ósea, o ambos, más o menos extensos, en especial en el cóndilo y el platillo tibial laterales.[14]

1.1 Errores técnicos

De todas las posibles causas de fracaso, el error técnico ha sido considerado históricamente como la más común.[15] Aunque esta situación parece tender a corregirse,[2] no es así en la experiencia de los autores ni en otros recientes estudios.[3,5,16] El error con más frecuencia reportado es el emplazamiento no anatómico de los túneles, y es el túnel femoral, con una frecuencia de hasta el 80 % de los casos, el más habitualmente implicado, tal como indica el reciente estudio MARS.[5] Parece que el error más típico consiste en situarlo en una posición demasiado anterior o superficial; éste es el llamado error de la «cresta del residente» o cresta intercondílea lateral, que consiste en que se confunde esta estructura con la parte más posterior de la escotadura intercondílea. La plastia resultante está demasiado tensa en flexión y laxa en extensión (véase la figura 1 A).[1,17] En la clásica técnica transtibial, la buena visualización de la totalidad de la escotadura intercondílea, junto con el uso de una típica guía de escalón, deberían ser suficientes para evitar este problema. Con objeto de mejorar la visión, durante años se recomendó una ampliación o resección parcial de la escotadura intercondílea (*notchplasty* en la literatura anglosajona), pero esta maniobra es innecesaria en la mayoría de los casos.[18] Por otra parte, un injerto demasiado vertical, típico de un emplazamiento del túnel femoral en posición anterior y alta o central (a las 12 h de la esfera horaria), resulta en una plastia no anatómica incapaz de controlar el componente rotacional de la estabilidad del LCA

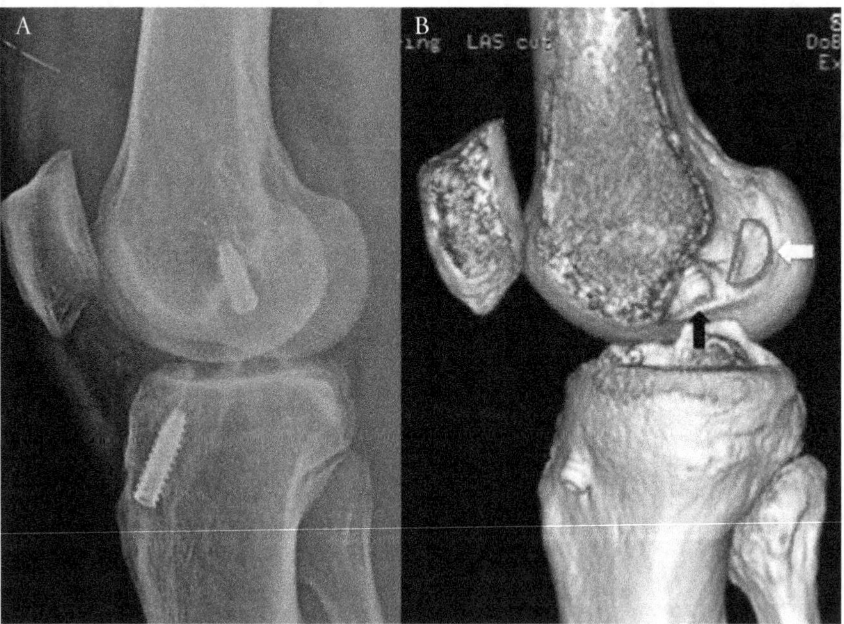

Figura 1. Proyección radiográfica lateral (A) y visión sagital de TC 3D con sustracción (B) del cóndilo medial. Reconstrucción transtibial del LCA con situación excesivamente anterior del túnel femoral y del tornillo interferencial (flecha negra). La flecha blanca indica la inserción femoral anatómica del LCA.

original, lo que conlleva una persistencia del *pivot-shift* pese a la mejora objetiva de la estabilidad anteroposterior valorada con el test de Lachman.[1,19,20]

Con menos frecuencia, el túnel femoral se sitúa demasiado posterior o profundo, cerca de la posición denominada *over the top,* y puede llegar a ocasionar una fractura de la cortical posterior del fémur, con la consiguiente pérdida de fijación a este nivel, o resultar en una constricción excesiva del injerto en extensión por su posición no isométrica.[21]

La situación del túnel tibial es menos habitual como causa de fracaso (37 % de los casos), pero su emplazamiento inadecuado puede producir una inestabilidad persistente.[5] Así, un túnel tibial demasiado anterior puede provocar una fricción excesiva de la plastia con el techo de la escotadura, y traducirse en dificultad para la extensión, abrasión de la plastia y su ulterior rotura, además de suponer una constricción para la flexión por la anisometría del injerto. Un túnel excesivamente posterior da lugar a una plastia verticalizada y a una laxitud del injerto en flexión.[12,13]

Otro tipo de error técnico consiste en la insuficiente tensión del injerto.[1] Una plastia que no está lo bastante tensa presenta una laxitud residual que se traduce en inestabilidad persistente. Por el contrario, una plastia excesivamente tensa provoca una rodilla rígida y dolorosa. La tensión exacta a que deben fijarse los injertos sigue sin estar bien definida. Determinar el grado apropiado de tensión intraoperatoriamente en cada caso particular constituye un auténtico reto, que suele resolverse de acuerdo con la experiencia del cirujano.

Una plastia insuficiente en los aspectos material o de fijación puede ser también causa de fracaso a corto o medio plazo. El uso de autoinjertos precariamente extraídos o pequeños desde un punto de vista anatómico aporta insuficiente material colágeno para formar el nuevo ligamento, y puede ser causa del fracaso de la reconstrucción.[1,3] La selección del injerto idóneo para cada sujeto, en función de sus dimensiones morfométricas, así como una técnica depurada para la extracción y la preparación del injerto (por ejemplo, la utilización de tendones isquiotibiales triplicados en lugar de duplicados), pueden contribuir a evitar estos problemas.

Por último, la elección de un método de fijación adecuado para cada tipo de injerto y circunstancia, disponiendo de un segundo método de fijación como rescate, ayudará a minimizar la posibilidad de fracaso si falla la primera opción. En caso de pobre capital óseo, los tornillos de interferencia, habitualmente muy seguros, pueden proporcionar una fijación inadecuada. Por el contrario, el empleo de una fijación transversal o cortical, ya sea mediante clavijas, tornillo-poste o un botón, puede resolver la situación, aunque el uso inadecuado de cualquiera de estos dispositivos también puede ser causa de fracaso.[1,3]

1.1.1 Lesiones asociadas

El tratamiento de cualquier laxitud ligamentosa concomitante debería realizarse preferiblemente al mismo tiempo que la reconstrucción del LCA.[1-4] De no ser así, el injerto aislado del LCA se enfrenta a fuerzas que no puede controlar, con lo que se ve abocado al fracaso progresivo, el cual se manifiesta por la reaparición de inestabilidad. Entre las laxitudes asociadas destacan las de los ligamentos laterales. Las lesiones agudas del ligamento colateral lateral que excedan el grado II requieren una reparación inmediata, ya sea con sutura directa o mediante reconstrucción con un injerto si la sutura no es posible o suficiente. El ligamento colateral medial tiene un tratamiento más conservador, e incluso para las lesiones de grado III se acepta la colocación de una férula dinámica de protección en espera de la curación, para luego reparar el LCA de forma aislada. Sin embargo, en los casos de fracaso previo del LCA suele tratarse de lesiones cronificadas que deben ser reparadas, en la mayoría de las ocasiones, mediante una plastia al mismo tiempo que la revisión del LCA. Esta situación es especialmente cierta en los casos que afectan a las esquinas posteromedial y posterolateral, aunque en esta última, si coexiste una alineación en varo del miembro, debe considerarse la práctica de una osteotomía valguizante.

La lesión concomitante del ligamento cruzado posterior también debería tratarse a la vez o previamente a la reconstrucción del LCA. En caso contrario, si la lesión pasa desapercibida, la plastia del LCA forzará a la tibia en subluxación posterior y el conflicto biomecánico resultante puede exigir desmontar la reconstrucción previa y volver a empezar empleando la secuencia de reconstrucción antes mencionada.

La meniscectomía medial ha demostrado incrementar de manera significativa el desplazamiento anteroposterior de la tibia, y la meniscectomía lateral aumenta la inestabilidad rotacional, por lo que se considera una de las causas más importantes de deterioro funcional, empeoramiento de la estabilidad y degeneración artrósica a largo plazo en las rodillas intervenidas de LCA.[16] Por ello parece razonable intentar reparar los meniscos siempre que sea posible.

En la rodilla en que ha fracasado la reconstrucción del LCA y además falta un menisco, el trasplante meniscal puede restaurar la biomecánica al limitar el desplazamiento anterior de la tibia, protegiendo así la función del LCA.[22]

1.2 Causas biológicas

El fracaso biológico es probablemente el menos habitual. Se define como la falta de incorporación o ligamentización del injerto, demostrado por un fallo precoz, sin traumatismo importante ni problema técnico evidente en la reconstrucción previa.[3,5,20] Entre las causas puede incluirse la necrosis del injerto por fallo de la revascularización, de la repoblación celular y de la remodelación. Este fracaso también puede ser resultado de una infección o de una respuesta inmunitaria a un aloinjerto.[23] La artritis séptica posquirúrgica, que tiene una frecuencia baja pero con posibles consecuencias devastadoras para el injerto e incluso para la rodilla, se comenta en otro capítulo de esta obra.

En cuanto al uso de aloinjertos, es conocido su mayor retraso en el proceso de ligamentización y su tendencia a provocar osteólisis en los túneles. Esta tendencia se ha relacionado con los métodos de conservación y esterilización del injerto. Así, parece que los injertos frescos pueden despertar cierto grado de respuesta inmunitaria por contener restos de antígenos de superficie del sistema HLA *(Human Leucocyte Antigens).* Por su parte, los liofilizados y los procesados con rayos gamma, totalmente inertes desde el punto de vista inmunológico, son biomecánicamente más débiles y tienen un tiempo de integración más largo.[4] Un reciente metaanálisis ha comparado reconstrucciones del LCA con aloinjerto y con autoinjerto, y concluye que los aloinjertos presentan un riesgo de fallo tres veces superior al de los autoinjertos.[24] Aparentemente, si los aloinjertos irradiados se hubiesen excluido del análisis, la tasa de fallo hubiera sido parecida, como después han demostrado Krych *et al.*[25] En la reciente serie del Hospital for Special Surgery[2] tampoco se evidenciaron diferencias entre el uso de autoinjerto o aloinjerto como plastia de revisión, por lo que se concluye que ambos son igualmente adecuados cuando se utilizan en este tipo de cirugía.[2]

Otra circunstancia que al parecer debería incluirse en este punto es la ya comentada artrofibrosis, que puede deberse a un error técnico, como la situación inadecuada de un túnel o un injerto sobretensionado. Estas situaciones pueden conducir a una limitación de la movilidad postoperatoria o a una rodilla rígida.[2,3,10,19] Entre los factores causales que se han barajado, un fenómeno intrínseco como es la sobrestimulación de los miofibroblastos parece tener un papel capital.[9] La forma más leve de artrofibrosis es el llamado síndrome del cíclope, que consiste en la formación de un nódulo cicatrizal adyacente a la inserción tibial de la plastia y que impide la extensión completa al interponerse entre el injerto y la escotadura intercondílea.[15] En cualquier caso, y con independencia de la causa, para prevenir la artrofibrosis se esperará un tiempo preoperatorio apropiado hasta que los mediadores de la inflamación se hayan reducido, el edema óseo haya empezado a solucionarse y la movilidad preoperatoria se haya normalizado.[10,14] Una vez instaurado el cuadro, el tratamiento deberá ser agresivo, mediante artrólisis artroscópica reglada,[10,11] con el fin de recuperar la movilidad y proteger la plastia. Si está provocado por un injerto mal posicionado, el mejor tratamiento es su extirpación precoz y esperar a la normalización de la movilidad antes de proceder a una nueva reconstrucción, si es necesaria, pues en ocasiones el engrosamiento capsular puede dejar la rodilla lo suficientemente estable.

1.3   Traumatismos

Los fracasos por causa traumática pueden ocurrir de manera precoz o tardía tras el retorno a las actividades previas a la lesión. En el primer caso, el fracaso sucede antes de que se haya completado el proceso de incorporación/ligamentización, y las causas más habituales son los ya comentados errores técnicos intraoperatorios o bien la práctica de ejercicios no permitidos para ese momento de la evolución. Contrariamente a lo que sucede con el LCA original, en estos casos el patrón más habitual de rotura del ligamento es la elongación.[20] Los fallos tardíos, en cambio, aunque pueden tener factores técnicos subyacentes, suelen estar causados por traumatismos agudos como el que ocasionó la lesión original, y a medida que el tiempo desde la operación aumenta el patrón de rotura se asemeja más al de aquella.[20] En el estudio del grupo MARS, este último modo de fallo resultó el más frecuente,[5] lo que viene a contradecir la literatura previa,[6] y la propia experiencia de los autores, en las cuales siguen predominando los errores técnicos.

2   Evaluación preoperatoria

2.1   Anamnesis

La anamnesis del paciente con fracaso de una reconstrucción del LCA suele ser muy orientativa de la posible causa. Así, tanto el tiempo transcurrido desde la reparación (fallo precoz o tardío) como el tipo y el cumplimiento del programa de rehabilitación, y la existencia o no de complicaciones postoperatorias o de traumatismos, contribuirán a establecer el escenario más probable del fracaso.

En todo caso resulta de vital importancia aclarar si el principal motivo de consulta del paciente es la inestabilidad, el dolor, la falta de movilidad o una combinación de los tres, porque el tratamiento puede diferir. Así, mientras que la inestabilidad se tratará mediante plastia de revisión, el origen del dolor puede ser más complejo de averiguar y el tratamiento dependerá de él. Los déficit de movilidad, normalmente vinculados a la artrofibrosis, requerirán una artrólisis artroscópica más o menos agresiva según si el proceso es localizado o generalizado.[2,11]

2.2 *Exploración física*

La inspección debe incluir el aspecto del miembro y el análisis de la marcha. Una rodilla alineada en varo puede exhibir además una inestabilidad durante la marcha o en la estación monopodal por apertura anormal del compartimento externo *(varus trust)* debido a un varo terciario. Estos factores deben tenerse en cuenta como posible causa que conduzca al fracaso, y hay que valorar su corrección al tiempo de la revisión.

La existencia de cicatrices previas puede orientar sobre los injertos utilizados en la intervención original, además de constituir terrenos ya tocados donde es previsible el atrapamiento de fibrillas nerviosas y la reacción cicatrizal.

El balance articular de la rodilla debe ser examinado en busca de un déficit de flexión, de extensión o de ambos. En los casos de importante déficit es probable que la mejor táctica sea primero una artrólisis para recuperar la movilidad normal, dejando la reconstrucción del ligamento para más adelante. Especial atención debe prestarse a la hiperextensión, ya que la reconstrucción del ligamento debe respetarla so pena de alterar la mecánica de la bipedestación y de la marcha.

La estabilidad de la rodilla debe explorarse mediante las pruebas habituales para el pivote central (cajón anterior, Lachman y *pivot-shift*), así como también para los ligamentos colaterales y los ángulos posterolateral y posteromedial. La magnitud del desplazamiento anterior de la tibia puede registrarse con radiografías de estrés o con un artrómetro como el *KT1000*™ o similar, y hay que compararla con la del miembro contralateral. El *pivot-shift,* en cambio, no ha tenido hasta muy recientemente ningún método, aparte del manual, para cuantificar su magnitud. Como ya se ha comentado, la reciente aparición de acelerómetros como el KiRA (Kinematic Rapid Assessment, Orthokey LLC, Delaware, EE.UU.) puede contribuir en un futuro cercano a llenar este vacío.

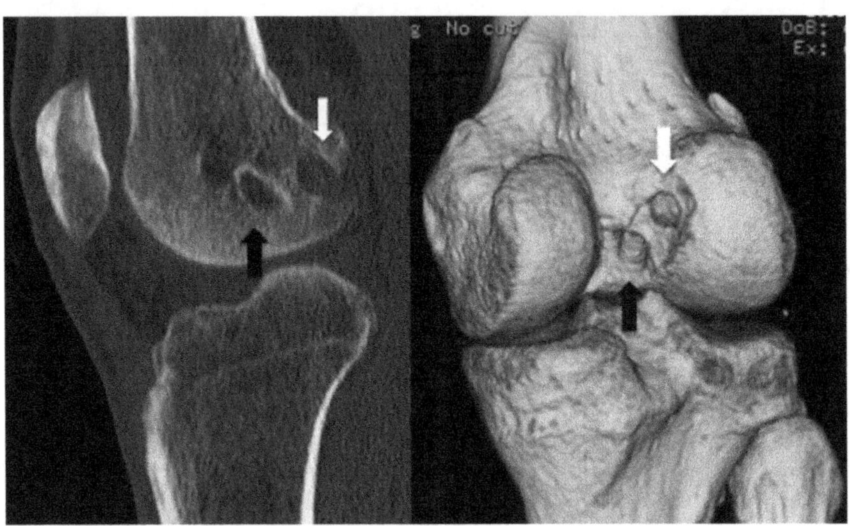

*Figura 2. Vista sagital de TC (izquierda) y oblicua posterior de TC 3D (derecha)
tras la nueva reconstrucción del LCA. Identificación del túnel femoral primario (flecha negra)
y localización anatómica del nuevo túnel (flecha blanca).*

2.3 Diagnóstico por la imagen

La radiología simple, incluyendo telemetría (para valorar la alineación del miembro) y posición de Rosenberg (para evaluar colapsos precoces de las zonas articulares de carga), debe constituir el primer paso en la evaluación por la imagen de la rodilla con un fracaso de reconstrucción del LCA. La radiología simple nos orienta acerca de la posición de los túneles previos y la existencia de material de osteosíntesis y su situación.

Sin embargo, el patrón de referencia de las técnicas de imagen en la planificación de una revisión es la tomografía computarizada (TC), en concreto su reconstrucción en tres dimensiones.[26] La TC no sólo aporta datos sobre la posible dilatación u osteólisis que presenten los túneles óseos, sino que también es de suma utilidad para valorar de forma precisa la ubicación de los túneles realizados previamente (véanse las figuras 1 y 2). Por último, la RM puede aportar información acerca de la integridad de la plastia y del estado de los meniscos y del cartílago articular.

3 Cirugía de revisión

Una vez determinada la causa del fracaso y seleccionado el paciente candidato a cirugía, debe establecerse una estrategia o plan operatorio que contemple si la cirugía debe llevarse a cabo en uno o dos tiempos, el tipo de injerto a utilizar, la técnica quirúrgica, la necesidad de plastia de la escotadura, cómo taladrar los nuevos túneles, la necesidad de retirar los dispositivos de fijación implantados previamente, los gestos quirúrgicos asociados, etc. Por último, y no por eso menos importante, es necesario advertir al paciente de que los resultados de la cirugía de revisión no suelen ser tan buenos como los de la cirugía primaria, y que el tiempo de recuperación puede ser más prolongado.

3.1 Selección del injerto

Tanto los autoinjertos como los aloinjertos son elecciones razonables para la cirugía de revisión del LCA. Entre los aloinjertos, los de tendón rotuliano y calcáneo son sin duda los preferidos. Especialmente el primero, contiene grandes bloques óseos en sus extremos que pueden ayudar a manejar túneles previamente dilatados.[5] En España, los bancos de tejidos suelen conservarlos congelados a -80 °C, sin esterilización adicional, lo que altera poco sus características biomecánicas. El riesgo de transmisión de enfermedades infecciosas, ya sean víricas o bacterianas, es realmente muy bajo, aunque están documentados casos de transmisión del virus de la inmunodeficiencia humana, del virus de la hepatitis C, de virus humanos T linfotrópicos, tuberculosis y otras infecciones.[27] Las principales ventajas son el ahorro de tiempo quirúrgico y la ausencia de morbilidad añadida de la zona donante, factores que compensan la desventaja de una incorporación al huésped y de un proceso de ligamentización más retardados.

En cuanto a los autoinjertos, existen las mismas opciones que en la cirugía primaria, ya sean homolaterales o contralaterales. Benedetto *et al.*[28] demostraron que, a los dos años de su extracción, era posible reutilizar del tercio central del tendón rotuliano usado en la primera cirugía. Sin embargo, estudios experimentales recomiendan cautela con la reutilización de este tendón, puesto que el tejido cicatrizal parece que no tiene las mismas propiedades que el original.[29]

3.2 Plastia de la escotadura

El agrandamiento sistemático de la escotadura intercondílea no es necesario en la mayor parte de las cirugías primarias del LCA, incluso si se utiliza la técnica transtibial.[18] Sólo se recomienda cuando el crecimiento óseo osteofitario en la entrada

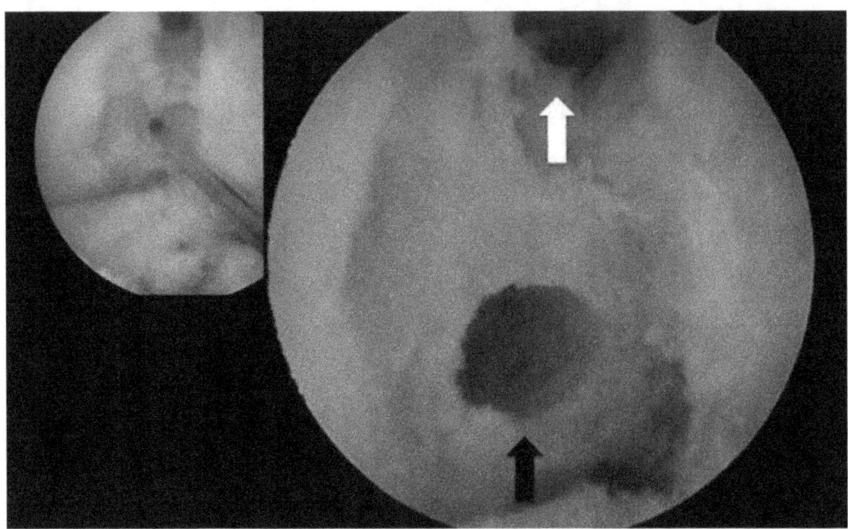

Figura 3. Visión artroscópica de la rodilla derecha a 110° de flexión desde un portal anteromedial alto. Mismo caso de la figura 1. A la izquierda, localización de la inserción femoral anatómica del LCA con aguja de Kirschner guía. A la derecha, nuevo túnel femoral (flecha negra) significativamente posterior (bajo) con respecto al de la cirugía primaria (flecha blanca).

de la escotadura, secundario a la inestabilidad crónica previa, cause estenosis que impida la visión e incluso el alojamiento adecuado del injerto. En el resto de los casos, el agrandamiento del intercóndilo puede distorsionar la pared medial del cóndilo lateral y dificultar la localización del adecuado emplazamiento del túnel, o incluso lateralizarlo y que la ubicación final del injerto no sea anatómica. Por otra parte, LaPrade *et al.*[30] demostraron en un modelo animal que los intercóndilos agrandados quirúrgicamente tienden a estenosarse de nuevo con el tiempo.

3.3 Emplazamiento de los nuevos túneles

El emplazamiento de los túneles es el factor más determinante de la técnica quirúrgica, y el hecho de que haya túneles previos puede condicionar la decisión de intervenir en dos tiempos. En general, si los túneles están bien posicionados y no excesivamente dilatados, podemos limitarnos a reutilizarlos previa cruentación de sus márgenes utilizando un taladro 0,5 mm mayor. Si los túneles están mal colocados podemos obviarlos taladrando los nuevos en posición correcta, si hubiera espacio suficiente para ello, o rellenándolos con injerto óseo, en un primer tiempo, en aquellos casos en que interfieran con los túneles necesarios para la nueva reconstrucción.[1]

Si la preferencia es realizar el túnel femoral a través de un portal anteromedial, como es el caso de los autores, la posibilidad de interferencia con el túnel femoral previo es baja, ya que éste casi siempre ha sido taladrado por vía transtibial (véanse las figuras 3 y 4). Las peores situaciones son, como se acaba de comentar, las de túneles previos dilatados o la de una pequeña desadecuación en la posición que obligue a taladrar un nuevo túnel invadiendo parcialmente al anterior, dejando una configuración final en «cañón de escopeta». En ambos casos será difícil fijar de manera conveniente la nueva plastia, y la situación se resoverá mejor con una cirugía en dos tiempos, una primera intervención para retirar material, cruentar túneles y rellenarlos con injerto de hueso, y otra posterior para la reconstrucción definitiva.[1]

3.4 Dispositivos de fijación previos

Su existencia puede prolongar la cirugía y dificultarla, en especial si se trata de dispositivos metálicos. Los implantes reabsorbibles pueden taladrarse sin más objeciones, pero los metálicos es mejor retirarlos, sobre todo si están en situación intraarticular o pueden causar alguna interferencia con el nuevo túnel. Mención especial merecen las grapas, que en particular en la tibia tienden a estar fuerte-

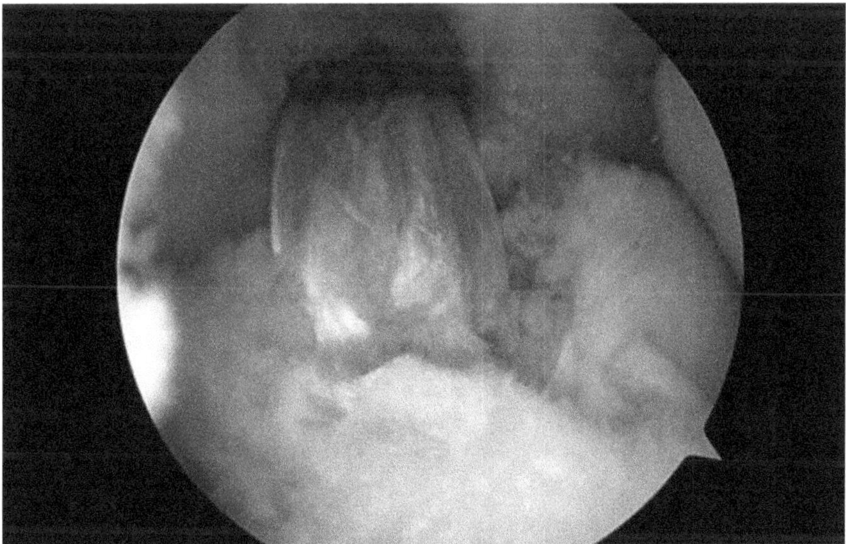

Figura 4. Visión artroscópica desde un portal anteromedial alto. Aspecto final de la nueva reconstrucción realizada con técnica anatómica en un solo tiempo, tras variar la localización del túnel femoral y conservar la del túnel tibial.

mente fijadas y son costosas de extraer. El conocimiento preciso de los implantes antes colocados y disponer de su material específico de extracción son siempre valiosos aliados. Por ello, contar con un variado instrumental facilitará estos pasos.

3.5   Gestos quirúrgicos asociados

Es importante tratar todos los elementos que configuran el cuadro de inestabilidad. Las lesiones de los ligamentos colaterales o de los puntos de ángulo, en particular en el lado lateral, exigen cirugía abierta. La secuencia suele ser la siguiente: *1)* revisión articular, *2)* preparación de los túneles para el LCA, *3)* pase de plastia y *4)* fijación femoral; a continuación, *5)* abordaje lateral o medial, *6)* identificación de la lesión y reparación primaria cuando sea posible (avulsiones, etc.) o plastia de reconstrucción, dependiendo del grado de inestabilidad.[31,32]

Otro factor crítico es la mala alineación del miembro inferior. Si al déficit del LCA se une una lesión del ángulo posteroexterno y una desalineación en varo, el mejor tratamiento debe añadir, a la reconstrucción del LCA, la reconstrucción del ángulo posteroexterno y la preceptiva osteotomía valguizante. En estos casos complejos, la secuencia de procedimientos viene marcada por la necesidad de atravesar la epífisis con el túnel tibial. Normalmente se realiza primero la osteotomía y se sintetiza, después se taladran los túneles para el LCA, se pasa la plastia y se sintetiza la vertiente femoral. Por último, si es necesario, se diseca, reconstruye y fija el compartimento externo a 45° de flexión y en rotación externa, para finalizar con la fijación tibial de la plastia del LCA a 20° de flexión.

En cuanto a los meniscos, su importancia funcional para la rodilla aconseja intentar preservarlos siempre que sea posible. En el momento de planificar la reconstrucción de un fracaso del LCA, un déficit meniscal previo es un aspecto a tener en cuenta. En la actualidad empieza a ser una práctica habitual considerar el uso de implantes meniscales en caso de defectos parciales,[33,34] o de trasplantes alogénicos en caso de ausencia total de tejido meniscal.[34-36]

4   Conclusiones

La revisión del LCA es una cirugía compleja y sólo se recomienda para pacientes con inestabilidad subjetiva y objetiva. Las causas del fracaso de la cirugía primaria pueden ser múltiples y deben identificarse. La planificación preoperatoria es importante, ya que puede ser preciso más de un gesto quirúrgico. El paciente debe comprender que es posible que los resultados no sean tan buenos como los de una cirugía primaria, y que el principal objetivo es conseguir una rodilla estable y no dolorosa, que permita desenvolverse en las actividades de la vida diaria.

Bibliografía

1. Kamath GV, Redfern JC, Greis PE, Burks RT. Revision anterior cruciate ligament reconstruction. Am J Sports Med. 2011; 39: 199-217.
2. Battaglia II MJ, Cordasco FA, Hannafin JA, Rodeo SA, O'Brien SJ, Altchek DW, *et al.* Results of revision anterior cruciate ligament surgery. Am J Sports Med. 2007; 35: 2057-66.
3. Denti M, Lo Vetere D, Bait C, Schönhuber H, Melegati G, Volpi P. Revision anterior cruciate ligament reconstruction. Causes of failure, surgical technique, and clinical results. Am J Sports Med. 2008; 36: 1896-902.
4. Grossman MG, Elattrache NS, Shields CL, Glousman RE. Revision anterior cruciate ligament reconstruction: three- to nine-year follow- up. Arthroscopy. 2005; 21: 418-23.
5. The MARS Group. Descriptive epidemiology of the Multicenter ACL Revision Study (MARS) cohort. Am J Sports Med. 2010; 38: 1979-86.
6. Diamantopoulos AP, Lorbach O, Paessler HH. Anterior cruciate ligament revision reconstruction: results in 107 patients. Am J Sports Med. 2008; 36: 51-60.
7. Maeyama A, Hoshino Y, Debandi A, Kato Y, Saeki K, Asai S, *et al.* Evaluation of rotational instability in the anterior cruciate ligament deficient knee using triaxial accelerometer: a biomechanical model in porcine knees. Knee Surg Sports Traumatol Arthrosc. 2011; 19: 1233-8.
8. Carson EW, Anisko EM, Restrepo C, Panariello RA, O'Brien SJ, Warren RF. Revision anterior cruciate ligament reconstruction: etiology of failures and clinical results. J Knee Surg 2004; 17: 127-32.
9. Unterhauser FN, Bosch U, Zeichen J, Weiler A. Alpha-smooth muscle actin containing contractile fibroblastic cells in human knee arthrofibrosis tissue. Arch Orthop Trauma Surg. 2004; 124: 585-91.
10. Mayr HO, Weig TG, Plitz W. Arthrofibrosis following ACL reconstruction – reasons and outcome. Arch Orthop Trauma Surg. 2004; 124: 518-22.
11. Kim DH, Gill TJ, Millett PJ. Arthroscopic treatment of the arthrofibrotic knee. Arthroscopy. 2004; 20: 187-94.
12. Bealle D, Johnson D. Technical pitfalls of ACL surgery. Clin Sports Med. 1999; 18: 831-45.
13. Brown C, Carson E. Revision anterior cruciate ligament surgery. Clin Sports Med. 1999; 18: 109-71.
14. Quelard B, Sonnery-Cottet B, Zayni R, Ogassawara R, Prost T, Chambat P. Preoperative factors correlating with prolonged range of motion deficit after anterior cruciate ligament reconstruction. Am J Sports Med. 2010; 38: 2034-9.
15. Jaureguito J, Paulos L. Why grafts fail. Clin Orthop. 1996; 325: 25-41.
16. Trojani C, Sbihi A, Djian P, Potel JF, Hulet C, Jouve F, *et al.* Causes for failure of ACL reconstruction and influence of meniscectomies after revision. Knee Surg Sports Traumatol Arthrosc. 2011; 19: 196-201.
17. Harter RA, Osternig LR, Singer KM, James SL, Larson RL, Jones DC. Long-term evaluation of knee stability and function following surgical reconstruction for anterior cruciate ligament insufficiency. Am J Sports Med. 1998; 16: 434-43.
18. Monllau JC, Cugat R, Hinarejos P, Tey M, Ballester J. Reconstrucción artroscópica del ligamento cruzado anterior sin plastia intercondílea. Rev Ortop Traumatol. 2002; 2: 124-9.

19. Tashman S, Collon D, Anderson K, Kolowich P, Anderst W. Abnormal rotational knee motion during running after anterior cruciate ligament reconstruction. Am J Sports Med. 2004; 32: 975-83.

20. van Eck CF, Kropf EJ, Romanowski JR, Lesniak BP, Tranovich MJ, van Dijk CN, *et al.* Factors that influence the intra-articular rupture pattern of the ACL graft following single-bundle reconstruction. Knee Surg Sports Traumatol Arthrosc. 2011; 19: 1243-8.

21. Petsche T, Hutchinson M. Loss of extension after ACL reconstruction. J Am Acad Orthop Surg. 1999; 7: 119-27.

22. Spang JT, Dang AB, Mazzocca A, Rincon L, Obopilwe E, Beynnon B, *et al.* The effect of medial meniscectomy and meniscal allograft transplantation on knee and anterior cruciate ligament biomechanics. Arthroscopy. 2010; 26: 192-201.

23. Ménétrey J, Duthon VB, Laumonier T, Fritschy D. "Biological failure" of the anterior cruciate ligament graft. Knee Surg Sports Traumatol Arthrosc. 2008; 16: 224-31.

24. Prodromos C, Joyce B, Shi K. A meta-analysis of stability of autografts compared to allografts after anterior cruciate ligament reconstruction. Knee Surg Sports Traumatol Arthrosc. 2007; 15: 851-6.

25. Krych AJ, Jackson JD, Hoskin TL, Dahm DL. A meta-analysis of patellar tendon autograft versus patellar tendon allograft in anterior cruciate ligament reconstruction. Arthroscopy. 2008; 24: 292-8.

26. Forsythe B, Kopf S, Wong AK, Martins CA, Anderst W, Tashman S, *et al.* The location of femoral and tibial tunnels in anatomic anterior cruciate ligament reconstruction analyzed by three-dimensional computed tomography models. J Bone Joint Surg Am. 2010; 92: 1418-26.

27. Hinsenkamp M, Muylle L, Eastlund T, Fehily D, Noël L, Strong DM. Adverse reactions and events related to musculoskeletal allografts: reviewed by the World Health Organisation Project NOTIFY. Int Orthop. 2012; 36: 633-41.

28. Benedetto KP, Sperner G, Cloetzer W, Fritschy D, Gautard R. Ultrasonographic followup of patellar tendon following graft dissection for ACL-replacement. Am J Sports Med. 1989; 17: 709.

29. LaPrade RF, Hamilton CD, Montgomery R, Wentorf F, Hawkins HD. The reharvested central 1/3 of the patellar tendon: a histologic and biomechanical analysis. Am J Sports Med. 1997; 25: 779-85.

30. LaPrade RF, Terry GC, Montgomery RD, Curd D, Simmons DJ. The effects of aggressive notchplasty on the normal knee in dogs. Am J Sports Med. 1998; 26: 193-200.

31. Fanelli GC, Orcutt DR, Edson CJ. The multiple-ligament injured knee: evaluation, treatment, and results. Arthroscopy. 2005; 21: 471-86.

32. Geeslin AG, LaPrade RF. Outcomes of treatment of acute grade-III isolated and combined posterolateral knee injuries: a prospective case series and surgical technique. J Bone Joint Surg Am. 2011; 93: 1672-83.

33. Monllau JC, Gelber PE, Abat F, Pelfort X, Abad R, Hinarejos P, *et al.* Outcome after partial medial meniscus substitution with the collagen meniscal implant at a minimum of 10 years' follow-up. Arthroscopy. 2011; 27: 933-43.

34. Gomoll AH, Filardo G, Almqvist FK, Bugbee WD, Jelic M, Monllau JC, *et al.* Surgical treatment for early osteoarthritis. Part II: allografts and concurrent procedures. Knee Surg Sports Traumatol Arthrosc. 2012; 20: 468-86.

35. González-Lucena G, Gelber PE, Pelfort X, Tey M, Monllau JC. Meniscal allograft transplantation without bone blocks: a 5- to 8-year follow-up of 33 patients. Arthroscopy. 2010; 26: 1633-40.

36. Monllau JC, González-Lucena G, Gelber PE, Pelfort X. Allograft meniscus transplantation: a current review. Tech Knee Surg. 2010; 9: 107-13.

Chapter 12

New tools for diagnosis, assessment of surgical outcome and follow-up

H. Pereira,[1-4] N. Sevivas,[2,3,5] R. Pereira,[3] A. Monteiro,[3] J.M. Oliveira,[1,2] R.L. Reis,[1,2] J. Espregueira-Mendes[1-3]

[1] 3B's Research Group –
Biomaterials, Biodegradables
and Biomimetics
University of Minho
Headquarters of the European
Institute of Excellence
on Tissue Engineering
and Regenerative Medicine
Taipas (Guimarães)
Portugal

[2] ICVS/3B's - PT Government
Associate Laboratory
Braga/Guimarães
Portugal

[3] Saúde Atlântica Sports Centre –
F.C. Oporto Stadium
University of Minho
and University of Porto
Braga and Porto
Portugal

[4] Orthopaedic Department
Centro Hospitalar Póvoa de Varzim
Vila do Conde
Portugal

[5] Orthopaedic Department
Hospital de Braga
Braga
Portugal

Correspondence
Dr. Hélder Pereira
heldermdpereira@gmail.com

Synopsis

Objective evaluation of antero-posterior and rotatory laxity of the knee is a critical issue in anterior cruciate ligament (ACL) research. This is essential to allow surgeons to rigorously evaluate the outcome of the different available techniques. Furthermore it will make it possible to carry out advance predictions of which patients can benefit from a particular approach, i.e. partial reconstructions, single- or double-bundle techniques. The ideal method should be able to assess anatomic and functional features of the ACL-deficient knee, besides being accurate, reproducible and cost-effective. This is an overview of the most recent achievements and the scientific-technical considerations in this particular area of research. This chapter presents the advantages and limitations of robotic systems and manual instrumented devices compared to manual tests that are commonly used in the clinical setting. It also highlights the Porto-knee testing device as a new tool to assess laxity in ACL-deficient knee during magnetic resonance imaging. Insights of intraoperative navigation-assisted tools are also considered.

Introduction

Today, it is globally recognised that anterior cruciate ligament (ACL) has two functional bundles: the anteromedial (AM) bundle (mainly resisting anterior tibial translation) and posterolateral (PL) bundle (primarily restrains against rotatory laxity).[1] This concept revolutionised ACL repair by inducing more "anatomic" single- or double-bundle reconstructions[2,3] and renewed interest in augmentation/ partial repair procedures.[4]

Prevention of arthritis remains to be a target for ACL reconstruction but presently patients have higher expectations and demand the complete repair of anatomy and functional recovery including highly demanding activities.[5,6]

The influence of ACL in joint stability under torsional load has not been completely established.[7] Several studies[3,7,8] concerning clinical outcomes of double-bundle ACL reconstruction have been reported, but measuring the improvements in clinical outcomes compared to single-bundle reconstruction has proven to be a difficult task.[3]

Subjective clinical evaluation including manual tests is not suitable to compare results of "standard" ACL single-bundle repair with more anatomic double-bundle reconstruction.[9] The ideal tool to evaluate the knee should be a means to assess both the "anatomy" and the "function" in the same examination. Furthermore it should make it possible to measure anteroposterior translation and rotation, be cost-effective, accurate and possible to reproduce.

We have proven in the past that it is effective in restoring anteroposterior instability but there are still doubts concerning the surgical effectiveness to systematic control rotation, particularly during pivoting sports. However, as in the past, our efforts can only be expected to accomplish success once we are provided with the proper tools to measure the effects of our advances or changes.

Partial ruptures present some interesting features such as less aggressive surgery and respect for biology,[4,10] justifying the increased interest for this concept. However these lesions are particularly difficult to recognise pre-operatively[11] and the *status quo* of the remaining bundle (biologic and biomechanical) is also a problematic issue.

For all the aforementioned reasons, a greater interest in ACL research has been noticed namely in respect to the development of better tools aimed at: *1)* identifying risk factors; *2)* assisting in decision making with regard to treatment options (surgical or conservative treatment, best patient-matched technique); and *3)* identifying partial ruptures (including the biomechanical status of the remaining bundle).

1   Methods for the assessment of anatomical and functional features of the ACL-deficient knee

1.1   Clinical examination of the knee – Manual tests

The most commonly used clinical manoeuvres to assess laxity in the ACL-deficient knee are Lachman and pivot-shift tests. These methods are currently used for "in office" diagnosis and the evaluation of repair.

However, manual examinations are influenced by surgeon's training and personal experience and training[12] and although the pivot-shift test is a better predictor of clinical outcomes when compared to any uniplanar examination, the Lachman test is still the most commonly used.[13-15]

It has been shown that the Lachman test is not especially consistent across examiners.[16] The performance of the pivot-shift is more reliable either when described as a "feeling" of abnormal movement or based on results of instrumented measures.

It must also be considered that besides the variability inherent to examiners hands, there are also different techniques to reproduce this test, which have been widely used worldwide (including Losee, Noyes, Jakob, Hughston).[17] The application of combined internal rotation and valgus torques to the knee can more precisely recreate the anterolateral subluxation that occurs in the knee joint during the pivot-shift test.[18] The amount of force applied has inter- and intra-examiner variation. Furthermore, limitations of the pivot-shift test, particularly in a awake patient must be considered. It has also been acknowledged that mechanised pivot-shift achieves greater accuracy compared to manual testing.[19]

1.2 *Manual instrumented devices*

Manual instrumented tests aim to be more objective than manual examination alone. It also provides results that can be easily shared and analysed. Furthermore, most devices are easy to carry and can still be used "in office". However they also share some limitations, such as the absence of bony landmarks to consider, that they are operator-dependent and influenced by muscle guarding.

Several arthrometers have been proposed, which reflects the need to develop an objective method to quantify anteroposterior translation and the rotatory laxity of the knee joint for diagnostic purposes, detecting risk factors and controlling surgical outcomes.

Since the first report,[20] the KT-1000™ laximeter (MEDmetric®, San Diego, CA, USA) is the most widely used knee ligament testing system because it is user-friendly. Actually, this instrument is still the reference that new devices have been tested against.[21] However, this is an operator-dependent device, it does not measure rotation and it has also been associated with false negative results and questionable reproducibility.[22,23] The KT-2000™ ligament arthrometer (MEDmetric® Corp) uses the same method as the KT-1000™. But the main difference concerns the data output, which includes a graphic presentation of the amount of tibial displacement relative to the magnitude of applied force via an X-Y plotter.

Besides KT-1000™ and KT-2000™,[24] some other devices are commercially available. These include the CA-4000 Electrogoniometer (OSI, Hayward, CA),[25] the Genucom Knee Analysis System (FARO Medical Technologies, Montreal, Ontario Canada),[26] the Kneelax3 (Monitored Rehab Systems, Haarlem, The Netherlands),[27] the Rolimeter (Aircast Europa, Neubeuern, Germany),[28] and the Stryker Knee Laxity Tester (Stryker, Kalamazoo, MI).[29,30]

All these devices have similar limitations (intraclass correlation coefficient [ICC], 0.6) and have not proven to be more effective than the clinical examination.[24] However they can provide objective measurements that facilitate data processing and sharing information.

Publication year	Study type	A-P translation	Rotation	Comments
Park *et al.*,[35] 2008	Clinical	–	+	Knee at 60° of flexion; women have increased external rotation laxity
Tsai *et al.*,[34] 2008	Clinical	–	+	Reliability of a device to measure knee rotation in healthy human subjects
Robert *et al.*,[21] 2009	Clinical	+	–	Does not assess rotation; performed in 0° rotation; reproducibility better than KT-1000™; possibility to identify partial ruptures
Branch *et al.*,[12] 2010	Clinical	–	+	Knees with greater tibial internal rotation have higher risk for ACL injury; women have increased external rotation laxity
Mayr *et al.*,[33] 2011	Clinical	+	+	Knee flexion of 30° with varus/valgus stress posts for the knee. Tibial external/internal rotation was imposed with a torque of 2 Nm on the footrest with the ankle locked in dorsiflexion; differentiate isolated ACL rupture and ACL rupture combined with medial instability
Woo *et al.*,[31] 2009	Cadaveric	+	+	This study summarizes major contribute from this research group concerning study of knee kinematics using robotic system with several inherent publications
Musahl *et al.*,[19] 2010	Cadaveric	–	+	Mechanized pivot-shift tests better than manual exams
Citak *et al.*,[15] 2011	Cadaveric	–	+	Mechanized pivot-shift tests better than manual exams

Table 1. Recent publications of robotic devices for knee laxity testing.

1.3 Robotic systems

In order to overcome bias inherent to manual force application, different robotic systems have been proposed that comprise mechanical methods to apply load or torque in a controlled manner (magnitude, direction, rate).[15,19,21,31-36] Recently published studies are summarised in table 1.

The group from Pittsburgh has contributed great insight into the understanding of knee joint kinematics in multiple-degree-of-freedom using robotic systems.[31]

Considering anterior-posterior laxity alone, the Genurob (GNRB) knee laxity testing device (Genurob, Montenay, France), provides an anterior directed force to the posterior proximal calf region with the knee at 0° rotation and 20° flexion in a rigid leg support.[21] The load is delivered gradually and the software compares side-to-side differences in the amount of anterior tibial translation. It also provides a force-displacement curve whose slopes reflect ligamentous elasticity. Hamstring relaxation status is controlled by superficial electrodes on the thigh. Authors could find differential laxity thresholds at 250 N to be 1.5 mm for partial and 3 mm for complete ruptures. They also produced insights about the contribution and influence of surrounding soft tissue structures and the role of ACL double-bundle concept.

In cadaveric hip-to-toe models, Musahl *et al.*[19] and Citak *et al.*[15] were able to demonstrate that instrumented pivot-shift tests can produce more reliable and consistent measurements of pivot-shift phenomenon. Tsai *et al.*[34] determined the reliability of a device to measure knee rotation in human subjects with normal knees including intra-tester, test-retest and inter-tester reliability. They concluded that the proposed method presents acceptable limits of reliability for clinical use and interpretation.

Park *et al.*[35] compared ten healthy men and ten healthy women with the knee at 60° of flexion. They concluded that women had increased external rotation laxity. Branch *et al.*[36] also report similar gender related findings. Furthermore, the data from the robotic assessment of laxity were considered in order to detect the additional risk factors for ACL injury. Healthy knees of patients with previous contralateral ACL repair and knees of healthy volunteers were studied. Assuming that the opposite knee of patients with a previous ACL reconstruction present biomechanical characteristics of greater risk for ACL rupture, it was stated that knees with greater tibial internal rotation have higher risk for ACL injury when compared to healthy volunteers.

Mayr *et al.*[33] proposed a method for clinical use targeted at awake, non-anesthetised patients, which consists in measuring the anteroposterior translation and rotation of the knee joint. The device requires fixation of the foot at 30° of knee flexion with varus/valgus stress posts for the knee. Tibial external/internal rotation was imposed with a torque of 2 Nm on the foot rest with the ankle locked in dorsiflexion. Anterior translation of the tibia in relation to the femur was measured in neutral position, internal and external rotation. Intra- and inter-rater reliability was validated in ten healthy volunteers. Ten patients with isolated ACL rupture, ten patients with ACL rupture and medial instability and ten patients with additional lateral instability were evaluated and side-to-side differences were used for calculation. The authors concluded that it is possible to objectively differentiate isolated ACL rupture and ACL rupture combined with medial instability. The method proved to be reliable and reproducible by different examiners and by the same examiner at different times.

All these systems have been used mainly for research purposes and have not yet been included in routine clinical practice. They have the merit of providing objective data related to joint laxity but are time-consuming and cannot provide information about any morphologic changes in the knee.

1.4 Stress radiography/radiostereometry

The combination of a stress device and radiography (stress radiography) has been proposed both as a knee laxity measurement technique for ACL[23,37,38] and as posterior cruciate ligament (PCL) assessment.[39,40] The Telos device (Telos GmbH, Laubscher, Hölstein, Switzerland) is the most representative example of such a device. It makes it possible to measure anterior and posterior drawer displacements controlling the magnitude of load transmission. The method considers the displacement of the midpoint between the tangents to the posterior contours of the tibial condyles drawn perpendicular to the tibial plateau and relative to the position of the corresponding midpoint between the 2 posterior aspects of the femoral condyles.

The intra- and inter-tester reliability of Telos device was reported by Staubli *et al.*[41] This method presents an advantage over the previous ones, since it considers bony landmarks to measure translation thus avoiding issues related to soft-tissue artifact. However, it requires more equipment, personnel and additional exposure to radiation. No further information of knee joint soft tissue, cartilage or menisci status is provided.

Radiostereometric analysis, originally presented by Selvik *et al.*[42] was proposed as a method to enhance the precision of translation measurement of the knee joint by stress-radiography. This is an invasive method that relies on implantation of tantalum beads, but is highly accurate (within 0.1 mm). For this reason, it has also been proposed to assess migration of arthroplasty components throughout time.

There are reports stating the advantage of the Telos method over KT-1000™.[23] But limitations have been recognised even combining radiostereometric analysis, based on the absence of a stress device that can produce reliable joint translation.[43]

1.5 *Porto-knee testing device as a tool for instrumented evaluation during magnetic resonance imaging*

The Porto-knee testing device (PKTD) (see figure 1) is a knee laxity testing device for the measurement of anterior-posterior tibial translation and internal rotation of the tibia during the magnetic resonance imaging (MRI) examination, thus combining the assessment of "anatomy" and "function" during the same examination.

PKTD is made of polyurethane, allowing it to be used during MRI scans, in positions in which the knee is placed under stress due to the inflation of cuffs, making it possible for the examiner to control the magnitude of load transmission up to $46.7 \times 10^3 \, \mathrm{N/m^2}$, applied in the posterior proximal calf region.

The device can be adjusted at different degrees of knee flexion and different degrees of external/internal rotation inflated by the footplate. It can also be used for PCL evaluation by changing the position of the cuff thus transmitting force to the anterior aspect of the tibia.

Measurements are achieved using sets of MRI images with 1mm spacing and 3D reconstruction upon load application.

The measurement (in mm) is performed using a line perpendicular to tibial slope crossing the most posterior point of the tibial plateau and its distance to a parallel line crossing the most posterior point of the femoral condyle. This pro-

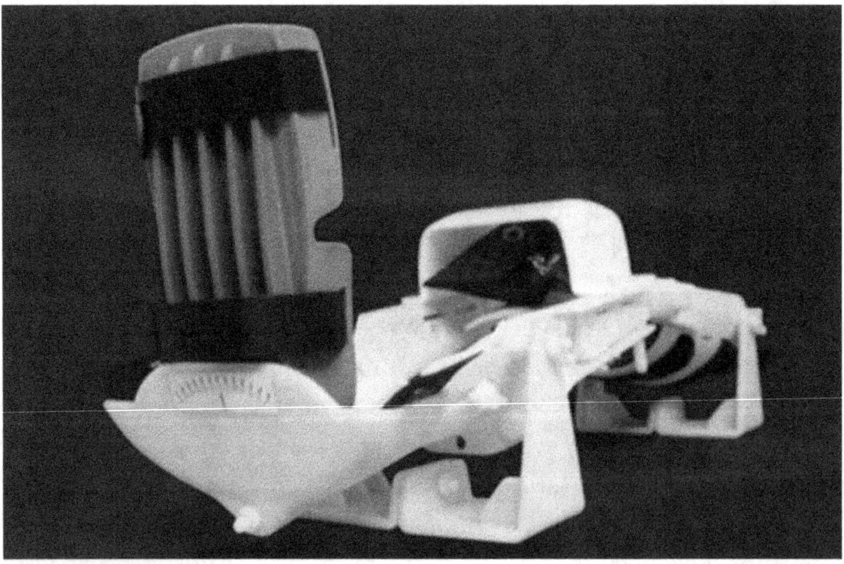

Figure 1. Photograph of the PKTD developed at the Saúde Atlântica F.C. Porto Sports Center.

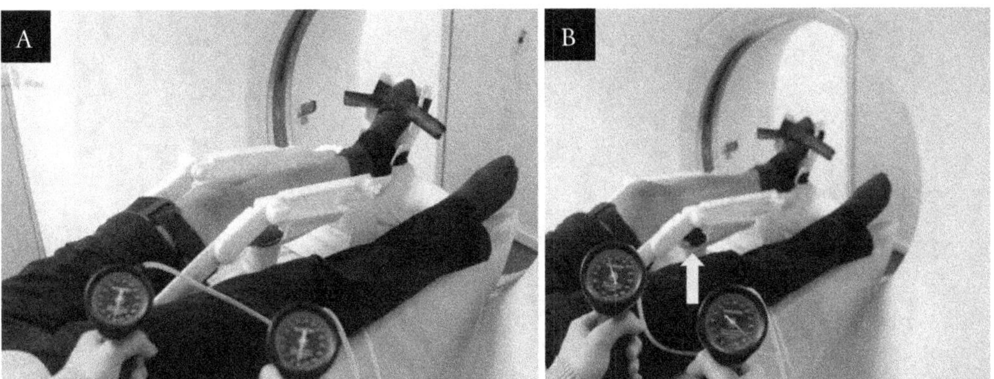

Figure 2. Photographs of PTKD: without pressure (A), and with pressure (B). Arrow indicates cuff inducing anterior tibial translation upon pressure application in posterior proximal calf region.

cess is repeated without and with pressure for medial and lateral compartments identifying the same points as bony landmarks (see figure 2).

The difference in each of the two points of measurement is calculated between the two sets (without and with pressure) obtaining the anterior translation, in millimetres, for medial and lateral tibial plateaus (see figure 3). The method may include the assessment of ACL-deficient knees alone or in a side-by-side comparison.

In a recent clinical study,[44] it was demonstrated that the PKTD-MRI method is reliable in the assessment of anterior-posterior translation (comparing to KT-1000™) and rotatory laxity (compared to lateral pivot-shift under anaesthesia) of the ACL-deficient knee. It also showed the capacity to identify partial ruptures (confirmed later by arthroscopic findings), although this issue was not specifically addressed throughout the study. By putting stress on the ACL during the exam, the method makes it possible to simultaneously evaluate the mechanical behaviour of partial ruptures and improve the visualisation of "biological"/signal features of the ruptured and the remaining bundle.

Ongoing study is now comparing the results of the method, considering different degrees of rotation during anterior-posterior load transmission that is aimed at improving the capacity to identify populations with increased risk factors for ACL rupture.

1.6 Intra-operative navigation

Despite improving the pre-operatory clinical assessment, the previously described methods share the limitation of not providing a suitable tool to improve surgi-

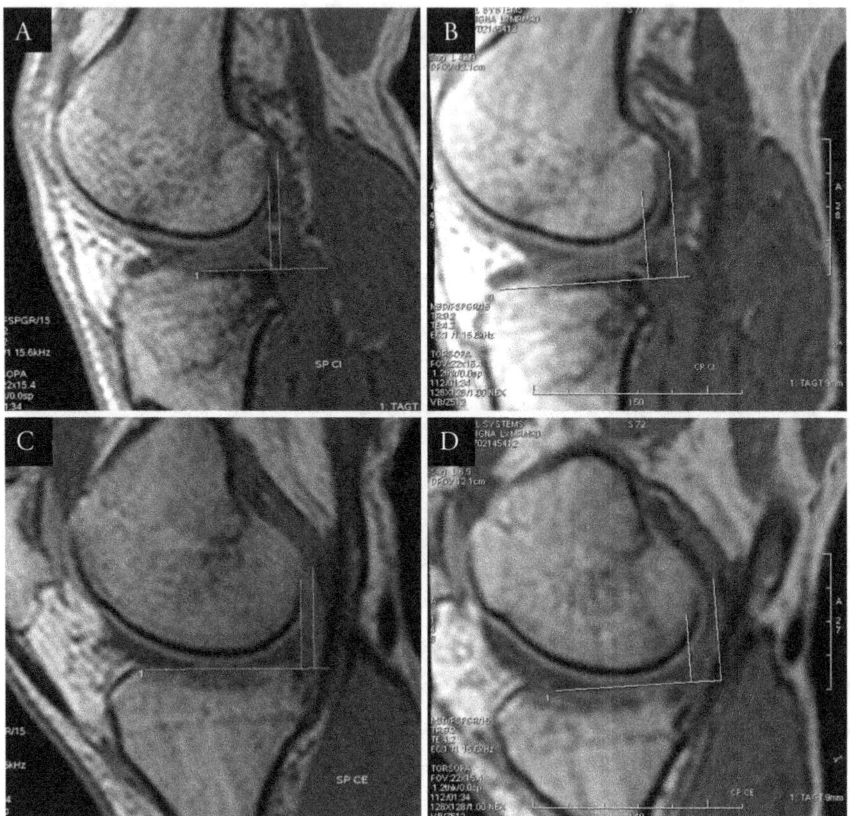

Figure 3. MRI images of injured knee obtained using the PKTD: medial compartment without (A) and with pressure (B); and lateral compartment without (C) and with pressure (D).

cal precision or effectiveness nor to assist surgeons in intra-operative decision making.

Surgical computer-assisted navigation may not only refine the evaluation of knee instability during surgery but also help clinicians understand the role of different ACL bundles during anatomical reconstruction.[45] It has been stated that navigation can make it possible to quantify knee laxity examination.[46] It also enables the testing of pathologic multiplanar or coupled knee motions, particularly in the setting of complex rotatory instability patterns.[47]

The repeatability of load application during clinical stability testing is still an issue to be considered,[48] in the same way as any type of manual clinical testing.

Furthermore, the invasive profile of some of these systems and inherent costs, which are not yet reflected in the outcome, represent obstacles to the widespread application of these tools.

2 Final remarks

Manual testing during clinical examination is still useful and relevant, but mechanised and objective evaluation devices are now essential. It has been shown that the reliability of mechanised testing is better than manual examination. By better identifying patients with higher rotatory laxity after ACL rupture, clinicians will be able to distinguish the patients will benefit more from double-bundle reconstruction from those who can expect an effective result from single-bundle or augmentation procedures. Furthermore, methods that make it possible to detect risk factors might improve prevention strategies. The PKTD, which permits assessment of antero-posterior and rotatory laxity of the knee during MRI exams, proves to be a valuable option both in pre- and post-operative settings. It expands MRI evaluation, enabling it to assess morphology and biomechanical features of cruciate ligaments including partial ruptures. Tools suited to intra-operative application, such as "navigation", may make valuable contributions towards improving technical issues in the near future.

References

1. Zantop T, Herbort M, Raschke MJ, Fu FH, Petersen W. The role of the anteromedial and posterolateral bundles of the anterior cruciate ligament in anterior tibial translation and internal rotation. Am J Sports Med. 2007; 35: 223-7.
2. Lubowitz JH, Ahmad CS, Anderson K. All-inside anterior cruciate ligament graft-link technique: second-generation, no-incision anterior cruciate ligament reconstruction. Arthroscopy. 2011; 27: 717-27.
3. Meredick RB, Vance KJ, Appleby D, Lubowitz JH. Outcome of single-bundle versus double-bundle reconstruction of the anterior cruciate ligament: a meta-analysis. Am J Sports Med. 2008; 36: 1414-21.
4. Ochi M, Adachi N, Deie M, Kanaya A. Anterior cruciate ligament augmentation procedure with a 1-incision technique: anteromedial bundle or posterolateral bundle reconstruction. Arthroscopy. 2006; 22: 463.e1-5.
5. Georgoulis AD, Ristanis S, Chouliaras V, Moraiti C, Stergiou N. Tibial rotation is not restored after ACL reconstruction with a hamstring graft. Clin Orthop Relat Res. 2007; 454: 89-94.
6. Tashman S, Kolowich P, Collon D, Anderson K, Anderst W. Dynamic function of the ACL-reconstructed knee during running. Clin Orthop Relat Res. 2007; 454: 66-73.
7. Hemmerich A, van der Merwe W, Batterham M, Vaughan CL. Knee rotational laxity in a randomized comparison of single- versus double-bundle anterior cruciate ligament reconstruction. Am J Sports Med. 2011; 39: 48-56.
8. Izawa T, Okazaki K, Tashiro Y, Matsubara H, Miura H, Matsuda S, et al. Comparison of rotatory stability after anterior cruciate ligament reconstruction between single-bundle and double-bundle techniques. Am J Sports Med. 2011; 39: 1470-7.
9. Irrgang JJ, Bost JE, Fu FH. Re: Outcome of single-bundle versus double-bundle reconstruction of the anterior cruciate ligament: a meta-analysis. Am J Sports Med. 2009; 37: 421-2.
10. Sonnery-Cottet B, Lavoie F, Ogassawara R, Scussiato RG, Kidder JF, Chambat P. Selec-

tive anteromedial bundle reconstruction in partial ACL tears: a series of 36 patients with mean 24 months follow-up. Knee Surg Sports Traumatol Arthrosc. 2010; 18: 47-51.

11. Van Dyck P, De Smet E, Veryser J, Lambrecht V, Gielen JL, Vanhoenacker FM, *et al.* Partial tear of the anterior cruciate ligament of the knee: injury patterns on MR imaging. Knee Surg Sports Traumatol Arthrosc. 2012; 20: 256-61.

12. Branch TP, Mayr HO, Browne JE, Campbell JC, Stoehr A, Jacobs CA. Instrumented examination of anterior cruciate ligament injuries: minimizing flaws of the manual clinical examination. Arthroscopy. 2010; 26: 997-1004.

13. Katz JW, Fingeroth RJ. The diagnostic accuracy of ruptures of the anterior cruciate ligament comparing the Lachman test, the anterior drawer sign, and the pivot shift test in acute and chronic knee injuries. Am J Sports Med. 1986; 14: 88-91.

14. Kocher MS, Steadman JR, Briggs KK, Sterett WI, Hawkins RJ. Relationships between objective assessment of ligament stability and subjective assessment of symptoms and function after anterior cruciate ligament reconstruction. Am J Sports Med. 2004; 32: 629-34.

15. Citak M, Suero EM, Rozell JC, Bosscher MR, Kuestermeyer J, Pearle AD. A mechanized and standardized pivot shifter: technical description and first evaluation. Knee Surg Sports Traumatol Arthrosc. 2011; 19: 707-11.

16. Kuroda R, Hoshino Y, Kubo S, Araki D, Oka S, Nagamune K, *et al.* Similarities and differences of diagnostic manual tests for anterior cruciate ligament insufficiency: a global survey and kinematics assessment. Am J Sports Med. 2012; 40: 91-9.

17. Lane CG, Warren R, Pearle AD. The pivot shift. J Am Acad Orthop Surg. 2008; 16: 679-88.

18. Engebretsen L, Wijdicks CA, Anderson CJ, Westerhaus B, Laprade RF. Evaluation of a simulated pivot shift test: a biomechanical study. Knee Surg Sports Traumatol Arthrosc. 2011 Nov 5. [Epub ahead of print]

19. Musahl V, Voos J, O'Loughlin PF, Stueber V, Kendoff D, Pearle AD. Mechanized pivot shift test achieves greater accuracy than man-ual pivot shift test. Knee Surg Sports Traumatol Arthrosc. 2010; 18: 1208-13.

20. Daniel DM, Stone ML, Sachs R, Malcom L. Instrumented measurement of anterior knee laxity in patients with acute anterior cruciate ligament disruption. Am J Sports Med. 1985; 13: 401-7.

21. Robert H, Nouveau S, Gageot S, Gagniere B. A new knee arthrometer, the GNRB: experience in ACL complete and partial tears. Orthop Traumatol Surg Res. 2009; 95: 171-6.

22. Boyer P, Djian P, Christel P, Paoletti X, Degeorges R. Reliability of the KT-1000 arthrometer (Medmetric) for measuring anterior knee laxity: comparison with Telos in 147 knees. Rev Chir Orthop Reparatrice Appar Mot. 2004; 90: 757-64.

23. Jardin C, Chantelot C, Migaud H, Gougeon F, Debroucker MJ, Duquennoy A. Reliability of the KT-1000 arthrometer in measuring anterior laxity of the knee: comparative analysis with Telos of 48 reconstructions of the anterior cruciate ligament and intra- and inter-observer reproducibility. Rev Chir Orthop Reparatrice Appar Mot. 1999; 85: 698-707.

24. Myrer JW, Schulthies SS, Fellingham GW. Relative and absolute reliability of the KT-2000 arthrometer for uninjured knees. Am J Sports Med. 1996; 24: 104-8.

25. Kvist J. Sagittal plane translation during level walking in poor-functioning and well-functioning patients with anterior cruciate ligament deficiency. Am J Sports Med. 2004; 32: 1250-5.

26. Oliver JH, Coughlin LP. Objective knee evaluation using the Genucom Knee Analysis System. Clinical implications. Am J Sports Med. 1987; 15: 571-8.

27. Benvenuti JF, Vallotton JA, Meystre JL, Leyvraz PF. Objective assessment of the anterior tibial translation in Lachman test position. Comparison between three types of measurement. Knee Surg Sports Traumatol Arthrosc. 1998; 6: 215-9.

28. Balasch H, Schiller M, Friebel H, Hoffmann F. Evaluation of anterior knee joint instability with the Rolimeter. A test in comparison with manual assessment and measuring with the KT-1000 arthrometer. Knee Surg Sports Traumatol Arthrosc. 1999; 7: 204-8.

29. Highgenboten CL, Jackson A, Meske NB. Genucom, KT-1000, and Stryker knee laxity measuring device comparisons. Am J Sports Med. 1989; 17: 743-6.

30. Boniface RJ, Fu FH, Ilkhanipour K. Objective anterior cruciate ligament testing. Orthopedics. 1986; 9: 391-3.

31. Woo SLY, Fisher MB. Evaluation of knee stability with use of a robotic system. J Bone Joint Surg Am. 2009; 91(S1): 78-84.

32. Lob T, Verheyden AP, Josten Ch, F. S. The function of the ACL measured in an vertical opened MRI (0.5 Tesla). 12th ESSKA Congress. Innsbruck, Austria; 2006.

33. Mayr HO, Hoell A, Bernstein A, Hube R, Zeiler C, Kalteis T, *et al.* Validation of a measurement device for instrumented quantification of anterior translation and rotational assessment of the knee. Arthroscopy. 2011; 27: 1096-104.

34. Tsai AG, Musahl V, Steckel H, Bell KM, Zantop T, Irrgang JJ, *et al.* Rotational knee laxity: reliability of a simple measurement device in vivo. BMC Musculoskelet Disord. 2008; 9: 35.

35. Park HS, Wilson NA, Zhang LQ. Gender differences in passive knee biomechanical properties in tibial rotation. J Orthop Res. 2008; 26: 937-44.

36. Branch TP, Browne JE, Campbell JD, Siebold R, Freedberg HI, Arendt EA, *et al.* Rotational laxity greater in patients with contralateral anterior cruciate ligament injury than healthy volunteers. Knee Surg Sports Traumatol Arthrosc. 2010; 18: 1379-84.

37. Jonsson H, Elmqvist LG, Karrholm J, Fugl-Meyer A. Lengthening of anterior cruciate ligament graft. Roentgen stereophotogrammetry of 32 cases 2 years after repair. Acta Orthop Scand. 1992; 63: 587-92.

38. Isberg J, Faxen E, Brandsson S, Eriksson BI, Karrholm J, Karlsson J. KT-1000 records smaller side-to-side differences than radiostereometric analysis before and after an ACL reconstruction. Knee Surg Sports Traumatol Arthrosc. 2006; 14: 529-35.

39. Schulz MS, Russe K, Lampakis G, Strobel MJ. Reliability of stress radiography for evaluation of posterior knee laxity. Am J Sports Med. 2005; 33: 502-6.

40. Jung TM, Reinhardt C, Scheffler SU, Weiler A. Stress radiography to measure posterior cruciate ligament insufficiency: a comparison of five different techniques. Knee Surg Sports Traumatol Arthrosc. 2006; 14: 1116-21.

41. Staubli HU, Noesberger B, Jakob RP. Stress radiography of the knee. Cruciate ligament function studied in 138 patients. Acta Orthop Scand Suppl. 1992; 249: 1-27.

42. Selvik G. Roentgen stereophotogrammetry. A method for the study of the kinematics of the skeletal system. Acta Orthop Scand Suppl. 1989; 232: 1-51.

43. Sorensen OG, Larsen K, Jakobsen BW, Kold S, Hansen TB, Lind M, *et al.* The combination of radiostereometric analysis and the Telos stress device results in poor precision for knee laxity measurements after anterior cruciate ligament reconstruction. Knee Surg Sports Traumatol Arthrosc. 2011; 19: 355-62.

44. Espregueira-Mendes JD, Pereira H, Sevivas N, Passos C, Vasconcelos JC, Monteiro A, *et al.* Assessment of rotatory laxity in anterior cruciate ligament-deficient knees using magnetic resonance imaging with Porto-knee testing device. Knee Surg Sports Traumatol Arthrosc. 2012; 20: 671-8.

45. Miura K, Ishibashi Y, Tsuda E, Fukuda A, Tsukada H, Toh S. Intraoperative comparison of knee laxity between anterior cruciate ligament-reconstructed knee and contralateral stable knee using navigation system. Arthroscopy. 2010; 26: 1203-11.

46. Zaffagnini S, Bignozzi S, Martelli S, Imakiire N, Lopomo N, Marcacci M. New intraoperative protocol for kinematic evaluation of ACL reconstruction: preliminary results. Knee Surg Sports Traumatol Arthrosc. 2006; 14: 811-6.

47. Pearle AD, Solomon DJ, Wanich T, Moreau-Gaudry A, Granchi CC, Wickiewicz TL, *et al.* Reliability of navigated knee stability examination: a cadaveric evaluation. Am J Sports Med. 2007; 35: 1315-20.

48. Yamamoto Y, Ishibashi Y, Tsuda E, Tsukada H, Maeda S, Toh S. Comparison between clinical grading and navigation data of knee laxity in ACL-deficient knees. Sports Med Arthrosc Rehabil Ther Technol. 2010; 2: 27.

Capítulo 13

Rehabilitación tras la cirugía ligamentosa de la rodilla en el deportista de élite

Á. Sánchez Ramos

Centro de Rehabilitación
y Medicina del Deporte Eurosport
Barcelona

Dirección para correspondencia
Dr. Ángel Sánchez Ramos
angelsanchez@comb.cat

Sinopsis

La rehabilitación tras la cirugía ligamentosa de la rodilla ha evolucionado notablemente como consecuencia del mejor conocimiento de la biología y la biomecánica de los injertos ligamentosos, del constante avance de las técnicas quirúrgicas y de los estudios clínicos que han permitido desarrollar protocolos de rehabilitación más intensivos para acelerar el proceso de recuperación. Los programas actuales distinguen cuatro fases de reeducación: preoperatoria, aguda postoperatoria, secundaria postoperatoria y una última fase de retorno a la práctica deportiva. La diversidad y la complejidad de las lesiones, de las técnicas quirúrgicas y de los protocolos postoperatorios, y el contexto específico de cada paciente, permitirán al equipo rehabilitador establecer un programa personalizado de reeducación después de la cirugía reconstructiva. La reeducación preoperatoria ha de permitir controlar el dolor y el derrame articular, conseguir un balance articular óptimo, reforzar la musculatura del miembro y educar e informar al paciente sobre el desarrollo de las fases postoperatorias. La reeducación en fase aguda postoperatoria se iniciará de forma precoz, con el fin de disminuir el dolor, prevenir trastornos tróficos y circulatorios, mejorar la extensión y la flexión de la rodilla, conseguir el bloqueo activo de la rodilla en extensión y asegurar la independencia del paciente en las actividades de la vida diaria. La reeducación secundaria ha de seguir mejorando el balance articular, insistir en el refuerzo muscular, implementar la reeducación propioceptiva y conseguir una perfecta estabilidad funcional. Los protocolos de rehabilitación utilizarán diferentes técnicas, con un grado de evidencia variable, para conseguir los objetivos de cada unas de estas fases. Se recomienda la utilización de crioterapia, cinesiterapia pasiva y activa, masoterapia, electroestimulación excitomotriz, refuerzo muscular, isocinesia, reeducación propioceptiva y entrenamiento deportivo. El cumplimiento de estas premisas favorecerá el armonioso desarrollo del programa de rehabilitación, minimizando las complicaciones y permitiendo el retorno a la práctica deportiva.

Introducción

Los protocolos acelerados de rehabilitación en deportistas de élite tras la reconstrucción de las lesiones ligamentosas de la rodilla han de conseguir el objetivo fundamental de permitir el retorno a la actividad deportiva con el mismo grado de funcionalidad previo a la lesión. Para ello hemos de lograr una recuperación óptima del balance articular, de la fuerza y de la propiocepción, que permitan una perfecta estabilidad dinámica. Estos objetivos han de conseguirse respetando dos preceptos fundamentales: proteger el injerto ligamentoso para permitir su correcta integración y ligamentización, y minimizar las complicaciones.[1]

Los estudios epidemiológicos confirman que las lesiones de los miembros inferiores, de rodilla, y en concreto las capsuloligamentosas, son las más frecuentes en los deportistas. Entre estas últimas, la afectación del ligamento cruzado anterior (LCA) es una de las más observadas, con mayor incidencia en el sexo femenino.[2] La mayoría de los trabajos científicos analizan en profundidad las lesiones del LCA, y el proceso de rehabilitación es uno de los temas más estudiados. Desarrollaremos en este capítulo los diferentes aspectos que conciernen a la rehabilitación tras una ligamentoplastia del LCA.

Los programas acelerados de rehabilitación han demostrado disminuir notablemente las complicaciones posquirúrgicas en comparación con los más clásicos, caracterizados por largos períodos de inmovilización y cinesiterapia muy paulatina para recuperar el balance articular y muscular. La mayoría de estos programas se fundamentan en los resultados de numerosos estudios de experimentación animal, de biomecánica y clínicos, aunque todavía no disponemos de unas bases científicas sólidas que expliquen cómo afecta la rehabilitación al proceso de ligamentización de la plastia *in vivo* en los humanos.

Los protocolos de rehabilitación tras la reconstrucción del LCA siguen unos principios básicos de actuación que se adaptan a la complejidad de la lesión ligamentosa, al tipo de cirugía y a las características específicas del deportista. Han de considerar los siguientes aspectos: biomecánica y biología de los injertos, reeducación preopearatoria, control del dolor y del derrame articular, movilización y carga precoz, cinesiterapia pasiva continua, cinesiterapia de refuerzo muscular en cadena abierta y cerrada, ortesis, electroestimulación, propiocepción, pruebas funcionales y complicaciones tras la cirugía de ligamentoplastia.

1   Rehabilitación tras la ligamentoplastia del LCA

1.1   *Biología de los injertos ligamentosos y rehabilitación*

Los protocolos de rehabilitación han de tener en cuenta el tipo de injerto ligamentoso, su evolución histológica y las técnicas de la ligamentoplastia para desarrollar programas de reeducación personalizados y seguros. Los injertos más utilizados en la actualidad son el tercio medio de tendón rotuliano y los tendones isquiotibiales.[3] Su resistencia en el momento del implante es superior a la del LCA nativo. Sin embargo, sabemos que durante la maduración del trasplante se produce una disminución de su resistencia mecánica inicial de aproximadamente un 50 %.[4] Este proceso de transformación se denomina «ligamentización» y pasa por cuatro fases: necrosis avascular, revascularización, proliferación celular y remodelación del colágeno.[5] La aplicación de cargas es necesaria para la maduración histológica, aunque no se conocen con exactitud sus umbrales y si son excesivas pueden producir la elongación o la rotura del ligamento.[6]

La integración en los túneles óseos se produce aproximadamente a las doce semanas. Es directa en los injertos hueso-tendón-hueso y se asemeja a la consolidación ósea convencional, y en los injertos tendinosos, como las plastias de isquiotibiales, se produce la fijación por las fibras de Sharpey.[1] A las tres semanas de la implantación, los injertos tendinosos de isquiotibiales tienen un 45 % de la resistencia de los injertos tendón-hueso, que se equilibra entre las seis y doce semanas. A las doce semanas, la rotura poscarga del injerto no se produce en la fijación de los túneles sino en el propio tendón. Los sistemas de fijación primaria permiten mantener el injerto dentro de los túneles hasta que se complete su integración biológica, y deben ser capaces de soportar las cargas que recibe el LCA en las actividades de la vida diaria y en los ejercicios de rehabilitación. Estas cargas habitualmente no superan el 20 % de la resistencia de rotura de un LCA normal, y oscilan entre 450 y 500 N.[6] Las doce primeras semanas poscirugía representan, por tanto, el período de mayor fragilidad de los injertos ligamentosos, y las diferentes técnicas de rehabilitación deberán respetar de forma estricta esta fase inicial de la «ligamentización».

La utilización de plastias de tendón rotuliano o de isquiotibiales puede comportar diferencias en los resultados finales, básicamente en la flexoextensión de la rodilla, la fuerza del cuádriceps y los isquiotibiales, y el dolor anterior de la rodilla. Los pacientes con injertos de hueso-tendón-hueso tienen una ligera pérdida de amplitud de movimiento de extensión, una mayor pérdida de fuerza del cuádriceps y más incidencia de dolor anterior de la rodilla. En cambio, las reconstrucciones con isquiotibiales comportan una leve pérdida de amplitud del balance articular en flexión y una mayor pérdida de fuerza de los isquiotibiales. Estos aspectos deberán ser monitorizados durante el proceso de rehabilitación para implementar las técnicas de reeducación oportunas.[1,3]

1.2   *Rehabilitación preoperatoria*

La mayoría de los protocolos de rehabilitación y documentos de consenso aconsejan realizar un período de rehabilitación preoperatoria después de la lesión ligamentosa.[7,8] Esta fase de reeducación no tiene una duración definida,[9] ha de personalizarse en cada paciente y persigue los siguientes objetivos: reducir el dolor y el derrame, recuperar una movilidad completa, mejorar la fuerza del miembro, reeducar la cocontracción del cuádriceps y los isquiotibiales, mejorar la reprogramación neuromuscular y educar al paciente sobre el proceso de rehabilitación postoperatorio. Cuando se hayan conseguido estos objetivos, el paciente estará en las óptimas condiciones para afrontar una cirugía de reconstrucción ligamentosa.[10] Los programas de rehabilitación preoperatoria ayudan a disminuir la incidencia de artrofibrosis y mejoran los resultados funcionales a medio y largo plazo.

1.3   *Rehabilitación postoperatoria inmediata. Control del dolor*

La disminución del dolor y del derrame articular, y la prevención de los trastornos tróficos, deben ser un objetivo fundamental en la fase inicial postoperatoria tras la reconstrucción de ligamentos.[1,7,8] La persistencia del dolor y del derrame se observa en un 10 % a 12 % de los pacientes; provoca una disminución de la respuesta muscular y en concreto una inhibición refleja del cuádriceps al estimular mecanorreceptores de los tipos I y II, y por tanto una atrofia del músculo. Las técnicas de crioterapia, ya sea de forma aislada o combinadas con medidas de compresión, han sido las más analizadas en los diferentes estudios y han demostrado claramente su eficacia en el tratamiento del dolor postoperatorio.[11] No se ha constatado que mejoren la amplitud de movimiento ni el drenaje postoperatorio. Se recomienda su utilización en la mayoría de los protocolos de rehabilitación y documentos de consenso.[1,7,8]

En esta fase debe vigilarse igualmente la cicatrización cutánea y prevenir las complicaciones hemorrágicas utilizando técnicas de cinesiterapia de forma suave y progresiva, según la tolerancia del paciente. La prevención de fenómenos tromboembólicos mediante anticoagulantes, medias de contención elástica, elevación del miembro y ejercicios de bombeo del tobillo también es muy importante.[1] Las técnicas de masoterapia, poco validadas por estudios científicos, están recomendadas por algunas escuelas porque favorecen el contacto con el paciente, mejoran el drenaje circulatorio, tienen efecto antiálgico, liberan los planos cutáneo y subcutáneo, y preparan para el trabajo muscular y propioceptivo.[7]

1.4   Movilización y carga precoz. Cinesiterapia pasiva continua

Los programas tradicionales de rehabilitación de la década de 1980 se caracterizaban por ser muy conservadores, con períodos prolongados de inmovilización y pautas de cinesiterapia restrictivas, con el teórico fin de proteger el proceso de cicatrización de la plastia. Esta forma tan conservadora de iniciar la rehabilitación favorecía la aparición de complicaciones tales como adherencias intraarticulares, derrames, problemas patelofemorales y atrofia del cuádriceps.[12]

Noyes *et al.*[13] demostraron, en 1987, que una movilización precoz tras la reparación de LCA no incrementaba las complicaciones postoperatorias y no empeoraba el resultado final del balance articular, la fuerza, los días de hospitalización, la medicación utilizada ni la funcionalidad global. Tres años más tarde, Shelbourne y Paul[14] establecen las bases de los programas actuales de rehabilitación al publicar un estudio en el cual comparaban un protocolo clásico con uno acelerado, basado en la movilización y la carga precoces, una potenciación muscular intensa en cadena cinética cerrada y el retorno a la práctica deportiva en seis meses. Los resultados de este estudio mostraron una disminución de la incidencia de artrofibrosis de un 12 % a un 4 %, una mejoría más rápida del balance articular y muscular, y unos mejores resultados en la medición de la laxitud postoperatoria mediante KT-1000™. Estos resultados han sido confirmados en publicaciones posteriores de éstos y otros autores, destacando en todas la notable disminución de la incidencia de rigidez de la rodilla.[12]

En cuanto a la mejoría del balance articular, la mayoría de los programas acelerados de reeducación (Shelbourne, Noyes, Campbell, Kerlan-Jobe, Paulos-Stern y Fu) están de acuerdo con el objetivo de que la extensión completa debe conseguirse en las dos primeras semanas y la flexión entre cuatro y ocho semanas tras la cirugía.[8,12]

La movilización pasiva continua mediante artromotores está incluida en la mayoría de los protocolos tras una reconstrucción del LCA. Su introducción por Salter en 1980 al estudiar los efectos fisiológicos sobre el cartílago y las estructuras periarticulares ha sido refrendada por numerosos estudios recogidos en su libro *Continuous passive motion*.[15] Sus efectos beneficiosos se han demostrado en las caraterísticas biomecánicas e histológicas de los tejidos: nutrición del cartílago articular, inhibición en la formación de adherencias intraarticulares, aceleración de la desaparición de la hemartrosis y mejoría de las propiedades mecánicas del tejido colágeno.

La utilización inicial de movilización pasiva continua tras una ligamentoplastia por cirujanos como Noyes y Shelbourne se ha seguido de numerosos estudios clínicos que han comparado su efectividad con la cinesiterapia activa y autopasiva. Se han analizado diferentes parámetros, como el balance articular, la laxitud medida con KT-1000™, el uso de analgésicos y el derrame y su evacuación con drenaje. Los resultados, a pesar de las limitaciones metodológicas de los ensayos clínicos, no han mostrado diferencias significativas en las variables antes mencionadas, sólo cierta ventaja en la disminución del dolor.[16] Se recomienda, por tanto, que de forma precoz se inicie la movilización de la rodilla tras una ligamentoplastia, tanto pasiva como activa. Aunque no se justifica de forma convincente la utilización de movilización pasiva continua mediante artromotores en comparación con la cinesiterapia convencional, sí facilita el trabajo del fisioterapeuta y la comodidad del paciente en las fases iniciales de rehabilitación y en caso de artrofibrosis.[8]

La carga inmediata es preconizada por la mayoría de los autores por las ventajas teóricas que comporta en la mejoría de la nutrición del cartílago, la recuperación del cuádriceps y la disminución de la artrofibrosis y la osteopenia.[8,12] En los pacientes que realizan carga inmediata se ha observado, en las dos primeras semanas, una mayor actividad del vasto medial oblicuo y una reducción del dolor anterior de la rodilla, sin repercutir en la laxitud determinada con KT-1000™, en la amplitud de movimiento ni en el test funcional de Lisholm-Tegner.[1]

1.5 Cinesiterapia. Cadena cinética cerrada y cadena cinética abierta

Un protocolo de rehabilitación tras la reparación del LCA con injertos ligamentosos debe tener en cuenta los efectos de la cinesiterapia sobre la traslación tibial y sobre las fuerzas que soporta.[6] Son varios los estudios que han valorado los efectos de la cinesiterapia de cadena cinética abierta (CCA) y de cadena cinética cerrada (CCC) sobre la traslación tibial.[17] En los ejercicios de CCC el segmento distal (pie) está fijo y el movimiento de una articulación provoca el movimiento en las demás articulaciones de la cadena cinética, es decir, el movimiento conjunto del pie, el tobillo y la cadera. En los ejercicios de CCA, la extensión activa de la rodilla provoca una traslación anterior de la tibia debido al componente de cizallamiento producido por el cuádriceps. Estas fuerzas de traslación disminuyen al aplicar una fuerza axial en relación con la tibia. Midiendo la traslación de la tibia al contraer el cuádriceps en diferentes ángulos se encontró una mayor traslación anterior sobre los 30° de flexión, y un menor desplazamiento entre 60° y 75°. La flexión de la rodilla producida por la contracción aislada de los isquiotibiales en CCA produce una traslación posterior de la tibia.[18] Igualmente, la contracción en CCA del tríceps sural o del gastrocnemio de forma aislada en flexión de rodilla de unos 50° produce una traslación tibial anterior. De forma aislada el sóleo es agonista y produce una traslación tibial posterior. Durante el movimiento pasivo de la rodilla en flexión-extensión, las fuerzas que soporta el LCA son mínimas entre 10° y 120°, y por debajo y por encima de estos arcos aumentan hasta hacerse máximas en hiperextensión y flexión completa.[1]

La cinesiterapia en CCC produce una cocontracción del cuádriceps y los isquiotibiales, aumentando las fuerzas de compresión y minimizando las de cizallamiento, y por tanto la traslación tibial anterior, lo que contribuye a aumentar la estabilidad de la articulación. Esto se traduce en una mínima tensión sobre el injerto ligamentoso, por lo que puede incorporarse de forma precoz en los programas de rehabilitación como ejercicios de potenciación del cuádriceps y los isquiotibiales.[8,12,17] Además de estos aspectos beneficiosos respecto a la protección de la plastia, podemos añadir otras ventajas: son más fisiológicos por simular las actividades de la vida diaria y atlética, consiguen una mayor participación de la coordinación neuromuscular y disminuyen los problemas patelofemorales al reducir las fuerzas de presión entre la rodila y el fémur en relación con los ejercicios en cadena abierta.[1,19] De los resultados de estos estudios se deriva que la mayoría de los protocolos presentan unas bases genéricas similares a la hora de programar la cinesiterapia. Todos hacen énfasis en la realización de ejercicios en CCC desde el inicio de la rehabilitación, sin limitación de arcos articulares. Pueden realizarse de diferentes formas: *mini-squats,* bicicleta estática, *step-up,* prensa de piernas e isocinético con dispositivo de cadena cerrada. El tiempo, la resistencia y el número de repeticiones dependerán de la fase de rehabilitación, del individuo y de la especialidad deportiva.

La cinesiterapia en CCA presenta ciertas restricciones derivadas de las tensiones producidas sobre el injerto, demostradas en diversos estudios de biomecáncia.[8,20] La potenciación de los isquiotibiales en CCA puede hacerse sin ningún problema en cualquier arco articular. Los ejercicios de cuádriceps en CCA, sin embargo, deben limitarse en los últimos 30° de extensión para evitar una tensión excesiva sobre la plastia.[5] La mayoría de los protocolos los limitan durante los tres primeros meses del postoperatorio, permitiendo la realización de ejercicios de cuádriceps en CCA con limitación en los últimos 30° a 40° del arco articular.[1]

Sin embargo, un estudio de Beynnon *et al.*[21] rompe esta tendencia conservadora al observar que los ejercicios de refuerzo del cuádriceps en CCA sin limitación del arco articular realizados a partir de la sexta semana no afectan a la viabilidad de la plastia ni aumentan la laxitud al final del programa de rehabilitación. En este mismo estudio, la rehabilitación es más intensa y consigue el arco completo de movilidad en cuatro semanas y la deambulación sin bastones ingleses al final de la segunda semana del postoperatorio. Sigue siendo el programa más intensivo de rehabilitación tras una ligamentoplastia, y en los deportistas profesionales debe ser la referencia para acelerar el proceso de reeducación y conseguir la práctica deportiva con garantías en el sexto mes desde la cirugía.[7]

La introducción de la isocinesia en los servicios de rehabilitación está generalizando su utilización en los programas de reeducación tras la ligamentoplastia de rodilla.[22] Algunos programas la introducen a partir de la sexta semana, ya sea con dispositivo especial de cadena cerrada o bien limitando los últimos 30° de extensión. Los más conservadores la introducen a partir de las doce semanas con arco articular libre.[23] Inicialmente se recomienda la selección de velocidades medias-altas por producir una menor traslación tibial anterior. La isocinesia también se utiliza en los diferentes protocolos como test de valoración funcional de cara al retorno a la práctica deportiva.[7] La mayoría de los autores exigen una fuerza del cuádriceps igual o superior al 85 % del miembro sano, un 90 % de fuerza en los isquiotibiales y una correcta relación entre éstos y el cuádriceps. Tales datos, no obstante, todavía deben valorarse con prudencia por existir pocos estudios que relacionen estas cifras con las pruebas funcionales, siendo por tanto una prueba objetiva de la función muscular e indirecta de la funcionalidad.[24]

1.6 *Propiocepción*

El papel de la propiocepción en la prevención y el tratamiento de las lesiones de la rodilla ha sido objeto de numerosos estudios, que en su mayoría avalan su uso en los programas de rehabilitación preventivos y tras una ligamentomastia.[8,25] Buena parte de estos trabajos han sido desarrollados por el Centro de Evaluación e Investigación Médica de la FIFA en el ámbito del fútbol, y han demostrado claramente su eficacia en la prevención de las lesiones primarias, basándose en la combinación de ejercicios de carreras lentas y de velocidad, de fuerza, de equilibrio, de control de los músculos y de estabilidad central.[26] Especial importancia merece su aplicación en las mujeres deportistas, en quienes se ha demostrado una mayor incidencia de lesiones y la eficacia de estos programas preventivos.[25] Los programas de reeducación neuromuscular tras una ligamentoplastia, en comparación con los de refuerzo muscular, han demostrado mejorar las puntuaciones en las escalas de valoración funcional, sin hallar diferencias en la fuerza del cuádriceps y de los isquiotibiales ni en la movilidad. Para que sean eficaces, los programas deben iniciarse de forma precoz, en la segunda semana del postoperatorio, y prolongarse durante los seis primeros meses de rehabilitación.[27]

La mayoría de los programas de reeducación de la última década hacen énfasis en la necesidad de una reprogramación neuromuscular propioceptiva, con el objeto de mejorar la información sensitiva profunda mediada por la cápsula y los ligamentos para conseguir una correcta estabilización dinámica de la articulación.[7,8,12]

1.7 *Electromioestimulación*

La electroestimulación muscular y el *biofeedback* después de una ligamentoplastia son técnicas complementarias que ayudan a los programas de refuerzo muscular convencionales. Aunque los estudios más recientes no son concluyentes en cuanto a su eficacia para mejorar la fuerza del cuádriceps, las recomendaciones se refieren básicamente a su utilización en el postoperatorio inmediato, durante las primeras fases de la rehabilitación, cuando hay una mayor inhibición del cuádriceps por el dolor y el derrame.[8] En cuanto a sus características, se recomienda utilizar corrientes alternas simétricas, compensadas con momento eléctrico nulo, para evitar los efectos de polarización, y con altas intensidades.[7,12] Según los protocolos, se realizaría durante las primeras seis a doce semanas, con periodicidad de tres a cinco días a la semana y una duración de 30 a 60 minutos.[7]

1.8 Ortesis de rodilla

La utilización sistemática de una ortesis de rodilla tras la ligamentoplastia es un tema controvertido por la discordancia entre los datos proporcionados por las diferentes marcas comerciales, la práctica clínica cotidiana y los estudios clínicos.[28] La American Academy of Orthopaedic Surgeons ha clasificado las ortesis que se utilizan en las lesiones ligamentosas de rodilla[12] en los siguientes tipos:

- Ortesis profilácticas: diseñadas para prevenir o disminuir la gravedad de las lesiones primarias de la rodilla.
- Ortesis rehabilitadoras: permiten la movilidad controlada de la rodilla lesionada que ha sido tratada de forma quirúrgica o conservadora.
- Ortesis funcionales: diseñadas para proporcionar estabilidad en la rodilla inestable o para proteger durante el ejercicio o la actividad intensa las rodillas reconstruidas.

La revisión realizada por López-Gallegos y Espallargues[29] analiza de forma exhaustiva la efectividad y la seguridad de diferentes tipos de ortesis tras la reconstrucción del LCA. Se valoran según la técnica del injerto utilizado y se comparan con la no utilización de ortesis, con la inmovilización y con la rodillera de neopreno. La mayoría de los estudios utilizan ortesis tipo *DonJoy*. Se analizó su efectividad respecto a parámetros como la laxitud de la rodilla, las escalas de valoración funcional, el arco de movilidad, la satisfacción del paciente y la fuerza del cuádriceps, entre otros. Esta revisión no encuentra diferencias estadísticamente significativas a favor de los pacientes que utilizaron ortesis. A pesar de la heterogeneidad de los estudios y de la baja calidad metodológica, la conclusión más importante es que no apoya la utilización sistemática de ortesis en el período de rehabilitación tras la cirugía de reconstrucción del LCA. No obstante, se recomendaría su empleo en determinadas circunstancias, como en aquellos pacientes que no cumplan el reposo postoperatorio de forma correcta, los que debido a la realización de determinadas actividades tengan un mayor riesgo de nueva rotura o en caso de problemas técnicos durante la cirugía.

1.9　Complicaciones tras la cirugía de ligamentoplastia

1.9.1　Rigidez de la rodilla

Se trata de una de las complicaciones más frecuentes, que se presenta en un 10 % a 30 % de los casos según las series. Se define como la limitación de la movilidad articular con una flexión menor de 125° o un déficit de extensión de más de 10° a los dos a tres meses de la intervención.[12] La mayoría de las rigideces son mixtas, y además de en problemas mecánicos (por el posicionamiento del injerto anterior o por fibrosis intercondílea, denominada síndrome del cíclope) debe pensarse en reacciones inflamatorias importantes de características algodistróficas (síndrome doloroso regional complejo de tipo I). Se acompañan de dolor, inhibición del cuádriceps y fibrosis, y se han relacionado con una cirugía ligamentosa precoz y no recuperación del balance articular en la fase preoperatoria.[1,12] También una rehabilitación muy intensa que aumente la inflamación postoperatoria, o una rehabilitación insuficiente, pueden favorecer esta complicación. Se recomienda una rehabilitación preoperatoria adecuada y un programa acelerado tras la cirugía para prevenir la aparición de rigidez.

Una vez presente la complicación, el tratamiento se basará en la situación clínica del paciente, disminuyendo en primer lugar el componente álgico e inflamatorio, y a continuación se intensificará la rehabilitación con ejercicios autopasivos y movilizaciones pasivas forzadas. En caso de no conseguir una mejoría del arco articular puede recurrirse a la movilización bajo anestesia con catéter epidural seguida de rehabilitación intensa, o bien a la artrólisis artroscópica y el desbridamiento de adherencias.

1.9.2　Dolor anterior y posterior de la rodilla

El dolor anterior de la rodilla se observa con frecuencia en los pacientes intervenidos de ligamentoplastia, y es más frecuente en los que han recibido un injerto de tendón rotuliano (17,4-22 %) que en los sometidos a una plastia de isquiotibiales

(11,5-15 %).[1] Aunque no conocemos con exactitud su etiopatogenia, podemos relacionarlo con una rehabilitación intensa por refuerzo muscular del cuádriceps en CCA, posturas mantenidas en flexión, rótula baja, acortamiento del cuádriceps y desequilibrios musculares. Se recomienda realizar movilizaciones precoces de rótula, un refuerzo muscular inicial básicamente en CCC y vigilar las cargas de trabajo en CCA para minimizar las tensiones sobre el aparato extensor de la rodilla.

El dolor posterior de la rodilla se observa con menos frecuencia, normalmente en pacientes con una plastia ligamentosa obtenida de los isquiotibiales (3-22 % de los casos). Se relaciona con las fases iniciales de la rehabilitación, entre la tercera y la cuarta semanas, con ejercicios de refuerzo muscular y con estiramientos demasiado intensos.[1]

1.10 Valoración funcional

La utilidad de las pruebas funcionales tras una ligamentoplastia es conseguir una información objetiva de la función muscular, de la estabilidad dinámica y propioceptiva de la rodilla, que nos permita establecer correlaciones que aseguren una adecuada función de la rodilla en las actividades deportivas. La evaluación clásica, basada en la valoración manual de la fuerza de la musculatura flexoextensora, el balance articular y las pruebas de laxitud estática, nos aporta pocos datos sobre la funcionalidad. En la actualidad, en un intento de cuantificar esta función se utilizan las escalas de valoración funcional (Lysholm-Tegner, International Knee Documentation Committee, Escala de Cincinnati, etc.), los tests funcionales de salto, los tests dinamométricos instrumentados y los tests instrumentados propioceptivos.[12]

En la última década se ha utilizado la valoración muscular mediante tests instrumentados isocinéticos (véase la figura 1),[7,22,30] pero todavía se discute su grado de correlación con la capacidad funcional del deportista. Su objetividad y reproducibilidad permiten una valoración exacta de los parámetros dinámicos de la musculatura cuadricipital e isquiotibial, además de la monitorización y el seguimiento de la evolución de la rehabilitación tras la reconstrucción del LCA. La mayoría de los protocolos exigen, para el retorno a la práctica deportiva, una fuerza del cuádriceps del 85 % y de los isquiotibiales del 90 %. De forma paralela, aunque con menos experiencia, se practican tests instrumentados propioceptivos (véase la figura 2) mediante plataformas de equilibrio con el objetivo de valorar la estabilidad dinámica del miembro y de la cadena cinética, y se consideran patro-

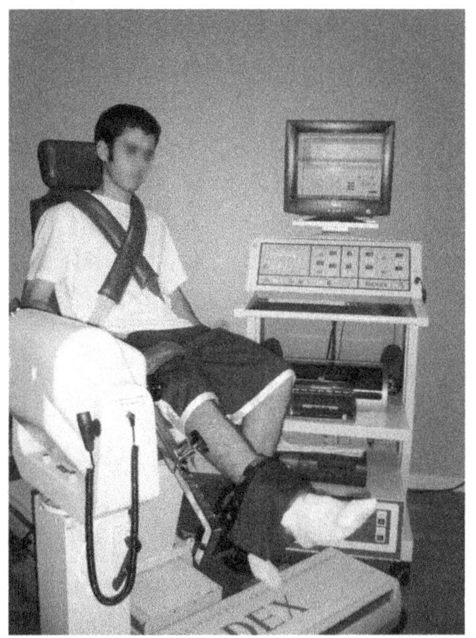

Figura 1. Utilización de la isocinesia en el refuerzo muscular, la monitorización y la valoración muscular.

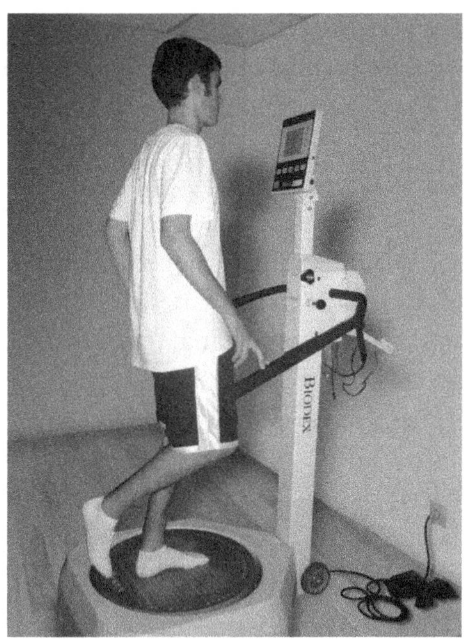

Figura 2. Plataforma de equilibrio para la reeducación neuromuscular, la monitorización y la valoración propioceptiva.

nes de normalidad aquellos que en comparación con el miembro sano muestren diferencias inferiores al 15 %.[27] No obstante, todavía se requieren más estudios para determinar la correlación exacta entre los tests instrumentados, las escalas de valoración funcional y el momento idóneo para el retorno con garantías al deporte de competición.

Actualmente, para conseguir una valoración funcional adecuada del deportista de élite, aconsejaríamos realizar las escalas de valoración funcional, los tests funcionales de salto y los tests instrumentados dinamométricos y propioceptivos, con el fin de disponer de toda la información relacionada con la funcionalidad y la estabilidad dinámica del miembro.

2   Rehabilitación del ligamento cruzado posterior

La rehabilitación tras la reconstrucción del ligamento cruzado posterior (LCP) es habitualmente más conservadora que en las lesiones del LCA, tanto en la consecución del arco de movilidad como en el refuerzo de la musculatura cuadricipital e isquiotibial. Es importante, en las fases iniciales de la rehabilitación, prevenir el desplazamiento posterior de la tibia provocado por el efecto de la gravedad y la musculatura isquiotibial.

La cinesiterapia dirigida a mejorar al arco articular completo se retrasa hasta la octava semana tras la cirugía. Los ejercicios deben evitar el cajón posterior, para lo cual se realizará la flexión en decúbito prono, con artromotores con dispositivos o almohadillas que mantengan un cajón anterior, o bien manualmente por el fisioterapeuta. La cinesiterapia en CCC se preconizará en las fases iniciales, ya desde la cuarta semana, fundamentalmente entre 20 y 60° de flexión por producir traslación tibial anterior. La carga total en CCC y la retirada de los bastones ingleses se pospone hasta ocho semanas después de la intervención.

La base de la rehabilitación del LCP en lo que respecta al refuerzo muscular es el trabajo específico del cuádriceps, tanto en CCC como en CCA, para prevenir la aparición de posibles problemas rotulianos. El trabajo de potenciación más intenso de los isquiotibiales en CCA no se permitirá hasta 13 semanas después de la cirugía. Desde ese momento y hasta la semana 27 el programa se dedicará básicamente a mejorar la fuerza y la resistencia. A partir de esta fecha, la reeducación se dirigirá a mejorar la fuerza, la propiocepción y la funcionalidad global, para permitir el retorno a la actividad deportiva.[31]

Bibliografía

1. Quelard B, Rachet O, Sonnery-Cottet B, Chambat P. Rehabilitación postoperatoria de los injertos del ligamento cruzado anterior. EMC (Elsevier Masson SAS), Kinesiterapia – Medicina física, 26-240-C-10, 2010.

2. Beynnon BD, Robert RJ, Abate JA, Fleming BC, Nichols CE. Treatment of anterior cruciate ligament injuries, Part II. Am J Sports Med. 2005; 33: 1751-67.

3. Mohtadi NGH, Chan DS, Dainty KN, Whelan DB. Patellar tendon versus hamstring tendon autograft for anterior cruciate ligament rupture in adults. Cochrane Database of Systematic Reviews 2011, Issue 9. Art. No.: CD005960. DOI: 10.1002/14651858. CD005960.pub2.

4. Woo SL, Abramowitch SD, Kilger R, Liang R. Biomechanics of knee ligaments: injury, healing, and repair. J Biomech. 2006; 39: 1-20.

5. Amiel D, Kleiner JB, Roux RD, Harwood FL, Akeson WH. The phenomenon of "ligamentation": anterior cruciate ligament reconstruction with autogenous patellar tendon. J Orthop Res. 1986; 4: 162-72.

6. Beynnon BD, Fleming BC. Anterior cruciate ligament strain in-vivo: a review of previous work. J Biomech. 1998; 31: 519-25.

7. Critères de suivi en rééducation et d'orientation en ambulatoire ou en SSR. Après ligamentoplastie de croisé antérieur du genou. Recommandations professionnelles. Haute Autorité de Santé; janvier 2008. Disponible en: http://www.has-sante.fr/portail/jcms/c_639105/criteres-de-suivi-en-reedu cation-et-d-orientation-en-ambulatoire-ou-en-soins-de-suite-ou-de-readaptation-apres-ligamentoplastie-du-croise-anterieur-du-genou?xtmc=&xtcr=17.

8. D'Amato M, Bernard RB. Lesiones de la rodilla. En: Brotzman SB, Wilk KE, editores. Rehabilitación ortopédica clínica. Madrid: Elsevier España; 2005. p. 239-356.

9. Toby OS, LeighD, Hing CB. Early versus delayed surgery for anterior cruciate ligament reconstruction: a systematic review and meta-analysis. Knee Surg Sports Traumatol Arthrosc. 2010; 18: 304-11.

10. Eitzen I, Holn I, Risberg MA. Preoperative quadriceps strength is a significant predictor of knee function two years after anterior cruciate ligament reconstruction. Br J Sports Med. 2009; 43: 371-6.

11. Raynor MC, Pietrobon R, Guller U, Higgins LD. Cryotherapy after ACL reconstruction: a meta-analysis. J Knee Surg. 2005; 18: 123-9.

12. Brotzman SB, Penny H. The knee. En: Brotzman SB, editor. Clinical orthopaedic rehabilitation. St. Louis: Mosby-Year Book; 1996. p. 183-243.

13. Noyes FR, Mangine RE, Barber S. Early knee motion after open and arthroscopic ACL reconstruction. Am J Sports Med. 1987; 15: 149-60.

14. Shelbourne KD, Paul N. Accelerated rehabilitation after anterior cruciate ligament reconstruction. Am J Sports Med. 1990; 18: 292-99.

15. Salter RB. Continuous passive motion. A biological concept for the healing and regeneration of articular cartilage, ligaments and tendons. Baltimore: Willians &Wilkins; 1993.

16. Wright RW, Preston E, Fleming BC, Amendola A, Andrish JT, Bergfeld JA, *et al.* A systematic review of anterior cruciate ligament reconstruction rehabilitation. Part I: continuous passive motion, early weight bearing, postoperative bracing, and home-based rehabilitation. J Knee Surg. 2008; 21: 217-24.

17. Wright RW, Preston E, Fleming BC, Amendola A, Andrish JT, Bergfeld JA, *et al.* A systematic review of anterior cruciate ligament reconstruction rehabilitation. Part II: open versus closed kinetic chain exercises, neuromuscular electrical stimulation, accelerated rehabilitation, and miscellaneous topics. J Knee Surg. 2008; 21: 225-34.

18. Beynoon BD, Fleming BC, Johnson RJ, Nichols CE, Renström PA, Pope MH. Anterior cruciate strain behavior during rehabilitation exercises in vivo. Am J Sports Med. 1995; 23: 24-34.

19. Cohen ZA, Roglic H, Grelsamer RP, Henry JH, Levine WN, Mow VC, *et al.* Patellofemoral stresses during open and closed kinetic chain exercices. An analysis using computer simulation. Am J Sports Med. 2001; 29: 480-7.

20. Renmström P, Arms SW, Stanwyck TS, Johnson RJ, Pope MH. Strain within the anterior cruciate ligament during hamstring and quadriceps activity. Am J Sports Med. 1986; 14: 83-7.

21. Beynnon BD, Uh BS, Johnson RJ, Abate JA, Nichols CE, Fleming BC, *et al.* Rehabilitation after anterior cruciate ligament reconstruction: a prospective, randomized, double-blind comparison of programs administered over 2 different time intervals. Am J Sports Med. 2005; 33: 347-59.

22. Zeevi Dvir. Isokinetics. Muscle testing, interpretation and clinical applications. London: Churchill Livingstone; 2004.

23. Palmitier RA, An KN, Scott SG, Chao EY. Kinetic chain exercice in knee rehabilitation. Sports Med. 1991; 11: 402-13.

24. Wilk KE, Romaniello WT, Soscia SM, Arvigo CA, Andrews JR. The relationship between subjective knee scores, isokinetic testing, and functional testing in the ACL-recconstructed knee. J Orthop Sports Phys Ther. 1994; 20: 60-73.

25. Zech A, Hübscher M, Vogt L, Banzer W, Hänsel F, Pfeifer K. Neuromuscular training for rehabilitation of sports injuries: a systematic review. Med Sci Sports Exerc. 2009; 41: 1831-41.

26. Junge A, Lamprecht M, Stamm H, Hasler H, Bizzini M, Tschopp M, *et al.* Countriwide campaign to prevent soccer injuries in Swiss amateur players. Am J Sports Med. 2011; 39: 57-63.

27. Risberg MA, Holm I, Myklebust G, Engebretsen L. Neuromuscular training versus

strength training during first 6 months after anterior cruciate ligament reconstruction: a randomized clinical trial. Phys Ther. 2007; 87: 737-50.

28. Wright RW, Gary BF. Bracing after ACL reconstruction. A systematic review. Clin Orthop Relat Res. 2007; 455: 162-8.

29. López-Gallegos D, Espallargues M. Ortesis de rodilla posreconstrucción del ligamento cruzado anterior. Barcelona: Agència d'Informació, Avaluació i Qualitat en Salut. Servei Català de la Salut. Departament de Salut. Generalitat de Catalunya; 2011.

30. Les appareils d'isocinétisme en évaluation et en rééducation musculaire: intérêt et utilisation. Agence Nationale d'Accréditation et d'Évaluation en Santé. Service d'évaluation des technologies-Service d'évaluation économique. Paris; 2001.

31. Noyes FR, Barber-Westin SD, Heckmann TP. Rehabilitation of posterior cruciate ligament and posterolateral reconstructive procedures. En: Noyes FR, editor. Noyes' knee disorders: surgery, rehabilitation, clinical outcomes. Philadelphia: Saunders; 2009. p. 631-57.

www.ingramcontent.com/pod-product-compliance
Lightning Source LLC
LaVergne TN
LVHW080426200726
843507LV00004B/731